临床内科常见疾病
诊断与治疗

韩菲菲　程凤兰　于洋　吴晓卉　王延霞　杨训峰◎主编

吉林科学技术出版社

图书在版编目（CIP）数据

临床内科常见疾病诊断与治疗 /韩菲菲等主编. --
长春:吉林科学技术出版社，2024.3
ISBN 978-7-5744-1169-2

Ⅰ.①临…Ⅱ.①韩…Ⅲ.①内科-常见病-诊疗
Ⅳ.①R5

中国国家版本馆 CIP 数据核字(2024)第 063575 号

临床内科常见疾病诊断与治疗

主　　编	韩菲菲　等	
出 版 人	宛　霞	
责任编辑	梁丽玲	
封面设计	树人教育	
制　　版	树人教育	
幅面尺寸	185mm×260mm	
开　　本	16	
字　　数	302 千字	
印　　张	13	
印　　数	1~1500 册	
版　　次	2024 年 3 月第 1 版	
印　　次	2024 年 12月第 1 次印刷	

出　　版　吉林科学技术出版社
发　　行　吉林科学技术出版社
地　　址　长春市福祉大路5788号出版大厦A座
邮　　编　130118
发行部电话/传真　0431-81629529 81629530 81629531
　　　　　　　　　81629532 81629533 81629534
储运部电话　0431-86059116
编辑部电话　0431-81629510
印　　刷　廊坊市印艺阁数字科技有限公司

书　　号　ISBN 978-7-5744-1169-2
定　　价　80.00元

编 委 会

主 编 韩菲菲（临沂市人民医院）

程凤兰（曹县人民医院）

于 洋（宁津县人民医院）

吴晓卉（昌乐县人民医院）

王延霞（青州市黄楼卫生院〈青州市黄楼社区卫生服务中心〉）

杨训峰（山东省惠民县胡集镇卫生院）

目 录

第一章 消化系统疾病

第一节 急性胃炎

胃炎是一种病理状态,指胃黏膜对各种损伤的炎症反应过程,目前对胃炎的分类和命名尚未有统一标准。胃炎根据发病特点,可分为急性胃炎和慢性胃炎两类;根据病理改变,分为非萎缩性胃炎、萎缩性胃炎以及其他类型。根据病因、临床表现及病理改变不同,有些胃炎分类可以继续往下细分。如急性胃炎可分为急性糜烂性胃炎、急性腐蚀性胃炎、急性化脓性胃炎、急性感染性胃炎四大类,慢性胃炎可分为非萎缩性胃炎、萎缩性胃炎和特殊类型胃炎。

急性胃炎是指各种外在因素和内在因素引起的急性广泛性或局限性的胃黏膜急性炎症,若合并肠道炎症则称急性胃肠炎。急性胃炎的临床表现因病因不同而不同,其病因多样,包括急性应激、药物、缺血、胆汁反流和感染等。目前临床急性胃炎是按照病理改变不同分类,临床以急性感染性胃炎、急性糜烂性胃炎较常见。按病因分类,急性胃炎又可分为急性外因性胃炎及急性内因性胃炎。

一、急性糜烂性胃炎

急性糜烂性胃炎又称急性糜烂出血性胃炎、急性胃黏膜病变(AGML),是指各种病因引起的,以胃黏膜糜烂、出血为特征的急性胃黏膜病变,是上消化道出血的重要病因之一,约占上消化道出血的 20%。

(一)病因与发病机制

引起急性糜烂性胃炎的常见病因如下。

1.药物

常见的药物有非甾体抗炎药(NSAID),如阿司匹林、吲哚美辛、保泰松,肾上腺皮质激素等。可能的机制:非甾体抗炎药呈弱酸性,可直接损伤胃黏膜。同时,NSAID还可通过抑制环氧合酶-1(COX-1)的合成,阻断花生四烯酸代谢为内源性前列腺素的产生,而前列腺素在维持胃黏膜血流和黏膜屏障完整性方面有重要作用,从而削弱胃黏膜的屏障功能。国内外动物研究发现,NSAID能够抑制氧自由基清除,氧自由基增加使膜脂质过氧化,造成胃黏膜的应激性损害。肾上腺皮质激素可使盐酸和胃蛋白酶分泌增加,胃黏液分泌减少、胃黏膜上皮细胞的更新速度减慢而导致本病。某些抗肿瘤药如氟尿嘧啶对快速分裂的细胞如胃肠道黏膜细胞产生明显的细胞毒作用。还有一些铁剂、抗肿瘤化疗药物及某些抗生素等均有可能造成黏膜刺激性损伤。

2.乙醇

乙醇能在胃内被很快吸收,对胃黏膜的损伤作用较强,其致病机制主要有以下几个方面。①对胃黏膜上皮细胞的直接损伤:乙醇有亲脂性和溶脂性能,能够破坏胃黏膜屏障功能及上皮细胞的完整,导致上皮细胞损害脱落。②对黏膜下血管损伤:主要引起血管内皮细胞损伤、血管扩张、血浆外渗、小血管破裂、黏膜下出血等改变,造成胃黏膜屏障功能破坏,引起胃黏膜损伤。③黏膜上皮及血管内皮损伤:引起局部大量炎症介质产生,中性粒细胞浸润,局部细胞损伤进一步加重。④部分患者由于黏膜下血管扩张,出现一过性胃酸分泌升高,加重局部损伤。

3.应激

引起应激的主要因素:严重感染、严重创伤、大手术、大面积烧伤、休克、颅内病变、败血症和其他严重脏器病变或多器官功能衰竭等。由上述应激源引起的急性胃黏膜损害被称为应激性溃疡,其中由烧伤引起的称 Curling 溃疡,中枢神经系统病变引起的称 Cushing 溃疡。引起的机制可能:严重应激可使交感神经兴奋性增强,外周及内脏血管收缩,胃黏膜血流减少,引起胃黏膜缺血、缺氧,对各种有害物质的敏感性增加;胃黏膜缺血时,不能清除逆向弥散的氢离子;氢离子损害胃黏膜并刺激肥大细胞释放组胺,使血管扩张,通透性增加;应激状态下可使 HCO_3^- 分泌减少,黏液分泌不足,前列腺素合成减少,削弱胃黏膜屏障功能。同时,儿茶酚胺分泌增加,胃酸分泌增加,导致胃黏膜损伤,发生糜烂、出血,严重者可发生急性溃疡。

4.胆汁反流

幽门关闭不全、胃切除(主要是 Billroth II 式)术后可引起十二指肠-胃反流,反流液中的胆汁和胰液等组成的碱性肠液中的胆盐、溶血卵磷脂、磷脂酶 A 和其他胰酶可破坏胃黏膜屏障,导致 H^+ 弥散,损伤胃黏膜。同时胰酶能催化卵磷脂形成溶血卵磷脂,从而加强胆盐的损害,引起急性炎症。

(二)病理

本病典型表现为广泛的糜烂、浅表性溃疡和出血,常有簇状出血病灶,病变多见于胃底及胃体部,有时也累及胃窦。组织学检查见胃黏膜上皮失去正常柱状形态而呈立方形或四方形,并有脱落,黏膜层出血伴急性炎性细胞浸润。

(三)临床表现

急性糜烂性胃炎是上消化道出血的常见病因之一,呕血和黑便是本病的主要表现。出血常为间歇性,大量出血可引起晕厥或休克。不同病因所致的临床表现不一,轻重不一,可无症状或为原发病症状掩盖。

患者发病前多有服用 NSAID、酗酒、烧伤、大手术、颅脑外伤、重要器官功能衰竭等应激状态病史。短期内服用 NSAID 造成的急性糜烂性胃炎大多数症状不明显,少数出现上腹部疼痛、腹胀等消化不良的表现,上消化道出血较常见,但一般出血量较少,以黑便为主,呈间歇性,可自行停止。乙醇引起的急性糜烂性胃炎常在饮酒后 0.5~8h 突发上腹部疼痛,恶心、呕吐,剧烈呕吐可导致食管贲门黏膜撕裂综合征,可出现呕血、黑便。应激性溃疡主要临床表现为上消化道出血(呕血或黑便),严重者可出现失血性休克,多发生在原发疾病的 2~5d 内,少数可延至2周。原发病越重应激性溃疡发生率越高,病死率越高。应激性溃疡穿孔时可出现急腹症症状及体征。胆汁反流易引起上腹饱胀,食欲减退,严重者可呕吐黄绿色胆汁,伴烧心感。

(四)辅助检查

1.血液检查

血常规一般正常。若短时间内大量出血,可出现血红蛋白、红细胞计数及红细胞比容降低。

2.大便常规及潜血试验

上消化道出血量大于5mL时,大便潜血试验阳性。

3.胃镜检查

尤其是24～48h内行急诊胃镜检查可见胃黏膜糜烂、出血或有浅表溃疡,多为弥散性,也可为局限性。应激所致病变部位多位于胃体和胃底,而NSAID或酒精所致病变以胃窦为主。超过48h,病变可能已不复存在。

(五)诊断与鉴别诊断

有近期服药史、严重疾病、大量饮酒史等,短期内出现上腹部疼痛不适,甚至呕血、黑便者需考虑本病,结合急诊胃镜检查有助于诊断。必须指出的是急诊胃镜检查须在24～48h内进行。消化性溃疡可以上消化道出血为首发症状,需与本病鉴别,急诊胃镜检查有助于鉴别诊断。对于有肝炎病史,并有肝功能减退和门静脉高压表现,如低蛋白血症、腹水、侧支循环建立等,结合胃镜检查可与本病鉴别。

(六)治疗

(1)防治原则:注意高危人群,消除病因,积极治疗原发病,缓解症状,促进胃黏膜再生修复,防止发病及复发,避免并发症。

(2)一般治疗:去除病因,治疗原发病。患者应卧床休息,禁食或行流质饮食,保持安静,烦躁不安时给予适量的镇静剂,如地西泮。出血明显者应保持呼吸道通畅,防止误吸,必要时吸氧。密切观察生命体征等。

(3)黏膜保护剂:可应用硫糖铝、铝碳酸镁、替普瑞酮或米索前列醇等药物。

(4)抑酸治疗:轻症者可口服 H_2RA 及PPI,较重者建议使用PPI,如奥美拉唑、兰索拉唑、泮托拉唑、雷贝拉唑、埃索美拉唑等。

(5)对于大出血者,积极按照上消化道大出血处理原则处理。

(七)预防

对于必须服用 NSAID 的患者,应减小剂量或减少服用次数,加服抑制胃酸或前列腺素类似物,可以有效预防急性糜烂性胃炎。对严重感染、严重创伤、大手术、大面积烧伤、休克,有颅内病变、败血症和其他严重脏器病变或多器官功能衰竭患者,应该给予抑酸或制酸药物治疗,以维持胃内 pH 值在3.5～4.0,有效预防急性胃黏膜病变的发生。

二、急性腐蚀性胃炎

急性腐蚀性胃炎是由于自服或误服强酸(如硫酸、盐酸、硝酸、醋酸)或强碱(如氢氧化钠、氢氧化钾)等腐蚀剂后引起胃黏膜发生变性、糜烂、溃疡或坏死性病变。早期临床表现为口腔、咽喉、胸骨后及上腹部的剧痛、烧灼感,呕出血性胃内容物,吞咽困难及呼吸困难,重者可因食管、胃广泛的腐蚀性坏死而发生食管、胃穿孔及休克,晚期可导致食管狭窄。

(一)病因与发病机制

本病是由于误服或有意吞服腐蚀剂(强碱或强酸)而引起的急性胃壁损伤。损伤的范围和深度与腐蚀剂的性质、浓度和剂量,腐蚀剂与胃肠道接触的时间及胃内所含食物量有关。强酸可使与其接触的蛋白质和角质溶解、凝固,引起口腔、食管至胃所有与强酸接触部位的组织呈界限明显的灼伤或凝固性坏死伴有焦痂,坏死组织脱落可造成继发性胃穿孔、腹膜炎。强碱与组织接触后,迅速吸收组织内的水分,并与组织蛋白质结合成胶冻样的碱性蛋白质,与脂肪酸结合成皂盐,造成严重的组织坏死,常产生食管壁和胃壁全层灼伤,甚至引起出血或穿孔,强碱所致的病变范围多大于与其接触的面积。两者后期都可引起瘢痕形成和狭窄。

(二)病理

累及部位主要为食管和胃窦。主要的病理变化为黏膜充血、水肿和黏液增多。严重者可发生糜烂、溃疡、坏死,甚至穿孔,晚期病变愈合后可能出现消化道狭窄。

(三)临床表现

急性腐蚀性胃炎病变程度及临床表现与腐蚀剂种类、浓度、吞服量、胃内有无食物贮存、与黏膜接触时间长短等因素有关。吞服腐蚀剂后,最早出现的症状为口腔、咽喉、胸骨后及中上腹部剧烈疼痛,常伴有吞咽疼痛、咽下困难、频繁恶心、呕吐。严重者可呕血、呼吸困难、发热、血压下降。食管穿孔可引起食管气管瘘及纵隔炎,胃穿孔可引起腹膜炎。与腐蚀剂接触后的消化道可出现灼痂。在急性期过后,后期的主要症状为梗阻,患者可逐渐形成食管、贲门或幽门瘢痕性狭窄,也可形成萎缩性胃炎。

(四)诊断与鉴别诊断

根据病史和临床表现,诊断并不困难。由于各种腐蚀剂中毒的处理不同,因此在诊断上重要的是一定要明确腐蚀剂的种类、吞服量与吞服时间;检查唇与口腔黏膜痂的色泽(如黑色痂提示硫酸,灰棕色痂提示盐酸、深黄色痂提示硝酸、醋酸呈白色痂,而强碱可使黏膜呈透明水肿);同时要注意呕吐物的色、味及酸碱反应;必要时收集剩余的腐蚀剂作化学分析,对于鉴定其性质最为可靠。在急性期内,避免 X 线钡餐及胃镜检查,以防出现食管或胃穿孔。急性期过后,钡剂造影检查可以了解食管、胃窦狭窄或幽门梗阻情况,如患者只能吞咽流质,可吞服碘水造影检查。晚期如患者可进流质或半流质,则可谨慎考虑胃镜检查,以了解食管、胃窦及幽门有无狭窄或梗阻。

(五)治疗

腐蚀性胃炎是一种严重的急性中毒,必须积极抢救。治疗的主要目的:①抢救生命(治疗呼吸困难、休克、纵隔炎和腹膜炎等)。②控制后期的食管狭窄和幽门梗阻。

1.一般处理

(1)保持镇静,避免诱导患者呕吐,因为呕吐会引起食管和口咽部黏膜再次接触腐蚀剂,加重损伤,因而禁用催吐剂。

(2)保持呼吸道通畅,误吞腐蚀剂后 24h 内可发生危及生命的气道损伤,此时不宜行气管插管,需行气管切开。

(3)抗休克治疗,如有低血压,则需积极补液等抗休克治疗。

(4)适当使用抗生素,对有继发感染者需使用抗生素。

(5)手术治疗,如证实有食管穿孔、胃穿孔、纵隔炎和腹膜炎,则需行手术治疗。

2.减轻腐蚀剂继发的损害及对症治疗

除解毒剂外不进其他食物,严禁洗胃,以避免穿孔。为减少毒物的吸收,减轻黏膜灼伤的程度,对误服强酸者可给予牛奶、蛋清或植物油 100～200mL 口服,但不宜用碳酸氢钠中和强酸,以免产生二氧化碳导致腹胀,甚至胃穿孔。若服用强碱,可给食醋 300～500mL 加温水 300～500mL,一般不宜服用浓食醋,避免产生热量加重损害。剧痛者给予止痛剂如吗啡 10mg 进行肌内注射。呼吸困难者给予氧气吸入,已有喉头水肿、呼吸严重阻塞者及早行气管切开,同时常给予抗菌药物以防感染。抑酸药物应该静脉足量给予,维持到口服治疗,以减少胃酸对胃黏膜病灶的损伤。发生食管狭窄时可用探条扩张或内镜下球囊扩张。

三、急性化脓性胃炎

急性化脓性胃炎是由化脓性细菌感染所致的以胃黏膜下层为主的胃壁急性化脓性炎症,又称急性蜂窝织炎性胃炎,是一种少见的重症胃炎,病死率高,男性多见,发病年龄多在 30～60 岁,免疫力低下、高龄、酗酒为高危因素,行内镜下黏膜切除和胃息肉切除术为医源性高危因素。

(一)病因与发病机制

急性化脓性胃炎是由化脓性细菌感染侵犯胃壁所致,常见的致病菌为溶血性链球菌,约占 70%,其次为金黄色葡萄球菌、肺炎球菌及大肠埃希菌等。细菌主要通过血液循环或淋巴播散侵入胃壁,常继发于其他部位的感染病灶,如败血症、感染性心内膜炎、骨髓炎等疾病;细菌也可通过受损害的胃黏膜直接侵入胃壁,常见于胃溃疡、胃内异物创伤或手术,慢性胃炎、胃憩室、胃癌等可致胃黏膜损伤,吞下的致病菌可通过受损的黏膜侵犯胃壁。胃酸分泌低下致胃内杀菌能力减弱和胃黏膜防御再生能力下降是本病的诱因。

(二)病理

化脓性细菌侵入胃壁后,经黏膜下层扩散,引起急性化脓性炎症,可遍及全胃,但很少超过贲门或幽门,最常见于胃远端的 1/2。病变在黏膜下层,胃黏膜表面发红,可有溃疡、坏死、糜烂及出血,胃壁由于炎症肿胀而增厚变硬。胃壁可呈弥漫脓性蜂窝织炎或形成局限的胃壁脓肿,切开胃壁可见有脓液流出。严重化脓性炎症时,可穿透固有肌层波及浆膜层,发展至穿孔。显微镜下可见黏膜下层大量中性粒细胞浸润,有出血、坏死及血栓形成。

(三)临床表现

本病常以急腹症形式发病,突然出现上腹部疼痛,可进行性加重,前倾坐位时有所缓解,卧位时加重。伴寒战、高热、恶心、呕吐、上腹部肌紧张和明显压痛。严重者早期即可出现周围循环衰竭。随着病情的发展,可见呕吐脓性物和坏死的胃黏膜组织,出现呕血、黑便、腹膜炎体征和休克,可并发胃穿孔、弥散性腹膜炎、血栓性门静脉炎及肝脓肿。

(四)辅助检查

1.实验室检查

外周血白细胞计数升高,多在 $10 \times 10^9/L$ 以上,以中性粒细胞为主,并出现核左移现象,白细胞内可出现中毒颗粒。胃内容物涂片或培养多可找到致病菌。呕吐物检查有坏死黏膜混合脓性呕吐物。腹水、血液细菌培养可发现致病菌。胃液分析胃酸减少或消失。

2.X 线检查

部分患者腹部 X 线片可显示胃扩张或局限性肠胀气,胃壁内有气泡存在。由于 X 线钡餐检查可导致患者胃穿孔,一般应列为禁忌。

3.胃镜检查

胃镜可明确胃黏膜病变范围及程度。胃镜下见胃黏膜糜烂、充血及溃疡性病变,由于黏膜明显肿胀,可形成肿瘤样外观,但超声胃镜检查无明显胃黏膜物影像。

4.B 超检查

B 超检查显示胃壁明显增厚。

(五)诊断与鉴别诊断

本病缺乏特异性的症状和体征,早期诊断较困难,重要的是提高对本病的警惕性。患者出现上腹部剧痛、发热、恶心、呕吐,存在其他部位感染灶且并发急性腹膜炎,有血白细胞升高,腹部 X 线片见胃腔大量积气,B 超或 CT 检查见胃壁增厚等表现,应怀疑本病。如呕吐物有脓性物或坏死的胃黏膜组织、胃液培养见致病菌,在排除胰胆疾病后,可诊断本病,有转移性右下腹痛者需注意是否为急性阑尾炎。上腹压痛明显经腹部立位 X 线片排除胃肠道穿孔后,可慎重考虑进行胃镜检查,明确为胃黏膜病变者可考虑本病的存在,病理组织学上以中性粒细胞浸润为主,显微镜下可见中性粒细胞聚集并可形成小脓肿,尤其以黏膜下层及固有肌层白细胞浸润为甚,故大块深取活检组织有助于发现这些特征性病变。本病需与消化性溃疡穿孔、急性胰腺炎、急性胆囊炎等鉴别。

消化性溃疡并穿孔多有消化性溃疡病史,起病急,突发上腹部痛很快波及全腹,早期体温不高,腹肌紧张及全腹压痛,反跳痛显著,腹部立位 X 线片多可发现膈下游离气体。

急性胆囊炎亦有发热、上腹部痛,但腹肌紧张及压痛多局限于右上腹部,常放射到右肩部,Murphy 征阳性,并且常伴有黄疸,B 超及 X 线胆道造影可明确诊断,而与本病有所区别。

急性胰腺炎患者有突然发作的上腹部剧烈疼痛,放射至背部及腰部,早期呕吐物为胃内容物,以后为胆汁,血尿淀粉酶增高,结合腹部 B 超及 CT 等检查可确诊。

(六)治疗

急性化脓性胃炎治疗成功的关键在于早期诊断,及早给予积极治疗,静脉使用大剂量抗生素控制感染,纠正休克,行全胃肠外营养和维持水、电解质及酸碱平衡,可选用胃黏膜保护剂。如经抗生素等药物治疗无效或并发胃穿孔、腹膜炎者应及时行手术治疗。

(七)预后

本病由于诊断困难而导致治疗不及时,因而预后差,病死率高,提高对本病的重视及早期诊治是降低病死率的关键。

四、急性感染性胃炎

急性感染性胃炎是由细菌、病毒及其毒素引起的急性胃黏膜非特异性炎症。

(一)病因与发病机制

由细菌及其毒素引起的急性胃黏膜非特异性炎症。常见致病菌为沙门菌、嗜盐菌、致病性大肠埃希菌等,常见毒素为金黄色葡萄球菌或肉毒素杆菌毒素,尤其是前者较为常见。进食污染细菌或毒素的食物数小时后即可发生胃炎或同时合并肠炎此即急性胃肠炎。葡萄球菌及其毒素摄入后亦可合并肠炎,且发病更快。近年因病毒感染而引起本病者渐多。急性病毒性胃肠炎大多由轮状病毒及诺沃克病毒引起。轮状病毒在外界环境中比较稳定,在室温中可存活7个月,耐酸,粪-口传播为主要传播途径,诺沃克病毒对各种理化因子有较强抵抗力,感染者的吐泻物有传染性,污染食物常引起暴发流行,吐泻物污染环境则可形成气溶胶,经空气传播。

(二)病理

病变多为弥散性,也可为局限性,仅限于胃窦部黏膜。显微镜下表现为黏膜固有层炎性细胞浸润,以中性粒细胞为主,也有淋巴细胞、浆细胞浸润。黏膜水肿、充血以及局限性出血点、小糜烂坏死灶在显微镜下清晰可见。

(三)临床表现

临床上以感染或进食细菌毒素污染食物后所致的急性感染性胃炎为多见。一般起病较急,在进食污染食物后24h内发病,症状轻重不一,表现为中上腹不适、疼痛,甚至剧烈的腹部绞痛、畏食、恶心、呕吐,因常伴有肠炎而有腹泻,大便呈水样,严重者可有发热、呕血和(或)便血、脱水、休克和酸中毒等症状。伴肠炎者可出现发热、中下腹绞痛、腹泻等症状。体检有上腹部或脐周压痛,肠鸣音亢进。实验室检查可见外周血白细胞总数增加,中性粒细胞比例增多。伴有肠炎者大便常规可见黏液及红、白细胞,部分患者大便培养可检出病原菌。内镜检查可见胃黏膜明显充血、水肿,有时见糜烂及出血点,黏膜表面覆盖黏稠的炎性渗出物和黏液。但内镜不必作为常规检查。轮状病毒引起的胃肠炎多见于5岁以下儿童,冬季为发病高峰,有水样腹泻、呕吐、腹痛、发热等症状,并常伴脱水,病程约1周。诺沃克毒性胃肠炎症状较轻,潜伏期为1～2d,病程平均2d,无季节性,症状有腹痛、恶性、呕吐、腹泻、发热、咽痛等。

(四)诊断与鉴别诊断

根据病史、临床表现,诊断并不困难。需注意与早期急性阑尾炎、急性胆囊炎、急性胰腺炎等鉴别。

(五)治疗

1.一般治疗

应去除病因,卧床休息,停止进食或服用一切对胃有刺激的食物或药物,给予清淡饮食,必要时禁食,多饮水,腹泻较重时可饮糖盐水。

2.对症治疗

(1)腹痛者可行局部热敷,疼痛剧烈者给予解痉止痛药,如阿托品、复方颠茄片、山莨菪碱等。

(2)剧烈呕吐时可注射甲氧氯普胺(胃复安)。

(3)必要时给予口服PPI,如奥美拉唑、泮托拉唑、兰索拉唑等,减少胃酸分泌,以减轻黏膜炎症;也可应用铝碳酸镁或硫糖铝等抗酸药或黏膜保护药。

3.抗感染治疗

一般不需要抗感染治疗,严重或伴有腹泻时可选用小檗碱(黄连素)、呋喃唑酮(痢特灵)、诺氟沙星(氟哌酸)等,但需注意药物的不良反应。

4.维持水、电解质及酸碱平衡

因呕吐、腹泻导致水、电解质紊乱时,轻者可给予口服补液,重者应予静脉补液,可选用平衡盐液或5%葡萄糖盐水,并注意补钾;对于有酸中毒者可用5%碳酸氢钠注射液予以纠正。

(六)预后

本病为自限性疾病,病程较短,去除病因后可自愈,预后较好。

第二节 急性上消化道出血

上消化道出血是指十二指肠悬韧带(Treitz韧带,屈氏韧带)以上的消化道,包括食管、胃、十二指肠或胰、胆等病变引起的出血。大量出血是指在数小时内失血量超出1000mL或循环血容量的20%,其临床主要表现为呕血和(或)黑粪,往往伴有血容量减少引起的急性周围循环衰竭,是常见的急症,病死率高达8%~13.7%。

导致上消化道出血的病因很多,常见的有消化性溃疡、食管-胃底静脉曲张、急性胃黏膜损伤和胃癌等。

一、病因

(一)上消化道疾病和全身性疾病

均可引起上消化道出血,临床上较常见的病因是消化性溃疡、食管胃底静脉曲张破裂、急性胃黏膜损害及胃癌。糜烂性食管炎、食管贲门黏膜撕裂综合征引起的出血也不少见。其他原因见表1-2-1。

表 1-2-1 上消化道出血的常见病因

分类	具体疾病
食管疾病	食管静脉曲张、食管贲门黏膜撕裂症(Mallory-Weiss综合征)、糜烂性食管炎、食管癌
胃部疾病	胃溃疡、急性胃黏膜损害、胃底静脉曲张、门静脉高压性胃黏膜损害、胃癌、胃息肉
十二指肠疾病	溃疡、十二指肠炎、憩室

续表

分类	具体疾病
邻近器官疾病	胆道出血(胆石症、肝胆肿瘤等)、胰腺疾病(假性囊肿、胰腺癌等)、主动脉瘤破裂入上消化道
全身性疾病	血液病(白血病、血小板减少性紫癜等)、尿毒症、血管性疾病(遗传性出血性毛细血管扩张症等)

(二)不明原因消化道出血(OGIB)

指常规消化内镜检查(包括检查食管至十二指肠降段的上消化道内镜与肛门直肠至回盲瓣的结肠镜)和 X 线小肠钡剂检查(口服钡剂或钡剂灌肠造影)或小肠 CT 不能明确病因的持续或反复发作的出血。可分为不明原因的隐性出血和显性出血,前者表现为反复发作的缺铁性贫血和大便隐血试验阳性,后者表现为黑便、血便或呕血等肉眼可见的出血。OGIB 占消化道出血的 3%～5%。上消化道疾病导致不明原因消化道出血的可能病因:Cameron 糜烂、血管扩张性病变、静脉曲张、Dieulafoy 病变、胃窦血管扩张症、门静脉高压性胃病等。

二、诊断

(一)临床表现特点

1.呕血与黑便

是上消化道出血的直接证据。幽门以上出血且出血量大者常表现为呕血。呕出鲜红色血液或血块者表明出血量大、速度快,血液在胃内停留时间短。若出血速度较慢,血液在胃内经胃酸作用后变性,则呕吐物可呈咖啡样。幽门以下出血表现为黑便,但如出血量大而迅速,幽门以下出血也可以反流到胃腔而引起恶心、呕吐,表现为呕血。黑粪的颜色取决于出血的速度与肠道蠕动的快慢。粪便在肠道内停留的时间短,可排出暗红色的粪便。反之,空肠、回肠,甚至右半结肠出血,如在肠道中停留时间长,也可表现为黑便。

2.失血性周围循环衰竭

急性周围循环衰竭是急性失血的后果,其程度的轻重与出血量及速度有关。少量出血可因机体的代偿机制而不出现临床症状。中等量以上出血常表现为头晕、心悸、口渴、冷汗、烦躁及昏厥。体检可发现面色苍白、皮肤湿冷、心率加快、血压下降。大量出血者可在黑便排出前出现晕厥与休克,应与其他原因引起的休克鉴别。老年人大量出血可引起心、脑方面的并发症,应引起重视。

3.氮质血症

上消化道出血后常出现血中尿素氮浓度升高,24～28h 达高峰,一般不超过14.3mmol/L(40mg/dL),3～4d 降至正常。若出血前肾功能正常,出血后尿素氮浓度持续升高或下降后又再升高,应警惕继续出血或止血后再出血的可能。

4.发热

上消化道出血后,多数患者在 24h 内出现低热,但一般不超过 38℃,持续 3～5d 降至正常。引起发热的原因尚不清楚,可能与出血后循环血容量减少,周围循环障碍,导致体温调节中枢的功能紊乱,再加以贫血的影响等因素有关。

(二)实验室检查及其他辅助检查特点

1.血常规

红细胞及血红蛋白在急性出血后 3～4h 开始下降,血细胞比容也下降。白细胞稍有反应性升高。

2.隐血试验

呕吐物或黑便隐血反应呈强阳性。

3.血尿素氮

出血后数小时内开始升高,24～28h 内达高峰,3～4d 降至正常。

(三)诊断和鉴别诊断

根据呕血、黑便和血容量不足的临床表现以及呕吐物、黑便隐血反应呈强阳性,红细胞计数和血红蛋白浓度下降的实验室证据,可做出消化道出血的诊断。下面几点在临床工作中值得注意。

1.上消化道出血的早期识别

呕血及黑便是上消化道出血的特征性表现,但应注意部分患者在呕血及黑便前即出现急性周围循环衰竭的征象,应与其他原因引起的休克或内出血鉴别。及时进行直肠指检可较早发现尚未排出体外的血液,有助于早期诊断。

呕血和黑便应和鼻出血、拔牙或扁桃体切除术后吞下血液鉴别,通过询问发病过程与手术史不难加以排除。进食动物血液,口服铁剂、铋剂及某些中药,也可引起黑色粪便,但均无血容量不足的表现与红细胞、血红蛋白降低的证据,可以借此加以区别。呕血有时尚需与咯血鉴别,支持咯血的要点:①患者有肺结核、支气管扩张、肺癌、二尖瓣狭窄等病史。②出血方式为咯出,咯出物呈鲜红色,有气泡与痰液,呈碱性。③咯血前有咳嗽、喉痒、胸闷、气促等呼吸道症状。④咯血后通常不伴黑便,但仍有血丝痰。⑤胸部 X 线片通常可发现肺部病灶。

2.出血严重程度的估计

由于出血大部分积存于胃肠道,单凭呕出或排出量估计实际出血量是不准确的。根据临床实践经验,下列指标有助于估计出血量。出血量每天超过 5mL 时,粪隐血试验则可呈阳性;当出血量超过 60mL,可表现为黑便;呕血则表示出血量较大或出血速度快。若出血量在 500mL 以内,由于周围血管及内脏血管的代偿性收缩,可使重要器官获得足够的血液供应,因而症状轻微或者不引起症状。若出血量超过 500mL,可出现全身症状,如头晕、心悸、乏力、出冷汗等。若短时间内出血量>1 000mL 或达全身血容量的 20% 时,可出现循环衰竭表现,如四肢厥冷、少尿、晕厥等,此时收缩压可<90mmHg 或较基础血压下降 25%,心率>120 次/min,血红蛋白<70g/L。事实上,当患者体位改变时出现血压下降及心率加快,说明患者血容量明显不足、出血量较大。因此,仔细测量患者卧位与直立位的血压与心率,对估计出血量很有帮助。另外,应注意不同年龄与体质的患者对出血后血容量不足的代偿功能相差很大,因而相同出血量在不同患者引起的症状也有很大差别。

3.出血是否停止的判断

上消化道出血经过恰当的治疗,可于短时间内停止出血。但由于肠道内积血需经数天(约

3d)才能排尽,因此不能以黑便作为判断继续出血的指征。临床上出现以下情况应考虑继续出血的可能:①反复呕血或黑便次数增多,粪质转为稀烂或暗红。②周围循环衰竭经积极补液输血后未见明显改善。③红细胞计数、血红蛋白测定与血细胞比容继续下降,网织红细胞持续增高。④在补液与尿量足够的情况下,血尿素氮持续或再次增高。

一般来讲,一次出血后48h以上未再出血,再出血的可能性较小。而过去有多次出血史,本次出血量大或伴呕血,24h内反复大出血,出血原因为食管胃底静脉曲张破裂、有高血压病史或有明显动脉硬化者,再出血的可能性较大。

4.出血的病因诊断

过去病史、症状与体征可为出血的病因诊断提供重要线索,但确诊出血原因与部位需靠器械检查。

(1)胃镜检查:是诊断上消化道出血最常用与准确的方法。出血后24~48h内的紧急胃镜检查价值更大,可发现十二指肠降部以上的出血灶,尤其对急性胃黏膜损害的诊断更具意义,因为该类损害可在几天内愈合而不留下痕迹。有报道,紧急内镜检查可发现约90%的出血原因。在紧急内镜检查前需先补充血容量,纠正休克。一般认为患者收缩压>90mmHg、心率<110次/min、血红蛋白浓度≥70g/L时,进行内镜检查较为安全。若有活动性出血,内镜检查前应先插鼻胃管,抽吸胃内积血,并用生理盐水灌洗至抽吸物清亮,然后拔管行胃镜检查,以免积血影响观察。

(2)X线钡餐检查:早期活动性出血期间胃内积血或血块影响观察,且患者处于危急状态,需要进行输血、补液等抢救措施,患者难以配合检查。早期行X线钡餐检查,有引起再出血的风险。鉴于上述原因,X线钡餐检查对上消化道出血的诊断价值有限,只用于不能耐受胃镜检查患者,最好在出血停止和病情稳定数天后再进行。

(3)选择性腹腔动脉造影:若上述检查未能发现出血部位与原因,可行选择性肠系膜上动脉造影。若有活动性出血,且出血速度>0.5mL/min时,可发现出血病灶。可同时行栓塞治疗而达到止血的目的。

(4)胶囊内镜:用于常规胃镜、肠镜检查无法找到出血灶的原因未明消化道出血患者,是近年来主要用于小肠疾病检查的新技术。国内外已有较多胶囊内镜用于不明原因消化道出血检查的报道,病灶检出率在50%~75%,显性出血者病变检出率高于隐性出血者。胶囊内镜检查的优点是无创、患者容易接受,可提示活动性出血的部位。缺点是胶囊内镜不能操控,对病灶的暴露有时不理想,易遗漏病变,肠道狭窄时有发生嵌顿的风险,也不能取病理活检等。

(5)小肠镜:小肠镜可检查全小肠,大大提高了不明原因消化道出血的病因诊断率。当胶囊内镜发现可疑病灶或者不宜行胶囊内镜检查时可行小肠镜检查,其优势在于能够对可疑病灶进行仔细观察、取活检,且可进行内镜下止血治疗,如氩离子凝固术、注射止血术或息肉切除术等。不足之处在于该技术属于侵入性检查,操作技术要求高,有一定的并发症发生率,如急性胰腺炎、肠穿孔等。①双气囊小肠镜,据国内外报道双气囊全小肠镜对不明原因消化道出血的病因诊断率在43%~75%,对显性出血的不明原因消化道出血诊断阳性率高于隐性出血。②单气囊小肠镜,没有内镜前端的气囊,可单人操作,可较为安全地完成小肠检查,对出血的诊断率与双气囊小肠镜相似。③螺旋式小肠镜,是新近研发的技术,小肠镜由螺旋式的外套管和内镜组成,也可配合普通小肠镜内镜使用。④推进式小肠镜,只能检查部分上段空肠,且插入时间长、患者不适感强,现已很少使用。对原因未明的消化道出血患者,有条件的医院应尽早行全小肠镜检查。

(6)放射性核素^{99m}Tc标记红细胞扫描:注射^{99m}Tc标记红细胞后,连续扫描10～60min,如发现腹腔内异常放射性浓聚区则视为阳性。可依据放射性浓聚区所在部位及其在胃肠道的移动来判断消化道出血的可能部位,适用于怀疑小肠出血的患者,也可作为选择性腹腔动脉造影的初筛方法,为选择性动脉造影提供依据。

(7)CT/MRI影像学检查:包括CT/MRI消化道成像技术,为非侵入性检查,易为医生与患者接受。可完成全消化道及腹部实质脏器、肠腔内外情况的评价。对占位性病变、肠道狭窄或扩张、瘘管形成等有较高的诊断价值,并能显示病变与周围血管、淋巴结之间的关系,但对黏膜的表浅病变,如小溃疡或血管发育不良等病变,则价值有限。本检查适合于不能耐受内镜检查、内镜不能通过的患者,也能单独作为评价消化道病变的检查。

三、治疗

UGIB急性期和缓解期的治疗方案视出血病因、严重程度和出血活动状况而定。约80%UGIB患者出血会自行停止,仅20%UGIB会再出血或持续出血,具有较高的病死率。因此,国外根据患者的临床特征、化验检查和内镜特征,将UGIB患者的持续出血率、再出血率和病死率的高低进行分级,给予个体化治疗,不仅可以提高治疗方案的针对性和疗效,而且可以避免浪费医疗资源。分级标准前文已经述及。

目前主张UGIB急性期低危患者以门诊治疗为主,中危患者可住入普通病房,高危患者应按临床重症进行处理,宜收入重症监护室,实施重症监测和救治。高危UGIB的救治应由富有经验的内科医生、普通外科医生、内镜医生、高年资护士等多学科协作实施。实施高危UGIB救治的医院应具备上消化道内镜诊疗设备和技术;血库应备有O型Rh阴性血液,并可提供24h输血服务;常规配备吸引设备,救治人员应具备气管插管技术,以备意识障碍的UGIB患者误吸时急救。

急性期治疗方案包括生命体征和出血状况的监测、液体复苏和止血治疗。血流动力学稳定的患者可以饮水和进食清淡食物。缓解期治疗方案主要取决于出血的病因,如需要长期服用非甾体抗炎药者,同时服用质子泵抑制剂;Hp阳性者应行根除Hp治疗;食管胃底静脉曲张者应行预防性曲张静脉套扎或硬化注射治疗或口服非选择性β受体阻滞剂(普萘洛尔)。危险性上消化道出血的预测指标包括难以纠正的低血压、鼻胃管抽出物可见红色或咖啡样胃内容物、心动过速、血红蛋白进行性下降或<80g/L。临床上常见的危险性上消化道出血多为累及较大血管的出血,包括严重的消化性溃疡出血、食管胃底静脉曲张破裂出血(EGVB)和侵蚀大血管的恶性肿瘤出血,严重基础疾病出血后对低血红蛋白耐受差的患者。此外,还见于并发慢性肝病及抗凝药物应用等其他原因所致凝血功能障碍的患者。凝血功能障碍(INR>1.5)是急性非静脉曲张性上消化道出血死亡的独立危险因素。

(一)监测

1.出血的监测

如前所述,根据患者的呕血、黑便和便血的频度、颜色、性质和总量,可以初步判断出血量和活动性的状况。定期复查红细胞计数、血红蛋白、Hct 与血尿素氮等,需要注意 Hct 到 24～72h 后才能真实反映出血程度。

以前认为活动性出血或重度 UGIB 患者应常规行胃管吸引,其对评估急诊内镜的需求、判断活动性出血、评估再出血和评估预后均有较高的价值。但近期有 Meta 分析提示,与胃管吸引/灌洗相比,临床症状和实验室检查(失血性休克和血红蛋白<8g/dL)在判断严重的 UGIB 有相同的功效。同时由于插胃管/灌洗常给患者带来明显不适,且不能帮助临床医生准确判断患者是否需要内镜止血治疗,也无法改善内镜检查视野,对改善患者预后无明确价值,因此不建议常规留置胃管。

2.生命体征监测

监测项目:①意识状态。既是急性失血严重程度的重要表现之一,也是患者呕吐误吸、导致窒息死亡和坠积性肺炎的重要原因。根据格拉斯哥昏迷评分(GCS)可以对患者的意识情况做出判断。GCS 评分<8 分表示患者昏迷,应当对呼吸道采取保护措施。②血流动力学状态。主要脉搏和血压,包括直立位血压和脉搏测定,注意排除高龄、口服 β 受体阻滞剂或抗胆碱能药物对脉搏和血压的影响,出现下述表现提示患者血流动力学状态不稳定,应立即收入抢救室开始液体复苏:心率>100 次/min,收缩压<90mmHg(或在未使用药物降压的情况下收缩压较平时水平下降>30mmHg),四肢末梢冷,出现发作性晕厥或其他休克的表现以及持续呕血或便血。③外周循环状态。肢体温度,皮肤和甲床色泽、周围静脉特别是颈静脉充盈情况。④每小时尿量,意识障碍和排尿困难者需留置尿管。⑤危重大出血者必要时进行中心静脉压、血清乳酸的测定。⑥老年患者常需行心电、血氧饱和和呼吸监护。⑦呼吸。在众多监测指标中,需要强调的是,要重点监测循环体征。

(二)液体复苏

大出血后,患者血容量不足,可处于休克状态,此时应首先补充血容量和恢复血压。建立一条通畅的静脉补液通道,应立即备血,及时补充血容量,输入生理盐水、平衡液、血浆、全血或其他血浆代用品,以维持重要脏器的有效灌注。

1.液体复苏的途径和方法

对疑有 UGIB 的患者应当及时测量脉搏、血压、毛细血管再充盈时间,借以估计失血量,判断患者的血流动力学状态是否稳定。对于血流动力学紊乱的患者,应中心静脉穿刺置管或于肘窝等部位较粗的浅表静脉穿刺放置静脉导管(PICC)。出血急迫凶险时,需要迅速建立 2 条以上通畅的静脉通路,必要时采用中心静脉穿刺置管,此时通常选择股静脉穿刺置管,简便快速。若来不及采用 Seldinger 法常规深静脉穿刺,可暂以静脉穿刺套管针或留置针直接施行股静脉穿刺,留置外套管以供输液用。少数情况下,可施行股动脉穿刺,直接输液。中心静脉导管虽然内径较粗,但每分钟内进入体内的液体量仍然有限,可以通过挤压输液器等方法实施加压输液,以加快输液速度。此外,输液管接三通管,并将 50mL 或更大容量注射器接三通管,快速抽取所输液体后注射至体内,此法可在短时间内输入大量液体,起到快速液体复苏之用。

2.液体复苏过程中的监测

应重点监测循环体征。尤其是高龄、心肺肾疾患者更应监测一般状况及循环体征,防止因输液量过多、过快引起的急性肺水肿。在前述众多的监测指标中,需要强调的是,对于急性大量出血者,应尽可能施行中心静脉压监测,以指导液体复苏。出现以下征象一般提示血容量已补足:意识恢复;四肢末端由湿冷发绀转为温暖红润,肛温与皮温差减小(1℃);脉搏由较弱转为正常有力;收缩压接近正常,脉压>30mmHg;尿量>30mL/h[0.5mL/(kg·h);中心静脉压恢复正常(5～13cmH$_2$O)]。

3.复苏液体的量和种类

常用液体包括0.9%氯化钠溶液、平衡液、全血或其他血浆代用品。多数患者经输注1～2L生理盐水可校正血容量的丢失,若患者仍处于休克,表明至少已丢失20%血容量,需要使用胶体扩容剂。因急性失血后血液浓缩,血较黏稠,输血并不能更有效地改善微循环的缺血、缺氧状态;此时应静脉输入5%～10%葡萄糖液。一般主张不要一开始单独输血而不输液,应先输液或者紧急时输液、输血同时进行。输入库存血较多时,每600mL血应静脉补充葡萄糖酸钙10mL。对肝硬化或急性胃黏膜损害的患者,尽可能采用新鲜血,慎输生理盐水。输血指征:①收缩压<90mmHg或较基础收缩压下降>30mmHg。②血红蛋白<70g/L,血细胞比容<25%。③心率增快(>120次/min)。需要基于全面的临床状况决定是否输血,要有输血过多与输血不足同样有害的意识。有大样本临床随机对照研究表明,对UGIB患者采取限制性输血(Hb<70g/L时输血,目标为Hb浓度达70～90g/L)与开放性输血相比(Hb<90g/L时输血,目标为Hb浓度达90～110g/L),可改善患者的预后,减少再出血率和降低病死率。对活动性出血和血流动力学稳定的患者不要输注血小板;对活动性出血和血小板计数<50×10^9/L的患者输注血小板;对纤维蛋白原浓度<1g/L或活化部分凝血酶原时间(国际标准化比)>1.5倍正常值的患者,给予新鲜冷冻血浆。

4.血容量充足的判定及输血目标

进行液体复苏及输血治疗需要达到以下目标:收缩压90～120mmHg;脉搏<100次/min;尿量>40mL/h;血Na$^+$<140mmol/L;意识清楚或好转;无显著脱水貌。对大量失血的患者输血达到血红蛋白80g/L,血细胞比容25%～30%为宜,不可过度,以免诱发再出血。血乳酸盐是反映组织缺氧高度敏感的指标之一,血乳酸盐水平与严重休克患者的预后及病死率密切相关,不仅可作为判断休克严重程度的良好指标,而且还可用于观察复苏的效果,血乳酸恢复正常是良好的复苏终点指标。

5.血管活性药物的应用注意事项

UGIB者周围循环功能的异常是血容量急骤减少所致,因此改善循环的首要步骤是进行液体复苏。在足量液体复苏的前提下,可以适当地选用血管活性药物来改善组织和器官的灌注。使用最广泛的血管活性药物包括多巴胺,以中小剂量[2～10μg/(kg·min)]为佳。一方面改善灌注压,另一方面也能扩张小动脉,从而实现改善心、肺、脑和肾的循环。多巴胺疗效欠佳时,可适当地加用间羟胺等缩血管药物。极少情况下,为了维持心脑等重要脏器的灌注压,可短时小剂量地使用去甲肾上腺素。

（三）止血

常用的急性 UGIB 的止血措施主要有药物止血、压迫止血、内镜或放射等介入途径止血和手术止血等。应针对不同的病因，采取相应的止血方法。一般根据止血方法和疗效的差异，将急性 UGIB 分为两类，即食管胃底静脉曲张破裂出血和非食管胃底曲张静脉破裂出血。这两类出血的止血措施差异较大，现分别阐述。

1.非食管静脉曲张出血的治疗

1）内镜下止血

内镜检查在 UGIB 的诊断、危险分层及治疗中有重要作用。药物与内镜联合治疗是目前首选的治疗方式。与安慰剂或药物治疗相比较，内镜治疗 UGIB 起效迅速、疗效确切，能显著减少具有高危特征的 UGIB 患者再出血危险性、输血量、手术需求和病死率。内镜治疗不仅可作为 UGIB 的初始治疗，对于再出血者重复内镜治疗，也具有确切的效果。但是由于各个医院的运行方式和条件不同，能够完成急诊内镜检查的时间尚不能完全统一。对无法行内镜检查明确诊断的患者，可进行经验性诊断评估及治疗。对内镜检查阴性者，可行小肠镜检查、血管造影、胃肠钡剂造影或放射性核素扫描。内镜治疗方法可包括药物喷洒和注射、热凝治疗（高频电、微波、热探头、激光、氩气血浆凝固术等）和止血夹等。其中，联合注射治疗、热凝治疗或止血夹治疗某些 UGIB 患者疗效可能更佳。内镜治疗时机：相对 12h 内出现的非静脉曲张破裂出血，成功复苏后 24h 内早期内镜检查适合大多数上消化道出血患者。在出血 24h 内，血流动力学情况稳定后，无严重合并症的患者应尽快行急诊内镜检查。对有高危征象的患者，应在 12h 内进行急诊内镜检查。高危患者即尽管持续液体复苏但血流动力学仍不稳定（心动过速，低血压）；呕吐物为血性或鼻胃管抽吸出血性物质；有禁忌证不能中断抗凝治疗的。内镜下止血后再次出血的预测指标：血流动力学不稳定，胃镜检查有活动性出血，溃疡面直径＞2cm，溃疡部位在胃小弯或十二指肠后壁，血红蛋白＜100g/L，需要输血等。

（1）药物止血：药物治疗是于内镜直视下通过内镜孔道将喷洒导管或塑料导管对准出血灶喷洒止血药物，或经注射针将止血药物注入出血灶内或出血灶边缘，以实现止血目的的方法。该方法简便、安全、疗效显著，不需特殊设备，因而是非静脉曲张性 UGIB 的首选方法。一般认为药物止血有效率为 80% 左右，但有一定的再出血率。文献报道 PUB 者内镜下注射止血后再出血率 20% 左右。具体方法如下。①喷洒止血。主要适用于黏膜或肿瘤糜烂渗血、面积较大但出血量不大的渗血。所用止血药物包括冰生理盐水溶液、去甲肾上腺素生理盐水溶液（80mg/L）、孟氏溶液（5%～10% 碱式硫酸铁溶液）、凝血酶、巴曲亭等。此外，尚有羟基氰化丙烯酯、聚氨酯等。冰生理盐水溶液和去甲肾上腺素生理盐水溶液通过收缩胃黏膜血管，延缓血流速度，实现止血的目的。孟氏溶液是强烈的表面收敛剂，遇血后凝固，具有收缩出血灶周围血管和促进血液凝固的作用。近年来有使用喷剂 Homespray 进行止血的临床报道，其成分为颗粒状混合矿物质的纳米粉末，通过增加凝血因子的浓度、激活血小板和在受损血管上形成 1 个机械活塞来凝血。初步研究显示其具有较高的止血率和较低的再出血率，但目前尚缺乏 Homespray 与传统止血方法比较的高质量随机对照研究。②注射止血。适用于多种类型的出血，包括 PUB 和 Mallory-Weiss 综合征等。止血药物包括 1∶10 000 肾上腺素溶液、1% 乙氧硬化醇、5%鱼肝油酸钠、高渗钠-肾上腺素盐水溶液(HS-E)。此外,尚有无水乙醇、纤维蛋白胶和凝血酶等。HS-E 为 1.5%的氯化钠溶液 20mL 加 0.1%肾上腺素 1mL,为减少疼痛可酌情加 2%利多卡因。ESGE 指南建议,肾上腺素注射治疗不能作为内镜下单药治疗。肾上腺素局部注射联合一种热凝或机械止血方法,可进一步提高局部病灶的止血效果,是 NVUGIB 内镜下治疗的最优选择。有学者关于继发于消化性溃疡的上消化道出血的系统综述和 Meta 分析中,显示局部注射肾上腺素联合热凝止血或机械止血,可使再出血率从 18.4%降到 10.6%,急诊外科手术的需求率可从 11.3%降到 7.6%,病死率可从 5.1%降到 2.6%。目前,国内也是把局部药物注射作为基础,联合其他内镜下止血措施进行止血治疗。但也有研究认为热凝和机械止血方法是在止血方面起到主要的作用,而肾上腺素的贡献有限。

(2)电凝止血:内镜直视下将电极与出血灶接触,通以高频电时,电极处产生大量热能,致使组织蛋白凝固和血管收缩,出血停止。适用于喷射状出血、活动性渗血、血管显露等情况,但对食管静脉曲张出血,不适宜电凝止血。另外,电凝对组织有一定的损伤,应注意避免造成即刻和迟发性穿孔。电凝止血根据电流回路途径可分为单极电凝头止血和双极电凝头止血。国内应用较多的是双极电凝,通过局部组织凝固和直接压迫联合止血,新型的多级电凝止血器械有注水功能,通过注水冲洗,内镜下更容易辨认出血点。近期有学者反映用电凝止血治疗 39 例 PUB 患者,止血率 95%。有学者报道 56 例 PU 出血患者中止血率为 96%,术后再出血率为 0。表明电凝止血是治疗 PUB 的有效止血方法。

(3)激光止血:激光照射止血病灶后,光子被组织吸收,转为热能,使蛋白质凝固,小血管内血栓形成,血管收缩闭塞而致出血停止。近年可供作止血的激光有氩激光及掺钕钇铝石榴石激光(Nd:YAG)两种。适用于 PU 的活动性出血或可见血管的新近出血、急性胃黏膜病变出血等。但对食管静脉曲张性出血、胃内深大溃疡基底部的出血、内镜视野不清的出血慎用。文献报道止血有效率 90%以上。由于价格昂贵、携带不便,现已少用。

(4)微波止血:微波是波长很短的无线电波,波长介于超短波和红外线之间。生物体细胞属有机电解质,其中极性分子在微波场作用下引起极化,并随着微波电场的交替变换而来回转动,在转动过程中与相邻分子产生类似摩擦的热耗损,使组织加热到一定温度而发生凝固。一般使用 30~50W 微波发生器,照射时间 5~30s,微波组织凝固区范围直径达 3~5mm,凝固深度视电极插入的深度而定,一次照射后组织修复可在 2~4 周内完成,无穿孔等并发症。对于较大创面的出血,需在其不同部位作多点凝固,方能达到止血目的。佐藤报道 UGIB 病例微波止血有效率为 100%,但受治的病例数和病种不多,尚待进一步总结临床经验。

(5)热探头止血:热探头止血法是将特制的探头通过内镜孔道插入消化道,在直视下接触并轻压出血病灶,通过主机加热探头,最高温度可达 150℃,从而使病灶处组织蛋白凝固,出血停止。该方法简便、安全、疗效显著,设备价格低廉。通过报道高危出血的 PU 患者及 Mallory-Weiss 患者经热探头治疗 54 例,止血成功率 98%,再出血率 17%。但有学者报道 55 例高危出血的 PU 患者利用热探头止血成功率仅 67%,再出血率 12%。表明热探头止血在高危出血的 PU 患者中的应用还需要大样本的临床试验进一步验证。

(6)氩气血浆凝固术:氩气血浆凝固术(APC)系于内镜直视下将由特氟隆管和钨丝组成的 APC 探头对准出血病灶(距离病灶 0.5~1.0cm),通以高频电使氩气电离,将热量传导至组织产生凝固止血效应。APC 穿透组织较浅(2～3mm),相当安全。适用于多种原因引起的消化道出血,止血有效率 95%。有报道 43 例高危出血的 PU 患者及 Mallory-Weiss 患者肾上腺素加 APC 止血率 97.5%,再出血率 19%,需要手术者 9%,表明肾上腺素加 APC 是安全有效的治疗高危 PU 及 Mallory-Weiss 的方法。一般认为止血有效性、安全性和操作的简便性均等于或优于其他热凝疗法。

(7)放置止血夹:该方法系将携有金属止血夹的持夹钳通过内镜活检孔道,以与靶组织大于 45°的夹角,将出血病灶和附近组织夹紧,以阻断血流实现止血的目的。适用于内镜下息肉摘除术后、胃肠道黏膜血管畸形、食管贲门黏膜撕裂综合征及 PU 等所致的血管性出血,是小动脉出血或局灶性涌血的首选方法。具有创伤小、操作简便、止血效果确实的优点。近几年来,金属夹的改进较大,最大开口可达 18mm。目前,临床上主要应用的改进型金属夹有 Resolution Clip 金属夹,开口开可达 11mm,尤其适用于大溃疡中心出血和溃疡瘢痕严重者;TriClip 金属夹,有 3 个臂,可 3 个方向夹闭出血点,无须旋转,对小的点状出血如 Dieulafoy 病变有优势,且不易脱落;InScope Multi-Clip Applier 金属夹,可多发重复释放,减少了内镜治疗过程中反复安装金属夹的麻烦;over-the-scope 金属夹,可夹闭直径更大、更深的血管,从而施加更多的压力到供血动脉上,提高止血效果,常被用来夹闭瘘管和急性穿孔(除溃疡穿孔)。通过报道在 PUB 出血时应用 OTSC 止血,成功率达 85%(28/35)。通过报道使用 OTSC 治疗PUB 所致的 UGIB 成功率达 100%(21/21)。尽管目前尚无关于 OTSC 对 UGIB 止血效果的随机对照研究,但作为一项二线内镜技术,OTSC 具有广阔的应用前景。

(8)内镜套圈结扎法:内镜套圈结扎法多用于食管胃底静脉曲张性 UGIB 的治疗,近年来已扩展用于 Dieulafoy 病变、Mallory-Weiss 综合征、胃窦血管扩张(GAVE)、弥散性胃窦血管扩张(DAVE)和结肠憩室出血等 NVUGIB 的治疗。但近期有报道内镜圈套结扎法治疗 74 例NVUGIB 患者。出血病变包括 Dieulafoy 病变(DL)、Mallory-Weiss 撕裂、十二指肠溃疡、手术后吻合术出血以及息肉切除术后的胃溃疡,内镜治疗后 96.5% 的患者出血停止,无严重并发症的发生,初步表明内镜套圈结扎法有效、简便、安全。

2)药物止血

(1)抑酸药物:生理情况下,凝血过程主要基于血管收缩、血小板黏附和聚集、纤维蛋白形成和稳定等过程。上消化道腔内 pH 环境对凝血过程影响显著。在酸性环境下,胃黏膜血管舒张,血管收缩减弱;血小板黏附和聚集力减弱;纤维蛋白凝块形成延迟;因而,血凝块难以形成,凝血机制障碍,出血不易停止。pH 值<5.9 时,血小板聚集性几乎丧失。而且,酸性环境下,胃蛋白酶原被激活,聚集的血小板易于解聚、纤维蛋白凝块易被降解,因而,容易再出血。基础和临床研究均证实胃黏膜出血时间与胃内 pH 密切相关。胃内 pH 值越低,胃内蛋白酶活性越高,胃黏膜出血时间越长。当 pH 值≥6.0,胃黏膜出血时间显著降低。因此,提高胃内pH 值接近中性,可促进血小板聚集和纤维蛋白凝块的形成,避免血凝块过早溶解,有利于止血和预防再出血。目前临床常用的制酸剂主要包括组胺 H_2 受体拮抗剂(H_2RA)和质子泵抑制剂(PPIs)。

H_2 受体拮抗剂:抑制胃酸分泌,常用药物包括西咪替丁、雷尼替丁、法莫替丁等。H_2RA药理参数。抑酸药物的最佳抑酸水平:胃内 pH 值>4 每天达到 8h 以上,pH 值>6 每天达到

20h 以上。临床资料表明，H_2 受体拮抗剂抑酸效果显著低于 PPI，其治疗 UGIB 有以下缺陷：H_2 受体拮抗剂制酸效果有限，难以达到维持胃内 pH 接近中性水平；易于快速产生耐受性，最初虽可快速提高胃内 pH 值，但效果短暂，虽加大剂量持续静脉用药，在 24h 内胃内 pH 值也会恢复到 3.0～5.0 水平；突然停用 H_2RA 会导致胃酸分泌的反跳。因其疗效有限，还存在争议。

PPIs：PPIs 是抑酸作用强大、快速、持久，无药物耐受性，可以维持胃内 pH 值接近中性水平。因而，理论上具有促进纤维蛋白凝块的形成，并保护凝块不被溶解的药理作用。临床上被广泛应用于 UGIB 的治疗，并且在明确病因前，推荐使用 PPIs 进行经验性治疗。常用药物主要有奥美拉唑、兰索拉唑、泮托拉唑、雷贝拉唑和埃索美拉唑等。文献报道小剂量（如奥美拉唑 20mg/d）未见止血效果，一般推荐使用大剂量 PPIs 治疗 UGIB（80mg 静脉推注后，以 8mg/h 输注达 72h 或 20mg 口服，每 6h 一次，持续 5d）。奥美拉唑以 80mg 首剂静脉注射后，继以 8mg/h 的速度静脉滴注，能维持较高的胃内 pH 值。pH 值≥6.0 的时间约占用药全程的 80%。国内研究报道奥美拉唑 40mg 每 12h 静脉注射或首剂 40mg 静脉推注，继以 4mg/h 滴速持续静脉滴注 24h，也可迅速提高胃内 pH 值至 6.0，并能维持较高胃内 pH。关于给药途径的研究认为高危者宜大剂量静脉给药，而低危者则可口服给药。根据 PPIs 在 UGIB 治疗方案中的地位和目的，可以分为两种，即单纯 PPIs 药物止血治疗或内镜止血治疗后的巩固治疗。①单纯药物止血治疗。美国一项荟萃分析结果认为，静脉注射 PPI 减少了高风险患者进行内镜检查和内镜下止血需求，但不能改善临床结果，如再出血、手术或死亡等。同时，荟萃分析显示，对于没有接受内镜治疗的患者来说，PPI 可减少再出血率和手术率，但不能减少病死率，因此如果没有条件进行内镜操作或内镜操作被延误，建议静脉注射 PPI 以减少进一步的出血。②内镜止血治疗后的巩固治疗。UGIB 患者内镜止血治疗后有一定的再出血率，资料证实 PPIs 可减少高危患者再出血率和病死率。在各种质子泵抑制剂药物中，埃索美拉唑是起效较快的药物，大剂量埃索美拉唑被推荐为急性 UGIB 紧急处理的药物选择之一。我国一项多中心随机对照研究发现，溃疡再出血高危患者，在内镜止血后，与应用西咪替丁相比，静脉应用大剂量埃索美拉唑（80mg 静脉推注后，以 8mg/h 的速度输注达 72h）可降低再出血率。而且大剂量埃索美拉唑静脉滴注或后续口服具有良好的安全性，不增加不良事件。建议对内镜止血治疗后的高危患者，内镜止血困难或内镜止血效果不明确者，合并服用抗血小板药物和 NSAID 者，给予大剂量 PPI（如埃索美拉唑），静脉输注 72h，并可适当延长大剂量 PPI 疗程，然后改为标准剂量 PPI 静脉输注，2 次/d，3～5d，此后口服标准剂量 PPI 至溃疡愈合。对于内镜黏膜下剥离术和或内镜下黏膜切除术后形成的人工溃疡，应按照 PU 的标准给予抑酸治疗，PPI 是胃内镜黏膜下剥离术后预防出血和促进人工溃疡愈合的首选药物，目前研究大多建议从手术当天起静脉应用标准剂量 PPI，2 次/d，2～3d 后改为口服标准剂量 PPI，1 次/d，疗程为 4～8 周。如是非胃酸导致的疾病所致的出血，建议在内镜止血后，停用 PPI。

（2）生长抑素及其类似物：是由多个氨基酸组成的环状活性多肽，包括十四肽（环状 14 氨基酸肽，施他宁）和八肽（奥曲肽，善宁），治疗 UGIB 的药理机制为选择性地直接收缩内脏血管平滑肌，并抑制其他扩张血管物质（如胰高糖素、血管活性肠肽、P 物质、降钙素基因相关肽等）作用，间接阻断内脏血管扩张，可减少内脏血流量；直接作用于壁细胞生长抑素 II 型受体，并通过抑制胃泌素分泌,从而抑制胃酸分泌,文献报道大剂量 SS 类似物奥曲肽(1.1mg/d)可升高胃内 pH 值达最佳止血 pH 环境。因而,理论上具有防止胃酸反流消化血凝块中的纤维蛋白,减少再出血的危险性功效。一般认为其疗效等于或优于 H_2 受体拮抗剂,但未及内镜治疗效果。目前尚无足够的证据建议 UGIB 常规应用 SS 及其类似物,但可作为内镜治疗前后的辅助治疗,于内镜止血失败、禁忌或无内镜治疗条件时应用。对门脉高压性胃病出血者,奥曲肽止血效果显著优于血管升压素或奥美拉唑。这可能是由于其形成机制主要系门脉高压和胃酸侵蚀所致。对急性 UGIB 患者一般推荐生长抑素首剂量 250μg 快速静脉滴注(或缓慢推注),继以 250μg/h 静脉泵入(或滴注),疗程 5d。对于高危患者,选择高剂量(500μg/h)生长抑素持续静脉泵入或滴注,在改善患者内脏血流动力学、控制出血和提高存活率方面均优于常规剂量。对难以控制的急性上消化道出血,可根据病情重复 250μg 冲击剂量快速静脉滴注,最多可达 3次。奥曲肽是人工合成的 8 肽生长抑素类,奥曲肽 25μg 静脉推注后,继以 25～50μg/h,维持2～3d。伐普肽也是人工合成的生长抑素类似物。使用方法:50μg 静脉推注后,以 50μg/h维持。

(3)去甲肾上腺素:去甲肾上腺素可以刺激 α 肾上腺素能受体,收缩黏膜血管而止血。胃出血时以去甲肾上腺素 8mg,加入冰生理盐水 100～200mL,经胃管灌注或口服,每 0.5～1h 一次,必要时可重复 3～4 次。

(4)其他药物:巴曲酶、酚磺乙胺、氨甲苯酸、维生素 K_1、白及、三七等止血药物也被应用于UGIB 的治疗,但其确切疗效尚待进一步评估。近年来,凝血因子、冷冻血浆、纤维蛋白原等也被用于血友病等凝血功能障碍患者中。

3)选择性血管造影介入治疗

在做选择性腹腔动脉和肠系膜上动脉造影以诊断 UGIB 病因的同时,可进行介入疗法,必要时作胃左动脉、胃十二指肠动脉、脾动脉或胰十二指肠动脉的选择性血管造影,针对造影剂外溢或病变部位经血管导管滴注血管升压素或去甲肾上腺素,使小动脉和毛细血管收缩,出血停止。对注入血管升压素止血失败的胃肠壁血管畸形以及上消化道恶性肿瘤出血而不能立即手术者,还可采用选择性动脉栓塞。垂体升压素,0.1～0.2U/min 连续 20min,仍出血不止时,浓度加大至 0.4U/min。止血后 8～24h 减量。注入人工栓子一般用明胶海绵,使出血的血管被栓塞而止血。

4)手术治疗

尽管有以上多种治疗措施,但是仍有约 20% 的患者出血不能控制,此时应及时请外科进行手术干预。外科分流手术在降低再出血率方面非常有效,但可增加肝性脑病风险,与内镜及药物治疗相比并不能改善生存率。手术并发症及病死率高,只有当药物和介入治疗止血治疗无效、出血部位相对明确、疑为恶性病灶者,才考虑手术治疗止血。手术方式以病因和病情轻重而定。如出血性 PU 急诊手术术式包括部分或全胃切除术(毕Ⅰ式或Ⅱ式胃重建术)、迷走神经切断术、胃十二指肠动脉结扎术等。

2.食管静脉曲张出血的治疗

1)气囊压迫

气囊压迫方法系将三腔二囊管经口或鼻腔插入胃内,充气使胃气囊膨胀并以 0.5kg 左右牵引力向外牵拉,以压迫贲门和胃底部曲张静脉,必要时可使食管气囊充气膨胀,即可压迫食管下段的曲张静脉。该方法止血起效迅速、价廉实用、效果显著。对中小量食管静脉曲张破裂出血者效果较佳,对大出血可作为临时应急措施,止血有效率在 $40\%\sim90\%$,但约 50% 患者在气囊放气后可再出血。一般胃气囊内注气 $250\sim300mL$,理想压力保持 $50mmHg$,食管气囊内注气 $100\sim150mL$,理想压力为 $30\sim40mmHg$。初压可维持 $12\sim24h$,以后每 $4\sim6h$ 放气 1次,视出血活动程度,每次放气 $5\sim30min$,然后再注气,以防止黏膜受压过久发生黏膜缺血糜烂、坏死。出血停止后,放气观察 24h 若未再出血可予拔管。每次气囊放气或拔管前应先喝些液状石蜡,以减少气囊摩擦食管壁,诱发再出血。气囊压迫常见并发症:①气囊向上移位,压迫或堵塞气道引起窒息。当患者烦躁不安、气囊放置位置不当、食管囊注气过多、胃囊注气过少或破裂、牵引力过大时尤易发生。为防止意外,应加强监护,病床备剪刀,紧急时剪断三腔二囊管,使胃气囊和食管气囊放气。②误吸致吸入性肺炎或窒息。插管过程中,可能诱发患者恶心,并呕吐大量血液和胃内容物。此时,极易造成误吸,因此一方面应做好解释,指导患者通过吞咽等方式积极主动配合插管。应备好吸引装置,以供误吸时急救用。③食管黏膜受压过久发生食管溃疡和穿孔。与三腔二囊管相比,四腔二囊管有一管腔专用于吸取食管气囊以上的分泌物,可减少吸入性肺炎的发生。

2)内镜下止血

内镜下介入治疗是 EGVB 有效的抢救和止血措施。常用方法为内镜下食管曲张静脉套扎(EVL)、食管曲张静脉硬化剂注射(EIS)和组织黏合剂等为一线疗法。疗效可靠,与生长抑素及其类似物相近。因此,食管、胃底静脉曲张破裂急性出血应首选药物和内镜介入治疗,二者联合治疗则更为有效,并发症则更少。EVL 系将尼龙绳圈或橡皮圈通过套扎器,将曲张静脉基底部结扎,以阻断曲张静脉内的血流并闭塞血管,从而实现止血的目的。EIS 系将硬化剂 (1%乙氧硬化醇、3%十四烷基磺酸钠)通过内镜专用注射针,于内镜直视下注射入曲张静脉内,以闭塞血管。

EVL 和 EIS:①适应证。急性食管静脉曲张出血;手术治疗后食管静脉曲张复发;中、重度食管静脉曲张虽无出血,但有明显的出血危险倾向者;既往有食管静脉曲张破裂出血史。②禁忌证。有上消化道内镜检查禁忌证者;出血性休克未纠正;肝性脑病≥Ⅱ期;过于粗大或细小的静脉曲张。③疗程。首次 EVL 后间隔 $10\sim14d$ 可行第 2 次套扎治疗;每次 EIS 间隔时间为 1 周,一般需要 $3\sim5$ 次。这两种治疗的最佳目标是直至静脉曲张消失或基本消失。④随访。建议疗程结束后 1 个月复查胃镜,此后每隔 $6\sim12$ 个月再次胃镜复查。

组织黏合剂是将组织胶(氰丙烯酸盐、α 氰丙烯酸酯)等通过注射针在内镜下注入曲张静脉以达到止血目的。①适应证。急性胃底静脉曲张出血;胃静脉曲张有红色征或表面糜烂且有出血史。②方法。"三明治"夹心法。总量根据胃底曲张静脉的大小进行估计,最好 1 次将曲张静脉闭塞。EGVB 内镜介入治疗适用于内科药物治疗失败、不能耐受手术或术后出血的 EGVB 患者。注射治疗或套扎治疗疗效相当,近期止血率 80% 以上,但远期曲张静脉复发率和再出血率较高。并发症主要有食管狭窄、出血、穿孔、胸骨后疼痛等。

3)药物止血

(1)降低门脉压力药物:目前临床上常用的药物包括血管收缩剂和血管扩张剂。血管收缩剂通过收缩内脏动脉,减少门脉系统血流量及门静脉压力,而对肝内血管及门体侧支血管阻力影响不确定,有时增加其阻力;血管扩张剂通过降低肝内血管及门体侧支血管阻力从而降低门静脉压力。

血管收缩剂:①血管升压素(VP)及其衍生物。包括VP、垂体后叶素、特利升压素等。VP主要通过与分布于血管平滑肌上的 V_2 受体结合,收缩肠系膜动脉和脾动脉等内脏动脉血管,减少内脏血流量,相应地减少门脉系统血流量;此外,还可增加下食管括约肌张力,使食管下端静脉丛收缩,减少曲张静脉血流量。随机研究显示能减少不能控制的曲张静脉出血,对中、小量出血有效,大出血时需配合气囊压迫。其总体止血率达50%以上,但再出血率高,对生存率也无影响,且不良反应较多,临床较少应用。其常见并发症包括腹痛、腹泻、心肌或外周循环缺血、心动过速、高血压、低钠血症和液体潴留,约25%患者需停药。高血压、冠心病患者使用时要慎重。VP常用方法为 $0.2\sim0.4U/min$ 持续静脉滴注 $12\sim24h$,如奏效可减半量,再用 $8\sim12h$ 后停药,不必逐渐减量;如无效,在严密监视下提高剂量至 $0.4\sim0.8U/min$,超过此剂量,不会进一步降低肝静脉嵌塞压,而不良反应明显增加。国内常用制剂为垂体后叶素,其中含VP及催产素,用法同VP。三甘氨酰赖氨酸升压素又称为特利升压素,是合成的VP类似物,在体内经氨基肽酶作用形成具有活性的VP。作用时间长,不良反应较VP少,出血控制率优于或相当于VP。其用法为首剂 $2mg$ 静脉输注,然后 $2mg$,每 $4h$ 1 次。若出血已控制,逐渐减量至 $1mg$,每 $4h$ 1 次。出血停止后可改为 2 次/d,$1mg$/次,一般维持 $5d$,以预防早期再出血。特利升压素的主要不良反应包括心脏和外周器官的缺血、心律失常、高血压和肠道缺血,最高有效剂量应用不能超过 $24h$。②SS及其类似物。SS除前述药理治疗作用外,还可增加下食管括约肌张力,使食管下段静脉丛收缩,导致食管曲张静脉内血流量减少,其减少幅度大于VP。减少肝动脉血流量,明显降低肝内血管阻力,因而可使门脉大部分血流通过阻力降低的肝内血管。但血流动力学研究表明SS降低门脉压力不稳定,作用较VP弱。SS的人工合成物近年来用于治疗食管胃底静脉曲张破裂出血,取得了较好的疗效,但对病死率无影响。控制出血、预防早期再出血及近期病死率等方面效果与硬化疗法相当。与VP相比,止血率高而病死率相似。SS静脉注射后在 $1min$ 内起效,$15min$ 内即可达峰浓度,半衰期为 $3min$ 左右,有利于早期迅速控制急性上消化道出血。SS类似物奥曲肽皮下注射后吸收迅速而完全,$30min$ 血浆浓度可达到高峰,消除半衰期为 $100min$,静脉注射后其消除呈双相性,半衰期分别为 $10min$ 和 $90min$,在控制出血、预防早期再出血、住院天数、住院病死率等方面亦与硬化疗法相当。SS及其类似物全身不良反应少见,且较轻微。

血管扩张剂:长效有机硝酸酯类主要与血管收缩剂合并应用,以预防其不良反应。非选择性 β 受体阻滞剂普萘洛尔主要用于预防出血。无食管、胃底静脉曲张者不推荐使用非选择性 β 受体阻滞剂治疗。轻度静脉曲张者仅在有出血风险较大时(红色征阳性)推荐使用非选择性 β 受体阻滞剂治疗。有中、重度静脉曲张的患者则推荐使用非选择性(受体阻滞剂治疗。应用普萘洛尔起始剂量 $10mg$,每 $8h$ 1 次,渐增至最大耐受剂量。治疗达到以下标准时可有效预防静脉曲张破裂出血,即肝静脉压力梯度(HVPG)下降至 $12mmHg$ 以下或较基线水平下降 $>20\%$;静息心率下降到基础心率的 75% 或静息心率达 $50\sim60$ 次/min。其他血管扩张剂如 β 受体阻滞剂(纳多洛尔、阿替洛尔、美托洛尔)、α_1 受体阻滞剂(酚妥拉明、哌唑嗪)、α_2 受体激动剂(可乐定)、钙通道阻滞剂(维拉帕米、硝苯地平、粉防己碱及桂利嗪)、选择性 S2 受体阻滞剂(酮色林、利坦舍林等)、血管紧张素转换酶抑制剂、新型高效扩血管药尼可地尔等对急性 EGVB 临床使用经验有限,此处不再赘述。

联合用药:联合用药旨在增加疗效,同时降低各自用药时的不良反应发率。硝酸甘油与 VP 合用,可明显提高 EGVB 止血率。合用硝酸甘油时可增加 VP 剂量至 1.0U/min。在静脉滴注 VP 的同时予硝酸甘油舌下含化 0.5mg,每 30min 1 次,连用 6h;也可持续静脉滴注,从小剂量始,逐渐增大剂量,调整剂量至保持收缩压不低于 90mmHg。VP 与硝普钠合用既能减轻 VP 的不良血流动力学作用,又能保留甚至增强 VP 治疗门静脉高压症的作用。硝普钠的半衰期很短,联合用药实用、安全、合理,有应用前途。此外,也有 VP 联合硝酸异山梨酯(消心痛)、VP 联合酚妥拉明的应用报道,但临床价值尚待进一步论证。

(2)其他药物:肝硬化 UGIB 患者常存在胃黏膜和食管黏膜炎性水肿,在入院 48h 内细菌感染率约 20%,2 周内增至 35%~66%。止血率、再出血率和预后与细菌感染有密切关系。一般推荐肝硬化伴出血患者需要预防性抗生素治疗,以预防院内感染、菌血症和一过性腹膜炎。虽然控制胃酸不能直接对食管静脉曲张出血起止血作用,但严重肝病时常合并 SU 或糜烂性胃炎,故肝硬化发生 UGIB 时可给予控制胃酸的药物。雷尼替丁对肝功能无明显影响,较西咪替丁为好,可静脉滴入,每次 50mg,每 12h 一次。凝血机制障碍者可输注凝血酶原复合物、冷沉淀、新鲜血和新鲜血浆等。其他止血药物如维生素 K_1、维生素 C 和巴曲酶可能有效,酚磺乙胺、氨甲苯酸等效果不肯定。促胃肠动力药、利尿剂、抗肝纤维化药物对于急性期 EGVB 并无明显止血功效。

4)介入治疗

(1)经颈静脉肝内门-体静脉支架分流术(TIPSS)。TIPSS 系通过植入金属支架实现门体侧侧 H 形吻合,一般操作成功率高达 80%~90%,可有效控制急性出血达 90% 以上,再出血率从 35%~50% 降至 10%~25%。具有创伤小、并发症发生率低等特点,适用于 HVPG>20mmHg 和肝功能 Child-Pugh 分级 B 级、C 级高危再出血患者,可显著提高存活率。适应证:食管、胃底曲张静脉破裂出血经药物和内镜治疗效果不佳者;外科手术后曲张静脉再度破裂出血者;肝移植等待过程中发生静脉曲张出血破裂出血者。禁忌证:肝功能 Child-Pugh 评分>12 分,MELD 评分>18 分,PACHE Ⅱ>20 分以及不可逆的休克状态;右心力衰竭、中心静脉压>15mmHg;无法控制的肝性脑病;位于第一、二肝门肝癌、肝内和全身感染性疾病。

(2)经球囊导管阻塞下逆行闭塞静脉曲张术。采用球囊阻塞胃-肾分流,逆行注入硬化剂闭塞胃底静脉曲张的介入方法适用于胃底静脉曲张大出血。该方法虽增加了门静脉入肝血流,可改善肝功能,但同时又可加重食管静脉曲张。因此,选用必须慎重权衡。

(3)其他。脾动脉栓塞术、经皮经肝曲张静脉栓塞术等。

5)手术治疗

约 20% 患者出血常不能控制或出血一度停止后 24h 内再度出血,经规范内科治疗无效者应行手术治疗。手术方式主要有门奇静脉断流术、分流术、联合手术和肝移植。分流术包括完全性门体静脉分流(即门体分流、脾肾分流、肠腔分流和脾腔分流)、部分性门体静脉分流(即分流直径小于 8mm,如限制性门腔静脉分流术、肠腔静脉侧侧分流术和传统脾肾静脉分流术)和选择性门体静脉分流(即选择性远端脾肾静脉分流术、远端脾腔静脉分流术、冠状静脉下腔静脉分流、冠状静脉左肾静脉分流)。分流术后门静脉压力降低,可防止胃食管曲张静脉再次破裂出血。完全性分流术后由于肝血供减少,如门体分流,肝性脑病发病率明显升高。部分性分流术旨在将门静脉压力降低至恰好低于出血的阈值,也就是 FPP 值<22mmHg(相当于HVPG<14mmHg),从而既能有效控制食管静脉破裂出血,又能维持一定的门静脉向肝血流,以降低肝性脑病的发生率。以聚四氟乙烯制作的人造血管作门腔或肠腔 H 形小直径(8mm)分流,可将门静脉压力降到出血阈值以下,又不降至门静脉血肝脏灌流完全丧失的程度,且不增加后续的肝移植难度,应用较广。而选择性分流只引流门静脉胃脾区和食管、胃底曲张静脉,达到有效控制出血的目的,但不降低门静脉压力和向肝血流。这两类术式可使 90%患者的再出血得到有效控制,同时可降低术后肝衰竭及肝性脑病的发生率。

门奇静脉断流术包括经胸食管下端曲张静脉缝扎术、经腹胃底曲张静脉冠状静脉缝扎术、胃底贲门周围血管阻断术、食管下端横断术、联合断流术等。通过手术阻断门静脉与体静脉之间的循环,以达到治疗出血目的。术后 5 年和 10 年存活率分别为 91.4%和 70.7%;与分流术相比,断流术操作简单易行,肝脏门静脉血供无显著减少,故不易出现术后肝功能损害和肝性脑病。但由于门静脉压力不降低,术后再出血发生率较高。5 年和 10 年再出血发生率分别为6.2%和 13.3%。

联合手术结合分流、断流手术特点,既保持一定的门静脉压力及门静脉向肝血流,又疏通门静脉系统的高血流状态。远期再出血发生率为 7.7%,术后肝性脑病发生率则为 5.1%,显著提高患者的生活质量和长期存活率。但联合手术创伤和技术难度较大,且对患者肝功能要求高。

肝移植是治愈肝硬化门静脉高压症的唯一方法。主要适应证是伴有食管胃底静脉曲张出血的终末期肝病患者:①反复上消化道大出血经内科、外科和介入治疗无效者。②无法纠正的凝血功能障碍。③肝性脑病。禁忌证:①肝硬化基础上进行性肝功能衰竭、深度昏迷。②严重脑水肿、脑疝形成、颅内压>54cmH$_2$O(1cmH$_2$O=0.098kPa)。③心、肺功能严重受损。肝移植后门静脉压力恢复正常,在国外已作为药物及内镜治疗失败的胃食管静脉曲张出血患者常用的治疗方法。

总之,UGIB 是临床常见病症,根据病因可大致分为食管胃底静脉曲张性和非食管胃底静脉曲张性。UGIB 的诊断内容主要包括出血病因、出血部位、出血量和活动性出血情况,内镜检查是诊断 UGIB 的首选方法。根据患者的临床特征和内镜特征,将患者分为再出血和病死率高危组和低危组,进行个体化治疗十分必要。急性期治疗方案包括再出血征象和生命体征的监测、液体复苏以恢复重要脏器的灌注、采用内镜和药物等方法进行特异性的止血治疗等;缓解期宜针对病因进行特异性治疗。

第三节 病毒性肝炎

病毒性肝炎是由多种肝炎病毒引起的一组以肝损害为主的传染病。目前认为病毒性肝炎病原体有五种,包括甲型肝炎病毒(HAV)、乙型肝炎病毒(HBV)、丙型肝炎病毒(HCV)、丁型肝炎病毒(HDV)和戊型肝炎病毒(HEV)。另外,庚型肝炎病毒、输血传播病毒(TTV)等是否引起病毒性肝炎未有定论,亦不排除仍有未发现的肝炎病毒存在。上述 7 种病毒中,除 HBV 和 TTV 属 DNA 病毒外,其余均属 RNA 病毒。一些病毒如巨细胞病毒、EB 病毒等感染亦可引起肝脏炎症,但这类病毒所致的肝炎是全身感染的一部分,不包括在"病毒性肝炎"的范畴内。

各型病毒性肝炎临床表现相似,以疲乏、食欲减退、厌油、肝大为主,部分病例可出现黄疸。甲型和戊型肝炎经粪-口途径传播,表现为急性肝炎;乙型、丙型、丁型肝炎主要经胃肠外途径传播,大部分患者呈慢性感染,并可发展为肝硬化和肝细胞癌;极少数可发展为重型肝炎,预后差,病死率高。

一、病原

HBV 基因组长约 3 200 核苷酸,为带有缺口的双链环状 DNA。近年来有研究发现,肝细胞膜上钠离子-牛黄胆酸-协同转运蛋白(NTCP)是 HBV 进入肝细胞的膜受体。HBV 进入肝细胞后脱去外壳再进入细胞核,借助宿主的酶系统将缺口环型基因组修补成共价闭合环状 DNA(cccDNA)。cccDNA 是 HBV 复制的原始模板,在宿主聚合酶 II 的作用下转录出前基因组 RNA。其中 2.1kb mRNA 表达 HBsAg;2.4kb mRNA 表达 HBsAg 和前 S 蛋白;3.5kb mRNA 表达 HBcAg、HBeAg 和 DNA 多聚酶,并还可作为 HBV DNA 模板在 DNA 多聚酶的作用下经反转录和转录再形成 HBV DNA。cccDNA 半寿(衰)期长,很难被彻底清除,在 HBV 慢性感染中起重要作用。HBV 目前被分为 A-J 10 个基因型,我国以 B 和 C 基因型为主。基因型与疾病进展相关,其中 C 基因型较 B 基因型更易发展为肝硬化和肝细胞癌(HCC)。此外,基因型也与 IFNα 抗病毒治疗的应答率密切相关,B 基因型好于 C 基因型,A 基因型好于 D 基因型。由 HBV DNA 变异而形成的准种在 HBeAg 血清学转换、免疫清除以及抗病毒治疗应答中具有重要意义。

HCV 基因组为单股正链 RNA,长约 9600 核苷酸,编码 10 余种结构和非结构(NS)蛋白,其中 NS3/4A、NS5A 和 NS5B 是目前直接抗病毒药物(DAA)的主要作用靶位。HCV 基因易变异,目前至少有 6 个基因型和多个基因亚型。针对 NS3/4A、NS5A 和 NS5B 的 DAA 具有基因型特异性。HCV 的高变异性,可使 HCV 感染者体内同时存在由不同序列组成,且具有高度同源性的 HCV 变异准种,其影响某些 DAA 的抗病毒疗效。

二、发病机制

HBV 感染后病毒本身并无直接的细胞毒性作用,而是经单核/巨噬细胞吞噬、加工、递呈进而激活的免疫反应诱发肝脏的免疫病理损伤。HCV 与 HBV 具有不同的生物学特性,其可在复制过程中直接损伤肝细胞,但同时也可诱导免疫病理损伤。

HBV 和 HCV 感染的慢性化机制既有病毒因素也有机体因素,两者相互作用,相互影响。

(一)慢性化的病毒因素

HBV DNA 可通过基因突变逃逸机体免疫系统的清除效应;通过与宿主基因整合激发由

T 细胞介导的免疫病理损伤;通过在细胞内的复制直接影响免疫细胞活性。

HCV 可通过变异逃逸机体的免疫攻击而得以在体内持续复制,但是其在体内的低水平复制不足以激发机体的免疫清除效应,故使 HCV 持续存在于体内;HCV 的肝外亲嗜性易造成肝细胞的反复感染,并影响受感染免疫细胞的抗病毒能力。

(二)慢性化的机体因素

机体感染 HBV 时,免疫系统的发育成熟程度是影响 HBV 感染后转归的至关重要因素。若在围生期和婴幼儿时期感染 HBV,机体未成熟的 T 细胞可在胸腺内与 HBV 抗原接触,然后通过阴性选择发生克隆清除,从而导致胎儿或婴幼儿对 HBV 的中枢耐受,使 HBV 长期在体内存在。此时机体的适应性免疫系统尚未被激活,因此肝脏也无炎症反应,临床上也无 ALT 的升高。以后随着年龄的增长,成熟 T 淋巴细胞、B 淋巴细胞则可针对 HBV 产生特异性的免疫应答,即进入了所谓的"免疫清除期",表现为肝脏炎症反应及损伤。但应该强调,机体在此种状态下对 HBV 的清除作用并不彻底,故也可使病毒长期存在于体内。

与 HBV 慢性感染不同,即使是在胚胎期感染 HCV,也不会形成以病毒复制、肝脏无或仅有轻度炎症损伤为特征的"免疫耐受期",提示免疫耐受的形成除与宿主免疫系统发育程度相关外,还受病毒抗原本身生物学特性的影响。

三、病理

目前国际上多采用 Metavir 评分系统对肝脏炎症活动度、纤维化分期进行评分(表 1-3-1,表 1-3-2)。国际上也常采用计算机辅助数字化图像分析系统,通过测定肝组织胶原面积比例,进行炎症活动度和纤维化分期评分,但其在我国还尚未被用于临床。

对肝组织学进行评分的目的是通过评价肝脏的病变程度判断预后,监测对治疗的应答状况。此外,也是与其他肝病相鉴别的重要手段。

通过免疫组化染色法可检测肝组织内 HBsAg、HBcAg 以及 HBeAg。通过核酸原位杂交或 PCR 技术行肝组织内 HBV DNA、cccDNA 或 HCV RNA 检测,有助于对隐匿性慢性乙型肝炎或慢性丙型肝炎进行诊断。

表 1-3-1　Metavir 评分系统(肝组织炎症活动度评分)

碎屑坏死	小叶坏死	炎症活动度
0(无)	0(无或轻度)	0(无)
0	1(中度)	1(轻度)
0	2(重度)	2(中度)
1(轻度)	0,1	2(中度)
1	2	2
2(中度)	0,1	2
2	2	3(重度)
3(重度)	0,1,2	3

注:炎症活动度=碎屑坏死+小叶坏死,A0 没有活动;A1 轻度活动;A2 中等活动;A3 重度活动。

表 1-3-2 Metavir 评分系统（肝组织纤维化分期评分）

计分	描述
F0	无纤维化
F1	轻度纤维化-汇管区纤维性扩大,但无纤维间隔形成
F2	中度纤维化-汇管区纤维性扩大,少数纤维间隔形成
F3	重度纤维化-多数纤维间隔形成,无硬化结节
F4	肝硬化

四、临床分型

2017 年欧洲肝病学会《HBV 感染管理的临床实践指南》提出了慢性 HBV 感染新的临床分型,其主要是依据 HBV 感染的自然史。各阶段未必一定是序贯,但存在重要联系。新的命名更加重视"感染"和"肝炎"两大疾病特征,依据 HBeAg、HBV DNA、ALT 水平及最终是否存在肝脏炎症判断感染所处的阶段。除第 5 期外,前 4 期的 HBsAg 均为阳性。

(一)HBeAg 阳性慢性 HBV 感染

HBsAg 阳性、HBeAg 阳性、高水平 HBV DNA、ALT 正常、肝组织无或仅有轻微坏死性炎症或纤维化。该阶段持续时间长,至少可持续至成年早期。

(二)HBeAg 阳性慢性乙型肝炎

HBsAg 阳性、HBeAg 阳性、高水平 HBV DNA、ALT 异常升高。肝组织有中-重度坏死性炎症和进展性肝纤维化。本期患者之间的临床特征差异大。部分患者可发生 HBeAg 血清学转换和 HBV DNA 自发性清除,进入 HBeAg 阴性慢性 HBV 感染;也有部分患者 HBV DNA 始终处于复制状态,进而进入 HBeAg 阴性乙型肝炎期,并可持续多年。

(三)HBeAg 阴性慢性 HBV 感染

HBsAg 阳性、HBeAg 阴性、HBeAb 阳性、HBV DNA 检测不到或低水平(<2000IU/mL)、ALT 正常。持续处于此期的患者,进展为肝硬化和 HCC 的风险较低,但可进展为慢性肝炎。HBsAg 自发性清除或血清学转换的概率为 1%～3%。

(四)HBeAg 阴性慢性乙型肝炎

HBsAg 阳性、HBeAg 阴性、HBeAb 阳性,HBV DNA 水平通常低于 HBeAg 阳性患者的 HBV DNA 水平,ALT 持续或波动性升高。肝组织可见坏死性炎症和纤维化。此类患者多存在 HBV DNA 前 C 区或 C 区启动子区变异,使 HBeAg 的表达水平下降或不表达。

(五)HBsAg 阴性期

HBsAg 阴性、HBcAb 阳性、HBsAb 阳性或阴性,HBV DNA 通常于血清中检测不到,但常可在肝组织中检测到,血清 ALT 水平正常。此期也被称为"隐匿性 HBV 感染"。若 HBsAg 被清除前已存在肝硬化,患者则仍有发展为 HCC 的风险;若 HBsAg 清除前尚无肝硬化,则 HCC 的发生风险较小。隐匿性 HBV 感染者如因肿瘤或抗肿瘤治疗而诱导免疫耐受,则可出现 HBV 的再激活。

慢性 HCV 感染的分型主要依据基因型进行。基因型与疾病特征、抗病毒治疗的敏感性相关，而且更是抗病毒治疗方案的选择依据。目前根据其对临床抗病毒治疗指导意义被分为基因 1a 型、1b 型、2 型、3 型、4 型、5 型、6 型以及混合型。不同基因型的分布在国际上存在差异。我国以 1b 型为主（56.8%），其次为 2 型（24.1%）和 3 型（9.1%）；6 型较少，仅为 6.8%；混合型更少，为 2.1%。未见基因 4 型和 5 型报告。

五、辅助检查

（一）HBV 病毒学检测

HBV 血清学检测包括 HBsAg、HBsAb、HBeAg、HBeAb、HBcAb、HBcAb-IgM，其是判断感染以及感染分型的依据。血清 HBsAg 定量检测可用于预测抗病毒疗效和预后；HBV DNA 定量检测病毒的复制水平，是临床抗病毒治疗适应证选择及疗效判断的依据。目前主要采用灵敏度和精准度较高的实时定量聚合酶链反应方法（PCR）进行分析；HBV 基因型检测是依据 HBV S 基因序列的异质性将其分为 A～H 8 个基因型，目前多认为 A 型和 B 型对干扰素治疗的应答率好于 C 型和 D 型。核苷（酸）类似物的疗效在各基因型之间无明显差异；HBV 耐药变异株检测多是通过直接测序技术，根据现有抗病毒药物核苷（酸）类似物常出现的耐药位点进行分析，主要检测 HBVrt173、rt180、rt181、rt202、rt236、rt250 等 16 个位点的耐药变异状况，以指导临床调整治疗方案。对未应用过核苷（酸）类似物抗病毒治疗的患者也可于治疗前行 HBV 耐药位点分析，以判断患者是否存在原发性耐药。

（二）HCV 病毒学检测

HCV 血清学检测包括 HCV 抗体和 HCV 核心抗原检测。部分 HCV 感染者血清抗-HCV 可以阴性，另外某些自身免疫病患者血清抗-HCV 也可偶然出现假阳性，因此只有 HCV RNA 阳性时方可诊断 HCV 感染。基于 PCR 扩增的高灵敏 HCV RNA 定量检测方法（检测下限≤15IU/mL）是确证 HCV 感染的依据，如果高灵敏检测方法不及时，也可采用检测下限≤1000IU/mL 的检测方法。抗病毒治疗前基线载量分析、抗病毒治疗过程中，以及治疗结束后的分析，对指导治疗方案的选择和疗效判断具有重要价值；在不具备 HCV RNA 检测条件时，可行 HCV 核心抗原检测。HCV 基因型及亚型的检测是确定 DAAs 治疗方案的基础，但随着泛基因型 DAA 及 DAAs 的组合应用，基因型分析对治疗方案的指导价值逐渐下降，甚至不必要进行基因检测而直接应用新型全基因型 DAA 治疗方案。目前除某些 DAAs 组合方案外，大多 DAAs 组合方案在抗 HCV 治疗前不需要进行 HCV 原发性耐药位点的测定。

（三）肝纤维化的无创性检测

包括血清学和影像学两类。在资源有限的情况下建议应用 APRI 评分或 FIB-4 指数，在有条件的情况下采用瞬时弹性成像（TE）分析。

APRI 评分是 AST 和 PLT 比率指数（APRI），计算公式为（AST/ULN）×100/PLT（10^9/L），当成人评分＞2 分，提示已发生肝硬化。

FIB-4 指数的计算公式为(年龄×AST)/(PLT×ALT 的平方根),其可用于显著肝纤维化(相当于 METAVIR≥F2)的诊断。成人 FIB-4 指数>3.25,预示患者已经发生显著肝硬化。

瞬时弹性成像是较为成熟的无创性检查,其特点是操作简单,重复性好,对肝纤维化分期的诊断较为可靠,对肝硬化的诊断更加准确。不足之处是受肥胖、肋间隙大小及操作者经验等因素的影响。此外,还受肝脏炎症坏死、胆汁淤积等多因素的影响。肝硬度测定值(LSM)<7.3kPa 可排除肝纤维化,≥7.3kPa 可诊断肝纤维化,≥9.3kPa 可诊断进展性肝纤维化,≥14.6kPa 可诊断肝硬化。

磁共振弹性成像(MRE)昂贵、耗时,临床实用性受限。

六、诊断与鉴别诊断

对 HBV 或 HCV 感染超过 6 个月或发病日期不明,但肝组织学符合慢性肝炎或根据症状、体征、实验室及影像学检查结果综合分析符合慢性肝炎特征时即可确定诊断。

本病应与急性病毒性肝炎、酒精性肝炎、药物性肝炎、自身免疫性肝炎相鉴别。当血清中存在自身抗体且合并肝外自身免疫现象时,应更加注意与自身免疫性肝炎和其他自身免疫病相鉴别。慢性乙型肝炎并发肝外自身免疫现象的概率明显低于慢性丙型肝炎。

七、抗病毒治疗的目标与指导意见

(一)抗病毒治疗的目标

抗病毒治疗慢性 HBV 感染的主要目标是最大限度地长期抑制 HBV 复制,防止疾病进展和肝癌的发生,促进进展期肝纤维化和肝硬化的逆转,提高生活质量和生存期。阻断母婴传播,控制乙型肝炎再激活和 HBV 相关肝外表现是在特定前提下的抗病毒治疗目标。对已经并发 HCC 的患者,抗病毒治疗的目标是通过抑制 HBV 的复制,防止疾病进展和降低 HCC 根治术后的复发风险。

抗病毒治疗慢性 HCV 感染的目标是彻底清除 HCV,使尚未发生进展期肝纤维化和肝硬化患者实现彻底疾病治愈;预防 HCV 的传播和控制 HCV 相关肝外表现;促进进展期肝纤维化和肝硬化的逆转,降低 HCC 的发生率,提高生活质量和生存期;对已经并发 HCC 患者,抗病毒治疗的目标是通过抑制 HCV 的复制,防止疾病进展和降低 HCC 根治术后的复发风险。

(二)抗病毒治疗慢性乙型肝炎的适应证

抗病毒治疗的适应证依据血清 HBV DNA 水平、ALT 水平和肝脏疾病的严重程度决定,但要结合患者年龄、家族史和伴随疾病等因素,综合评价疾病进展风险。对部分患者有时需要进行动态评估。

HBeAg 阳性和 HBeAg 阴性慢性乙肝患者的治疗适应证总体相似:①血清 HBV DNA>20 000IU/mL、ALT>2×ULN 的患者,无须肝活组织检查即可开始抗病毒治疗;②血清 HBV DNA>2 000IU/mL、ALT>ULN,肝活组织检查存在中度坏死性炎症和(或)中度肝纤维化,应考虑抗病毒治疗;③血清 HBV DNA>2 000IU/mL,肝活组织检查示中度肝纤维化的患者,即使 ALT 正常,也应抗病毒治疗。对未行肝活组织检查的患者,瞬时弹性成像技术显示 LSM>9kPa 或肝纤维化生物学标志物(APRI 或 FIB-4)提示显著肝纤维化($\geqslant$F2),则应予以抗病毒治疗。

考虑治疗适应证时,还应注意患者的年龄、健康状况、HBV 传播风险、HCC 或肝硬化家族史以及肝外表现等。在失代偿期肝病、肝移植、HBV 相关肝外表现、急性乙型肝炎或慢性 HBV 感染病情加剧、预防免疫抑制剂诱导 HBV 再感染、预防病毒传播等情况下核苷(酸)类似物是抗病毒治疗的唯一选择。

部分 HBeAg 阳性慢性乙型肝炎在长期采用核苷(酸)类似物抗病毒治疗后,有最终停药的可能。如获得 HBeAg 血清学转换,HBV DNA 检测不到,并完成 6~12 个月巩固治疗,可以考虑停药。但国内外共识也推荐继续治疗直到达到最安全的治疗终点,即实现 HBsAg 的清除。

对 HBeAg 阴性患者,目前总体还是建议进行长期抗病毒治疗,因为只有达到 HBsAg 的清除才是安全的治疗终点。然而也有来自亚洲国家的研究表明,在相隔 6 个月的 3 个不同时间点,若检测不到 HBV DNA 也可考虑停药,而且停药后复发现象也较低。

对于肝硬化患者,目前还是推荐采用核苷(酸)类似物长期治疗。

(三)抗病毒治疗慢性丙型肝炎的适应证

所有 HCV RNA 阳性患者,无论疾病处于什么阶段,只要年龄在 12 岁或以上,并有治疗的意愿,均应接受抗病毒治疗。

重度肝纤维化或肝硬化患者(Metavir 评分 F2、F3 或 F4),包括肝功能代偿和失代偿期肝硬化患者,HCV 感染合并肝外表现者(如 HCV 相关混合冷球蛋白血症及其导致的系统性血管炎、HCV 免疫复合物相关肾病、非霍奇金 B 细胞淋巴瘤),拟行实体器官移植或干细胞移植的 HCV 感染者或器官移植后 HCV 复发者,有加重肝病进展风险的 HBV/HCV 共感染者以及糖尿病患者,有传播 HCV 风险者均需优先治疗。

根据疾病所处阶段以及所选用 DAAs 组合方案的不同,抗病毒疗程略有差异,大多为 12 周,合并失代偿期肝硬化可延长至 24 周。

(四)抗病毒治疗慢性乙型肝炎的药物

目前全球已批准用于抗 HBV 治疗慢性乙型肝炎的药物有干扰素(IFN)和核苷(酸)类似物(NA)两大类机制不同的抗病毒药物。干扰素具有双重抗病毒作用,既可直接抑制病毒复制,又可通过增强宿主自身的抗病毒免疫应答效应,达到对病毒的抑制作用;核苷(酸)类似物是通过竞争性结合 HBV 聚合酶的反转录酶活性位点,抑制反转录酶的活性,进而抑制病毒的复制。

近年来人们一直努力通过 IFN 和 NA 的优化治疗或联合治疗来提高抗 HBV 的疗效,然而到目前为止,还尚未实现对慢性 HBV 感染的完全控制,因此抗病毒治疗慢性 HBV 感染的疗效被从不同程度上进行定义。①完全治愈:即经过有限疗程的治疗,血清 HBsAg 消失、HBV DNA 及共价闭合环状 DNA 被清除;②功能性治愈:即经过有限疗程的治疗,HBsAg 消失,伴或不伴 HBsAb 转换,血清 HBV DNA 检测不到,肝组织炎症和纤维化减轻;③部分性治愈：即经过有限疗程的治疗，血清 HBV DNA 检测不到，但 HBsAg 仍可检出。部分性治愈是实现功能性治愈的中间过程。我国在《慢性乙型肝炎防治指南》中提出临床治愈的概念，即经过抗 HBV 治疗，HBV DNA 长期检测不到，HBsAg 阴转或伴有 HBsAb 转换，ALT 正常，肝组织仅有轻微炎症或完全正常。

目前，被广泛用于治疗慢性乙型肝炎的干扰素和核苷（酸）类似物还只是仅实现部分治愈和临床治愈的目的。难以实现 HBV 慢性感染治愈的原因，与病毒本身的复制特性密切相关。高度稳定的 HBV 的 cccDNA 隐藏在感染肝细胞核的微染色体中，目前尚没有能作用于 cccDNA 的药物；大多外源性 DNA 病毒在感染机体后均能激活机体天然抗病毒免疫反应，通过产生 IFN 及其他抗病毒机制而清除病毒，但 HBV 与大多数 DNA 病毒不同，其是以肝细胞内寄生为主的嗜肝病毒，而肝细胞并不能像免疫细胞那样发挥抗 DNA 病毒的能力；HBsAg 中的亚病毒颗粒极易诱导机体的免疫耐受；HBV 具有复杂的基因亚型，不同基因亚型病毒对治疗的反应不同。

1.被批准用于治疗慢性 HBV 感染的药物

在全球范围内被批准用于治疗慢性 HBV 感染的核苷（酸）类药物有拉米夫定（LAM）、阿德福韦酯（ADV）、替比夫定（TBV）、恩替卡韦（ETV）、替诺福韦（TDF）和替诺福韦艾拉酚胺（TAF）。ETV、TDF 和 TAF 均具有高耐药屏障和强效抗病毒疗效，可安全用于 HBV 感染患者。对失代偿期肝病、肝移植、HBV 感染并发肝外表现、急性乙型肝炎、慢性 HBV 感染并发急性肝衰竭患者以及为了预防免疫抑制剂应用者的 HBV 再激活和预防高病毒血症的传播等情况，核苷（酸）类药物都是唯一的抗病毒治疗选择。

TAF 是新近上市的核苷酸类药物，其是替诺福韦磷酸化前药。由于含有酚和丙氯酸异丙酯结构，使其在血浆的稳定性更好，进入 HBV 感染的肝细胞后也可保持最大程度的稳定性。TAF 进入肝细胞后，在羧酸酯酶 1（CES1）等酶的作用下转变为替诺福韦。因 CES1 主要在感染 HBV 的肝细胞内表达，所以 TAF 治疗慢性 HBV 感染，在某种程度上，具有一定的靶向性。TAF 25mg 的抗病毒疗效与 TDF300mg 相似，但其安全性更好。

Peg-IFN 可通过有限疗程诱导对 HBV 的长期免疫抑制，但其在个体间的疗效存在差异，不良反应较多。采用 Peg-IFN 抗病毒治疗前，应认真评价疾病的严重程度、是否存在肝硬化、HBV 基因分型、HBV DNA 和 HBsAg 水平以及 HBeAg 状态，以便对 IFN 治疗后的应答做出预测。早期疗效评估至关重要，因为其与最终达到的治疗效果密切相关，有助于优化个体治疗策略。

2.尚处于临床试验研究中的新型核苷（酸）类似物

（1）贝西福韦是新型鸟嘌呤核苷单磷酸盐类核苷类似物，化学结构与阿德福韦相似。

（2）十六烷氯丙基替诺福韦酯（CMX 157）是替诺福韦的前药，给药后可转变为天然酯类类似物，提高生物利用度，减少血药浓度，从而减少潜在的肾毒素。

（3）十八烷氯乙基替诺福韦酯（AGX-1009）也是替诺福韦的前药，化学结构的改变可提高其口服吸收率。

3.靶向治疗慢性 HBV 感染药物的研究现状

虽然此类药物在现阶段尚处于Ⅰ期和Ⅱ期临床研究阶段，许多问题还尚未被解决，但临床发展前景十分可观。此类药物包括 HBV 进入抑制剂、靶向 cccDNA 药物、靶向病毒转录药物、靶向核衣壳组装和前基因组 RNA 包装药物以及靶向 HBsAg 的药物。

(1)进入抑制剂：新近有研究发现肝细胞膜上的钠-牛磺胆酸盐共转运多肽(NTCP)是 HBV 特异性受体，介导 HBV 进入肝细胞。Myrcludex B 是源自肝细胞包膜 HBsAg preS1 区域的合成多肽，其可通过阻断 HBV 外膜蛋白 preS1 与 NTCP 的结合，进而阻止 HBV 进入肝细胞。Ⅱa 期临床试验已经表明该药对抑制 HBV 进入肝细胞具有一定疗效，但长期应用是否会影响胆汁酸和胆红素的代谢尚需进一步探讨。Myrcludex B 对已经感染的肝细胞并无作用，因此其可能更适合于肝移植后患者的 HBV 再感染。

(2)cccDNA 破坏剂：cccDNA 的存在是乙肝难以被治愈的关键，针对 cccDNA 的靶向治疗药物的研究，则大有可能使人类实现彻底消除 HBV DNA 的目标。此类药物有锌指核酸酶和非取代的磺酰胺化合物、酪氨酰-DNA-磷酸二酯酶等，目前尚处于早期研发阶段。

(3)RNA 干扰剂：通过小干扰 RNA(siRNA)制剂靶向病毒转录过程，抑制 HBV DNA 的复制，已进入Ⅱ期临床研究。接受恩替卡韦治疗的慢性乙肝患者，在接受单次 siRNA 制剂 ARC-500 注射后，HBsAg 定量较之前明显下降。

(4)核衣壳组装抑制剂：靶向核衣壳组装和前基因组 RNA 包装的药物尚处于Ⅰ期临床研究。BayH1-4109 和 GLS4，AT-61 和 AT130、NVR3-778、AB-423 均表现出显著降低 HBV DNA、HBV RNA 和 HBsAg 水平的作用。

(5)HBsAg 释放抑制剂：HBsAg 具有抑制细胞因子的产生，诱导 T 细胞发生免疫耐受的作用，因此，控制 HBsAg 的释放有利于 HBV 特异性 T 细胞免疫功能的恢复。HBsAg 释放抑制剂 REP 9AC 在亚临床试验中已显示出对 HBsAg 的清除作用。

4.免疫调节剂治疗慢性 HBV 感染的研究现状

此类药物主要是通过刺激和增强宿主免疫应答的作用，恢复机体的免疫控制功能，包括免疫性疫苗和免疫调节剂。免疫性疫苗以蛋白类疫苗和 DNA 疫苗的研发为主，其目的是激活慢性乙型肝炎患者 T 淋巴细胞及 B 淋巴细胞特异性免疫反应，抑制 HBV DNA 的复制，杀伤 HBV 感染肝细胞以及预防肝细胞再感染 HBV，但相关疫苗尚处于临床前研究阶段。

免疫调节剂主要有 TLR 激动剂、PD-1 和 PD-L1 拮抗剂。TLR 激动剂 GS9620 在实验动物体内表现出刺激 IFN-α 产生，抑制 HBV DNA 复制的效应，其已在Ⅰ期临床试验中表现出相对好的耐受性。PD-1 和 PD-L1 拮抗剂已在实验性动物模型的研究中显示出具有增强特异性 T 细胞反应的作用，在抑制 HBV DNA 复制的同时清除 cccDNA。进一步的研究是需要探讨 PD-1 和 PD-L1 抑制剂的安全性问题。

(五)抗病毒治疗慢性 HCV 感染的药物

自全球首个直接抗病毒药物(DAA)于 2011 年在国际范围内上市以来，慢性丙型肝炎抗病毒治疗领域发展十分迅速，而且又相继有作用于不同位点/不同基因型的新药上市，使人类进入了丙肝治愈的新时代。我国慢性丙型肝炎患者使用 DAA 治疗的时间晚于发达国家，直到 2017 年起，才相继有不同组合的 DAA 于我国获批上市。根据流行病学的调查数据，目前在国际范围内仍至少有 7100 万慢性丙型肝炎患者。我国 HCV 的人群感染率在国际范围内比较低,但由于人口众多,我国还有总计约 980 万的慢性 HCV 感染者。若要实现 WHO 提出到 2030 年使 90% 的慢性 HCV 感染者得到诊断,80% 的患者得到正规的治疗,90% 的患者达到治愈,最终在全球消除丙肝的目标,科学管理好我国的慢性丙型肝炎患者至关重要。

1.DAA 目前在我国的可及性

继 2017 年 4 月作用于 HCV NS3/4A＋NS5A 位点的阿舒瑞韦(ASV)和达拉他韦(DCV)上市后,作用于 HCV NS5A＋NS5B 位点的维帕他韦(VEL)和索林布韦(SOF)获批上市,作用于 HCV NS3/4A＋NS5A＋NS5B 位点的帕立瑞韦(PTV)、奥比他韦(OBV)和达塞布韦(DSV),作用于 HCV NS3/4A＋NS5A 位点格拉瑞韦(GZR)和艾尔巴韦(EBR),作用于 HCV NS3/4A 位点的丹诺瑞韦(DNV)等药物相继获批上市。之后将有更多的新药会在我国上市。

2.DAA 在不同基因型 HCV 感染者中的应用

HCV 基因型分布在国际范围中比较复杂,除已知的基因 1~6 型及混合型外,新近还发现基因 7 型和 8 型以及多达 30 多种新的亚型。我国慢性 HCV 感染以基因 1b 型为主,约占 HCV 感染者的 56.8%,但也存在其他多种基因亚型感染。ASV＋DCV、PTV＋OBV＋DSV、EBR/GZR 以及 DNV＋Peg-IFN＋RBV 均作用于基因 1b 型,SOF＋VEL 则作用于基因 1~6 型以及混合型和未确定型。不同抗 HCV 组合治疗方案对慢性丙型肝炎和代偿期肝硬化的持续病毒学应答(SVR)率基本达到和超过 95%,部分方案甚至达 100%。除 ASV＋DCV 方案推荐疗程为 24 周外,其他治疗方案均为 12 周,甚至也有提出 8 周的治疗推荐意见。

对基因 1a 型、1b 型、2 型、3 型、4 型、6 型 Child B、C 失代偿期肝硬化患者,SOF＋VEL＋RBV 12 周治疗的总体 SVR12 为 94%,延长疗程至 24 周并不提高应答率。DCV＋SOF＋RBV 12 周治疗基因 1~6 型肝移植术后患者的结果表明无论初治还是 Peg-IFN 联合 RBV 经治患者,其 SVR12 均超过 95%。

3.DAA 在特殊情况下的应用及耐药问题

对 eGFR＜30mL/min 合并重度肾功能不全患者,我国目前可用的方案有 EBR/GZR、DCV＋SOF,另外也可选用 PTV＋OBV＋DSV 联合治疗方案。

对 HCV 合并 HBV 感染者的管理尚需谨慎。对所有 HCV 感染者在服用 DAA 之前,均需进行乙肝病毒血清标志物检测,对 HBsAg 阳性且符合 HBV 抗病毒治疗指征者,一定要在 DAA 治疗的同时进行抗 HBV 的治疗。即使 HBV DNA 检测不到,但只要 HBsAg 阳性,就必须每 4 周监测 1 次 HBV DNA。因为当 HCV 被 DAA 控制后,绝大多数患者的 HBV DNA 都会被激活,加用抗 HBV 的药物十分必要。

对接受 DAA 治疗而没有获得 SVR 的患者需警惕耐药相关变异(RAS)的存在,尤其是需要对 NS5A 抑制剂耐药位点的监测。但总体来说,我国 HCV 感染者 NS5A L31 或 Y93H 耐药率低,而且即便是存在预存耐药,对 DAA 抗病毒治疗的影响也甚微。

4.DAA 抗 HCV 治疗的后续随访与监测

采用 DAA 抗 HCV 治疗获得 SVR 后,仍需要进行后续随访与监测。对获得 SVR 的非肝硬化患者,若在 48 周后 ALT 及 HCV RNA 均正常时可结束随访,但对有注射毒品等危险行为者要警惕再感染。对获得 SVR 的进展期肝纤维化和肝硬化患者,要每 6 个月进行超声监测。DAA 对肝硬化患者长期临床结局的影响尚需更深入的循证医学证据。

八、预防

接种乙型肝炎疫苗的安全性高,应采用"0、1、6"的三针接种方案,即第一针接种后 1 个月和 6 个月分别接种第 2 针和第 3 针。对初次系列疫苗接种无应答者应再行 3 针疫苗接种,对免疫功能不全者,可行加倍剂量接种。若新生儿的母亲是 HBsAg 阳性者,对新生儿应在分娩后注射乙型肝炎免疫球蛋白(HBIG)和接种乙型肝炎疫苗并完成后续疫苗接种。对疫苗接种效果的评估应在 9~15 月龄进行。

符合慢性乙型肝炎抗病毒治疗指征的妊娠妇女应接受抗病毒治疗。不符合抗病毒治疗指征,但在妊娠中期 HBV DNA>200 000IU/mL 的妊娠妇女应接受替比夫定或替诺福韦抗病毒治疗以阻断母婴传播。

目前尚无有效的预防丙型肝炎的疫苗。主要是通过严格筛选献血员、预防经皮肤和黏膜传播、预防性接触传播、预防母婴传播、对高危人群进行筛查及管理等措施达到预防的目的。

第四节　非酒精性脂肪性肝病

非酒精性脂肪性肝病(NAFLD)是一种与胰岛素免疫(IR)和遗传易感密切相关的代谢应激性肝损伤。疾病谱包括单纯性脂肪变、非酒精性脂肪性肝炎(NASH)、肝硬化和肝细胞癌(HCC)。NAFLD 不仅是肝病残疾和死亡的重要原因,还与代谢综合征(MetS)、2 型糖尿病(T_2DM)、动脉硬化性心脑肾血管疾病以及结直肠肿瘤等的高发密切相关。

一、流行病学

随着生活方式的改变、人口老龄化以及肥胖的流行,NAFLD 已成为中国乃至全球最常见的慢性肝病,普通成人 NAFLD 患病率为 6.3%~45.0%,其中 10%~30% 为 NASH。从全球来看,中东地区和南美洲 NAFLD 患病率最高,非洲最低。亚洲多数国家 NAFLD 患病率处于中上水平(>25%)。NAFLD 的患病率无明显东西方差异。中国流行病学调查显示,普通成人 B 超诊断的 NAFLD 患病率 10 年期间从 15% 增加到 31% 以上,50~55 岁以前男性患病率高于女性,其后女性的患病率增长迅速甚至高于男性。1996—2002 年期间中国某企业职工健康查体血清丙氨酸氨基转移酶(ALT)增高者 NAFLD 检出率从 26% 增至 50% 以上,NAFLD目前已成为健康查体血清 ALT 和 γ-谷氨酰转肽酶(GGT)增高的主要原因。

多项研究报道通过动态肝活检发现非酒精性脂肪肝可进展为肝纤维化、肝硬化和 HCC。美国 NAFLD 患病率为 25%,其中 25% 为 NASH,后者又有 25% 并发肝纤维化,最终 1%~2% 会发生肝硬化和 HCC。在 152 例肝活检证实的 NAFLD 患者中,NASH 占 41%,肝硬化占 2%;另一项 101 例肝活检证实的 NAFLD 患者中,NASH 和肝硬化分别占 54% 和 3%。合并 MetS、T_2DM 的 NAFLD 患者通常肝组织学损害严重,NASH 和进展性肝纤维化检出率高。

中国 NAFLD 患病率变化与肥胖症、T_2DM 和 MetS 流行趋势相平行。一方面,NAFLD

患者合并肥胖症、高脂血症、T_2DM 的患病率分别为 51.3%、69.2%、22.5%；另一方面，肥胖症、高脂血症、T_2DM 患者 NAFLD 的患病率分别高达 60%～90%、27%～92% 和 28%～70%。

在我国，越来越多的慢性乙型肝炎病毒（HBV）感染因为肥胖和代谢紊乱而并发 NAFLD。与普通人群不同，乙型肝炎患者合并脂肪肝往往程度较轻，通常需要肝活检或肝脏瞬时弹性检测等特殊检查才能发现。在肝活检证实的慢性乙型肝炎患者中，脂肪肝检出率已从 2002 年的 8.2% 增长至 2011 年的 31.8%。当前，脂肪肝已成为导致慢性 HBV 感染免疫耐受期、低病毒血症或病毒已被抑制后的乙肝患者肝酶异常的主要原因。

NAFLD 同样也是儿童和青少年最常见的慢性肝病。随着肥胖症的全球化流行，儿童脂肪肝越来越常见。肥胖儿童脂肪肝患病率为 23%～77%。10 岁以上儿童 NAFLD 患病率比低龄儿童高。第 3 次美国健康与营养调查显示，2～19 岁儿童脂肪肝患病率为 9.6%，而肥胖儿童和青少年脂肪肝患病率高达 38.0%。日本的一项 4～12 岁儿童的肝脏 B 超检查显示，脂肪肝患病率 2.6%，肥胖为其主要危险因素。中国 1 180 名 9～14 岁学生 B 超检查发现，脂肪肝患病率为 2.1%，肥胖和超重学生脂肪肝患病率分别为 13.8% 和 2.9%。与成人相似，肥胖、内脏脂肪增加、IR 和 MetS 其他组分等也是 NAFLD 发生的危险因素。

二、病因

肥胖、糖耐量异常或糖尿病以及高脂血症被认为是 NAFLD 最常见的易患因素，也被称为原发性因素。营养不良、胃肠道术后、全胃肠外营养、减肥造成体重急剧下降、药物、工业毒物及环境因素也可导致本病，被称为继发性因素。一般所述 NAFLD 常指原发因素所致。

（一）肥胖

肥胖是指体内过剩的脂肪组织蓄积状态，是长期能量过剩所致。我国肥胖的流行情况在迅速发展。肝脏 B 超显示，约 50% 的肥胖症患者并发脂肪肝，而实施减肥手术的肥胖症患者肝组织学研究发现，30% 呈现轻重不一的单纯性脂肪肝，30% 为 NASH，25% 并发肝纤维化，1.5%～8.0% 发生肝硬化。部分患者尽管体重未达肥胖标准，但其内脏脂肪明显增加，表现为腰围或腰围与臀围比值增大，也可出现脂肪肝。此外，肥胖者短期内体重波动过大以及消瘦者短期内体重增长过快也易诱发脂肪肝。总之，肥胖症现已成为发达国家和富裕地区脂肪肝的重要病因，体质指数（BMI）和腰围与脂肪肝的发生发展明显相关。

（二）糖尿病

糖尿病是一种常见的以葡萄糖利用不良和血糖升高为特征的碳水化合物代谢紊乱性疾病。近来由于生活水平的提高，糖尿病的患病率在成人中已高达 10%，其中 90% 以上的糖尿病为 T_2DM。肥胖和运动不足是 T_1DM 重要的致病因素，尽管 60%～80% 的 T_2DM 患者肥胖，但仅不到 15% 的肥胖者可发展为 T_2DM，其 NASH 以及肝硬化和 HCC 的发生率较不伴糖尿病者高 2～3 倍。临床上，约 40% 的 T_2DM 合并脂肪肝，且大多为中度以上脂肪肝，接受胰岛素治疗者 NASH 的发生率增加，若出现脂肪坏死，则继之可形成肝硬化。而 1 型糖尿病仅 4.5% 的患者合并 NAFLD。

(三)高脂血症

NAFLD 患者各型高脂血症均可见,关系最为密切的为高甘油三酯血症,常伴有肥胖和 T_2DM。MetS 有家族史,可出现肥胖、高血压、高胰岛素血症、高脂血症以及脂肪肝。血脂异常多表现为甘油三酯升高和高密度脂蛋白胆固醇下降。高脂饮食和含糖饮料均可诱发高脂血症,进而参与脂肪肝的发生。无肥胖、T_2DM 的单纯性高胆固醇血症对脂肪肝形成的影响不如高甘油三酯血症明显。原发高脂血症引起的脂肪肝,其血脂升高程度常为中、重度。临床上,NASH 患者中 20%~81%有高脂血症。

(四)遗传因素

我国汉族居民 NAFLD 的遗传易感基因与国外报道基本相似,PNPLA3 I148M 与 NASH 及其严重程度密切相关。PNPLA3 基因多态性可能与亚洲人群中存在的瘦人脂肪肝相关。此外,TM6SF2E167K 变异与 NAFLD 发生的相关性在亚洲已有相关研究中得到证实。

此外,某些家庭中的人具有患某种疾病的素质,如肥胖、T_2DM、原发性高脂血症等,此种现象称其为遗传易感性,并且与 IR 相关的遗传易感性决定着个体易于发生 NAFLD。

(五)瘦人 NAFLD

BMI 正常成人(瘦人)NAFLD 患病率亦高达 10%以上。瘦人 NAFLD 通常有近期体重和腰围增加的病史,高达 33.3%的 BMI 正常的 NAFLD 患者存在 MetS。肌肉衰减综合征(肌少症)与瘦人和肥胖症患者脂肪肝的发生都独立相关。

(六)其他

此外,高尿酸血症、红细胞增多症、甲状腺功能减退、垂体功能减退、睡眠呼吸暂停综合征、多囊卵巢综合征也是 NAFLD 发生和发展的独立危险因素。

三、发病机制

NAFLD 的发病机制尚不明确,目前大部分学者认可"二次打击"理论,即在肝细胞脂肪变性基础上,以线粒体活性氧(ROS)为核心的氧应激和脂质过氧化(LPO)对肝脏造成进一步损害。

初次打击,主要是胰岛素免疫(IR)使胰岛素抑制脂肪酶的活性下降,外周脂肪组织分解增多,形成大量的游离脂肪酸(FFAs),FFAs 容易通过门静脉系统进入肝脏,肝脏对 FFAs 氧化和利用不足,脂肪酸的增加,肝内脂肪蓄积;再次打击,主要是氧应激及脂质过氧化损伤,导致脂肪变的肝细胞发生炎性反应、坏死甚至纤维化。

正常情况下,FFAs 在肝脏与外周脂肪组织间循环,肝细胞内无脂质沉积。但存在胰岛素免疫时,脂肪细胞对胰岛素敏感性降低,胰岛素抗脂解作用受损,代偿性出现高胰岛素血症,外周脂肪分解增加,进入肝细胞的 FFAs 增多,进一步加重 IR,如此形成恶性循环,导致肝内脂肪蓄积。

NAFLD 患者肝细胞内 Fe^{2+} 含量明显高于正常人,与 IR 相关性铁超载有关。胰岛素可促进转铁蛋白受体在细胞膜上转位,促使肝细胞吸收 Fe^{2+},促进肝内铁沉积。Fe^{2+} 是 ROS 生成关键酶的辅基,还可以加快脂质过氧化反应速度。ROS 产物破坏红细胞,血红蛋白释放 Fe^{2+} 增多,氧自由基可使铁蛋白释放 Fe^{2+} 增加,肝细胞本身破坏可释放 Fe^{2+} ,Fe^{2+} 增多后可促进 ROS 形成,形成恶性循环。Fe^{2+} 激活库普弗细胞和贮脂细胞,引起免疫反应及肝损伤。

细胞色素 P450(CYP)中的 CYP2E1 和 CYP4A 是细胞色素 P450 参与脂肪酸羟化的两个重要酶,底物缺乏时可进行无效循环,形成 ROS,造成脂质过氧化。饥饿、糖尿病和肥胖时,CYP2E1 表达增加。NASH 鼠模型研究中发现,肝脏 CYP2E1 明显升高与过氧化氢及脂质过氧化水平相关,其能被抗 CYP2E1 抗体强烈抑制。

ROS 是线粒体呼吸链氧化还原反应过程中产生的超氧阴离子、过氧化氢、羟自由基的总称。当产生大量 ROS 时,ROS 及其代谢产物的毒性超过肝脏抗氧化能力时,促氧化物质与抗氧化物质之间动态平衡失调,形成氧化应激状态,造成肝组织损害,是 NASH 发生的主要原因。

有些药物,如马来酸、胺碘酮和枸橼酸等极易穿过线粒体外膜,在酸性线粒体内膜中释放质子,产生强大的阳性离子流,阻碍呼吸链电子传递,从而影响 FFA-β 氧化过程,使更多的质子与氧结合,形成大量 ROS。

食物中缺乏胆碱和蛋氨酸,将导致线粒体氧化呼吸链上复合体 I(NADH-泛醌还原酶)功能失常,使 ROS 生成增多。

某些疾病,如 Wilson's 病,编码铜转运 ATP 酶的核基因突变,肝细胞线粒体内铜沉积过多,形成 Cu-DNA 复合体,影响线粒体氧化呼吸过程,造成 ROS 生成增多。

全肠道外营养和空回肠旁路术,造成营养缺乏和肠道菌群失调,小肠细菌过度生长,细菌毒素产生和吸收增多。内毒素可引起肝损害,抑制线粒体氧化呼吸链,促进肝细胞释放 TNF-α,促使 ROS 大量生成。

营养缺乏、饥饿状态下,外周脂肪分解 FFAs 增加,加重肝脏 FFA-β 氧化过程,促使 ROS 生成增多。

大量 ROS 生成以后,除引起氧化应激对肝脏产生损害外,还通过脂质过氧化、细胞因子及肝细胞凋亡途径产生对肝脏的损害。

ROS 与膜磷脂中的不饱和脂肪酸、核酸等大分子氧化反应形成脂质过氧化物。二者通过共价键与线粒体生物膜上的蛋白结合,造成细胞膜损害,ROS 进一步泄露。ROS 可以导致肝细胞、库普弗细胞和脂肪细胞释放肿瘤坏死因子(TNF-α)、转移生长因子(TGF-β1)和白细胞介素 8(IL-8)等细胞因子。TGF-β1 促进星状细胞合成胶原蛋白增多,激活组织谷氨酰转移酶,后者使细胞骨架蛋白发生交联,尤其介导丝蛋白交织折叠,有助于 Mallory 小体形成。TNF-α 是强烈的中性粒细胞趋化因子,可以引起大量的中性粒细胞浸润,导致肝细胞实质性损害;同时它可以促进线粒体细胞膜上 PTP 孔开放,使大量细胞色素 C 氧化酶泄漏,这两方面可同时阻碍线粒体氧化呼吸链上的电子传递,进一步增加 ROS 的产生和脂质过氧化,造成恶性循环。

四、分类

(一)根据病因分类

根据病因,本病可分为原发性和继发性。原发多由于胰岛素免疫、多源性代谢紊乱、肥胖和代谢综合征等;继发性多由于营养不良,包括胃肠外营养不良、药物、毒物、肝豆状核变性、病毒性肝炎及不明原因脂肪变性等。

(二)根据病理学分类

NAFLD 的病理改变以肝腺泡 3 区大泡性或以大泡性为主的混合型肝细胞脂肪变性为主要特征,伴或不伴有肝细胞气球样变、小叶内混合性炎性细胞浸润以及肝纤维化。根据肝内脂肪变、炎症和纤维化的严重程度,将 NAFLD 分为单纯性脂肪性肝病、非酒精性脂肪性肝炎、非酒精性脂肪性肝炎相关肝硬化。

单纯性脂肪肝性病:肝小叶内超过 30% 的肝细胞发生脂肪变,以大泡性脂肪变性为主,根据脂肪变性在肝脏累及的范围可将其分为轻、中、重三型。肝细胞无炎症、坏死。

非酒精性脂肪性肝炎:肝腺泡 3 区气球样变,腺泡点灶状坏死,门管区炎症伴门管区周围炎症。腺泡 3 区出现窦周/细胞周纤维化,可扩展到门管区及周围,出现局灶性或广泛的桥接纤维化。

非酒精性脂肪性肝炎相关肝硬化:肝小叶结构完全毁损,代之以假小叶形成和广泛纤维化,大体为小结节性肝硬化。可分为活动期与静止期。脂肪性肝硬化发生后肝细胞脂肪变性可减轻甚至完全消退。

五、临床表现

本病起病隐匿,缺乏特异的临床表现。约 25% 的轻度脂肪肝无明显临床症状,随着病情的发展,中、重度脂肪肝症状可较明显,有类似慢性肝炎或消化不良的表现,出现两肋胀痛或隐痛,疲劳、乏力、食欲缺乏、恶心、呕吐、上腹胀或疼痛等。

六、临床诊断

(一)临床诊断标准

具体标准如下。

临床诊断:明确 NAFLD 的诊断需符合以下 3 项条件:①无饮酒史或饮酒折合乙醇量小于每周 140g(女性<每周 70g);②除外病毒性肝炎、药物性肝病、全胃肠外营养、肝豆状核变性、自身免疫性肝病等可导致脂肪肝的特定疾病;③肝活检组织学改变符合脂肪性肝病的病理学诊断标准。

鉴于肝组织学诊断难以获得,NAFLD 工作定义如下。①肝脏影像学表现符合弥散性脂肪肝的诊断标准且无其他原因可供解释。②有代谢综合征相关组分的患者出现不明原因的血清 ALT 和(或)AST、GGT 持续增高半年以上。减肥和改善 IR 后,异常酶谱和影像学脂肪肝改善甚至恢复正常者可明确 NAFLD 的诊断。

(二)病理学诊断

肝活检可以提供有关肝损伤程度、总体肝结构改变以及炎症坏死活动度、纤维化和脂肪变性程度的重要信息,因此,肝活检仍是唯一可以对 NAFLD 进行分期并评估疾病进展情况的诊断工具,也是目前用于区分单纯脂肪变性和 NASH 的唯一可靠的方法。与其他慢性肝病中的情况一样,样本的高差异性、病理学家组内和组间的高差异性是肝活检检查的缺点所在。考虑到肝活检的费用与风险,临床上对具有相关的临床/实验室特征、影像学提示"脂肪肝"、排除其他疾病的典型 NAFLD 患者一般不需通过肝脏组织学证实。

NAFLD 病理特征为肝腺泡 3 区大泡性或以大泡为主的混合性肝细胞脂肪变,伴或不伴有肝细胞气球样变、小叶内混合性炎性细胞浸润以及窦周纤维化。与成人不同,儿童 NASH 汇管区病变(炎症和纤维化)通常较小叶内严重。

完整的病理学评估包括肝细胞脂变类型、累及肝腺泡部位、伴随病变以及脂肪肝的分型和分期。

(三)影像学诊断

影像学检查是临床非创伤性诊断脂肪肝的主要检查手段,便于动态随访观察,可粗略判断脂肪肝的有无及其程度,脂肪的分布,并提示是否存在显性肝硬化,但不能区分单纯性脂肪肝与 NASH,且糖原积聚、水肿、炎症可影响脂肪肝影像学表现。通常超声、CT 和常规 MRI 仅在脂肪变性>30%时敏感,近年来发现 1H-MRS 的敏感性更高,脂肪变性>5%时即可检出。临床实践中超声和 CT 的评估可不相一致,超声和 CT 的敏感性相近,但 CT/MRI 的特异性可能优于超声。

B 超诊断的敏感性为 60%~100%,阳性预测值为 62%。典型的表现:①肝脏近场回声弥散性增强("明亮肝"),回声强于肾脏;②肝内管道结构显示不清;③肝脏远场回声逐渐衰减。

CT 诊断的敏感性约为 93%,阳性预测值为 76%,但价格较贵,诊断主要依据为弥散性肝脏密度降低或肝脏与脾脏的 CT 值之比小于或等于 1。根据肝/脾 CT 比值可大致判断脂肪肝程度,弥散性肝脏密度降低,肝/脾 CT 比值≤1.0 但大于 0.7 者为轻度;肝/脾 CT 比值≤0.7 但大于 0.5 者为中度;肝/脾 CT 比值≤0.5 者为重度。

(四)代谢综合征的诊断

由于 NAFLD 常伴随代谢综合征,临床诊断 NAFLD 时,如对有代谢异常者,可参考改良的 2005 年国际糖尿病联盟标准,符合以下 5 项条件中 3 项者诊断为代谢综合征。①肥胖症:腰围>90cm(男性),>80cm(女性),和(或)BMI>25kg/m² ;②TG 增高:血清 TG≥1.7mmol/L 或已诊断为高 TG 血症;③高密度脂蛋白胆固醇(HDL-C)降低:HDL-C<1.03mmol/L(男性),<1.29mmol/L(女性);④血压增高:动脉血压≥130/85mmHg 或已诊断为高血压;⑤空腹血糖(FPG)增高:FPG≥5.6mmol/L 或已诊断为 2 型糖尿病。

七、临床评估

鉴于 NAFLD 不仅是肝脏疾病,而且也是 MS 的主要组成部分,是 MS 在肝脏的表现。近年来,NAFLD 与其他 MS 组分、动脉硬化进程、心脑事件发生的关联日益受到重视。因此,对 NAFLD/NASH 患者应有较全面的临床评估:健康状况评估(BMI、腰围、臀围、腰臀比、心肺功能、肌肉力量等)、肝功能状况评估、肝纤维化状况及进展风险评估、伴随 IR 状况的评估、伴随 MS 状况及进展风险的评估、心脑血管风险评估。

国外最近的研究提示，NAFLD 患者 γ-谷氨酰转肽酶(GGT)、C 反应蛋白、铁蛋白增高、自身抗体(ANA、SMA)出现可能反映 IR 及肝纤维化的进展。在 NAFLD 患者中应加强糖代谢指标的检测，对空腹血糖在正常范围内但超过 5.6mmol/L 的 NAFLD 患者建议进行 OGTT 试验，以了解患者餐后的糖代谢状况。对伴随低密度脂蛋白(LDL)增高的 NAFLD 患者应密切关注，并予以适当的治疗，因为大量的循证医学证据显示高 LDL 与动脉硬化、心脑血管事件密切相关。对伴随糖尿病、肥胖或具有较高心脑血管风险的 NAFLD 患者，应进行颈动脉超声，了解颈动脉内中膜(IMT)有无增厚，IMT≥1.1mm 者为早期动脉硬化征象，且有研究表明与肝纤维化程度密切相关。

由于 NASH 的肝脏疾病进展风险显著高于单纯性脂肪肝，因此，在临床上鉴别哪些患者是 NASH 非常重要。非侵入性诊断和监测 NASH 是当前研究的热点，但目前已有的非侵入性临床检测缺乏准确性和可靠性，肝活检仍是诊断 NASH 和确定存在肝纤维化的唯一可靠方法。目前的 NAFLD 肝纤维化 Panel markers 评估系统包括 HA 评分系统、欧洲肝纤维化组(ELF)系统、BAAT 系统、FibroTest、NAFLD Fibrosis Score 系统(Mayo 模式)等，不同的评估系统均有各自不同的参数构成，未经广泛的认证。①HA 评分系统：参数包括年龄＞45 岁、AST/ALT＞1、肥胖、糖尿病、HA、ROC 曲线下面积(AUC)为 0.92；②ELF 评分系统：参数包括年龄、HA、TIMP-1、PIIINP，AUC 为 0.87；③BAAT 评分系统：参数包括年龄、BMI、ALT、血清甘油三酯，AUC 为 0.84；④FibroTest 评分系统：参数包括 α_2-巨球蛋白、载脂蛋白 A1、肝珠蛋白、总胆红素、γ-谷氨酰转肽酶、坏死性炎症活化指数、ALT，AUC 为 0.81；⑤有学者报道了新的 NAFLD 肝纤维化评分系统(Mayo 模式)：参数包括年龄、高血糖、BMI、血小板计数、清蛋白、AST/ALT 比率，AUC 在评估组和确诊组分别为 0.88 和 0.82，并建立了判别式用于区分明显纤维化和无纤维化。

八、治疗

NAFLD/NASH 治疗的目标：控制相关危险因素、延缓或阻止肝脏病变的进展、延缓或阻止相关 MS 组分的发生和进展、阻止或改善与 IR 和 MS 有关的终末器官病变、降低心脑血管事件的风险、延长患者生命并提高其生活质量。

(一)基础治疗

很大部分 NAFLD 患者表现为肥胖和代谢综合征，其特征是摄入过多热量和缺乏最佳的健康相关的适合度或体育运动。普遍认为，减重对 NAFLD 患者有益，但对减重的特定资料(如怎么减，减多少，减多快)尚不明确。10 项已公布的研究，总计样本量由 626 名患者组成，评估限制热量结合运动的疗效，这些研究均提示通过改变生活方式的基础治疗，NASH 患者可获得生物化学甚至组织学的获益。但应该看到，仅仅 4 项研究(共 123 名患者)以肝组织学作为主要疗效终点。对超重和肥胖的 NAFLD 患者，通常推荐在 6～12 个月内通过饮食调整和运动减重 7%～10%。基于现有证据，明确推荐特定的营养组分构成尚缺乏科学依据，但推荐降低饱和脂肪和转化脂肪、增加单/多种不饱和脂肪酸摄入的低糖食品可能是切合实际的。由于整体数据的缺乏，使得用循证医学证据推荐通过饮食调整和运动来治疗 NAFLD 和

NASH 非常困难。

美国 NIH 及 DHHS/ADG 对饮食和运动的推荐方案中,饮食要求为蛋白质 20%,碳水化合物≥50%,脂类≤30%;热量减少 500～1000kcal/d(1kcal＝4.18kJ)以期每周减重 0.5～1kg。运动要求为中度以上活动 60min/d,每周至少 5d;以每间隔 3d 增加步行 500 步至每天步行 10 000～12 000 步;慢行 20～40min/d,骑自行车或游泳 45～60min/d,可代替步行以期减少热卡 400kcal/d,促进减重。

(二)药物治疗

用于 NASH 的药物治疗研究,针对其发病机制的 IR、氧化应激是目前研究的主要靶向,相关药物如胰岛素增敏剂、抗氧化剂/细胞保护剂、抗炎细胞因子等。其他治疗靶向包括控制和纠正其伴随的代谢紊乱的治疗手段如调脂药、减肥药、降压药等。益生菌因可改善肠道屏障功能和细胞因子反应、减少内毒素血症,其在 NASH 的作用也已引起重视。但到目前为止,关于 NAFLD/NASH 的药物治疗临床研究,绝大多数为开放、非对照、小样本量的初步临床研究,少数是小样本量的随机、对照研究,尚缺乏设计良好的、大样本、有足够统计学效力的临床研究。

1.胰岛素增敏剂

胰岛素免疫是 NAFLD 的主要发病机制,构成了第一次打击,与 NASH 的进展密切相关,因此,胰岛素增敏剂是目前治疗的主要靶向。胰岛素免疫导致外周脂解和循环 FFA 增加,同时也与高胰岛素血症、肝脏脂肪生成增多和肝内胰岛素信号通路缺陷有关,这些改变导致与 NASH 细胞损伤产生有重要关系的肝内氧化应激。因此,针对 IR 治疗的一般病理生理目标包括减少外周脂解、减少禁食后的胰岛素水平、减少 TNF 并增加脂联素水平、减少氧化应激。因此,临床上使用胰岛素增敏剂治疗 NASH 的临床短期疗效终点应为改善 NASH 患者的胰岛素免疫、增加胰岛素敏感性、控制伴随的糖尿病/糖耐量异常进展、改善 NASH 患者肝脏的生物化学和组织学。

NAFLD 合并 2 型糖尿病、糖耐量损害、空腹血糖增高、内脏型肥胖,是应用胰岛素增敏剂的指征,目前应用于 NAFLD 的胰岛素增敏剂主要包括二甲双胍和噻唑烷二酮类(TZD)。

二甲双胍:国外数项二甲双胍针对 NASH 的小型临床研究,研究对象为非糖尿病的 NASH 患者,研究剂量为 1500～2000mg,疗程 6 个月至 1 年,初步提示,二甲双胍可提高 NASH 患者的胰岛素敏感性、改善肝脏酶学,但组织学数据尚不一致。一项荟萃分析显示,与饮食调节相比,二甲双胍在更大样本量的人群中可使患者的血清转氨酶复常及影像学上的脂肪肝改善。对照试验中用二甲双胍治疗患者的总样本量无可否认还是较小,而且对肝组织学的作用也不明确,但由于其安全性较好,而且大多数无糖尿病的 NASH 患者都伴有糖耐量异常。因此,在无糖尿病的 NASH 患者中应用,对降低进展为糖尿病的风险具有额外的获益。

噻唑烷二酮类:三项小型的吡格列酮 30mg 治疗 NASH 的临床研究,疗程 4 个月至 48 周,提示可改善胰岛素敏感性、生物化学和组织学;在一项吡格列酮＋VitE 和 VitE 单独治疗的对照研究中,联合治疗较 VitE 单独治疗能更显著地改善肝脏脂肪变、气球样变、炎症和纤维化;有学者报告了一项吡格列酮治疗 NASH 的随机、双盲、安慰剂对照临床研究的 6 个月结果,研究对象为55例伴糖耐量异常或2型糖尿病的NASH患者,结果显示,与安慰剂相比,吡格列酮可显著改善糖耐量异常,提高胰岛素敏感性,并可显著提高ALT复常率/AST复常率,改善组织学中的脂变/气球样变/炎症,但纤维化改善不明显。尽管对脂肪变性的改善比其他组织学特征(炎症、气球样变和纤维化)更为显著,总体而言,TZDs可以改善NASH患者的肝组织学。由于肝脏组织和生物化学的良好疗效会随着终止服药而消失,提示为巩固疗效此类药物可能需长期使用,但近年公布的罗格列酮3年的临床试验结果却并未证实长期治疗可获得额外的获益,而且,长期用TZDs可能会出现水肿、体重增加和心脏方面的安全性风险。因此,TZDs在NASH中的真正价值需进一步评估。

2.减肥药

NAFLD很大部分表现为肥胖和代谢综合征,普遍认为,减重对NAFLD患者有益,对肥胖或超重的NAFLD患者,减重的临床获益包括提高胰岛素的敏感性、改善肥胖相关并发症及MS、减少肝损害易感性、促进NAFLD生化及组织学改善、降低心脑血管事件发生等。目前治疗肥胖的药物均大多安全性问题撤市。

3.调脂药

高甘油三酯(TC)和低HDL血症是胰岛素免疫的特征,并通常伴随着NAFLD患者,因此,国内外的一些研究者在NAFLD患者中应用调脂药物进行治疗和研究。调脂药物治疗的目的应不仅限于对NAFLD患者生化和肝脏组织学的改善、脂质代谢紊乱的纠正,更应强调其远期预后,即降低患者心脑血管事件的发生,延长生存期,提高生活质量。

(1)他汀类药物:很多研究表明NAFLD患者集聚了很多经典的心血管风险因素,如肥胖、胰岛素免疫、2型糖尿病、血脂异常以及MS。现有的NAFLD患者横断面研究和纵向研究均提供了确切的证据:冠心病是NAFLD患者的严重威胁。因此,NAFLD患者具有很高的心血管风险因素,而且心血管疾病的发病率和病死率较高。

已有证据表明,他汀类药物除可调节脂质代谢异常,有效控制LDL-C及混合型高脂血症外,尚可有效抑制或延缓动脉硬化进程,明显降低心脑血管事件及总病死率。因此,他汀类药物在NAFLD中的临床应用和研究越来越受到关注,这不仅因为大部分NAFLD患者伴随糖尿病和脂质代谢紊乱,而且NAFLD患者本身具有较高的心脑血管事件风险。

然而,现有的一些小型临床研究仅观察了他汀类对NASH患者的生化和肝脏组织学等近期治疗终点指标的变化,尚缺乏对远期治疗终点指标的观察。在一项普伐他汀20mg/d治疗5例NASH患者的小型研究中,治疗6个月后发现ALT水平改善,再次肝活检提示肝脏炎症有改善,而脂肪变和纤维化无改善。在另两项分别包括27例、28例NASH患者的阿托伐他汀的临床研究中,治疗6个月后也分别发现患者的ALT水平改善。

虽然,现有研究并未能提供他汀类药物治疗NASH近期临床获益的强烈证据,而且也无专门的试验表明他汀类药物可减少NAFLD患者心血管病发率和病死率,但是也并未发现此类药物无效的证据。尽管需大样本的前瞻性研究来证实,但基于在心血管领域的大量循证医学证据,我们有理由期待他汀类药物在高心血管风险的NAFLD患者中的远期临床获益。

(2)其他调脂药:有学者在46例NAFLD患者中采用随机、开放、安慰剂对照方法评估了吉非贝齐治疗1个月的疗效,结果发现与不治疗的安慰剂对照组相比,吉非贝齐600mg/d可改善 ALT 水平。在另一项包括 16 例 NAFLD 患者的小型研究中,氯贝丁酯 2g/d 治疗 12 个月,未发现对 NAFLD 患者的 ALT 水平和组织学有改善。在一项小型研究中,23 例伴有高甘油三酯的 NAFLD 患者接受 ω3 多不饱和脂肪酸治疗 6 个月,虽未对组织学进行评估,但发现可改善 ALT 水平。左旋卡尼汀(LC)可作为长、短链脂肪酰基载体调节脂质代谢促进 FAβ 氧化,同时通过增加葡萄糖的氧化利用,参与能量代谢。43 例 NASH 和 16 例健康者的对照研究显示,NASH 患者的肝组织长链乙酰 LC(LCAC)升高,短链乙酰 LC(SCAC)降低,这些改变与 BMI 及血清 TNF-α 水平相关。对 94 例 2 型糖尿病伴高胆固醇血症的随机双盲安慰剂对照试验中,口服 LC 2g/d 治疗 6 个月,可明显使颈动脉粥样硬化的血浆脂蛋白(LPα)水平下降。

上述临床研究均为初步的探索性研究,提供的证据有限,小样本、疗效终点的合理性、剂量和疗程选择的合理性等是这些研究存在的普遍问题,研究仅可提示临床治疗策略上的方向,但这些药物治疗 NASH 的作用尚需更大规模临床试验确认。

4.降压药

对 ACE 拮抗剂治疗 NASH 也进行了初步的探索性研究,其治疗 NASH 的有效性和安全性需进一步确证。在一项包括 7 例伴随高血压的 NASH 患者的小型临床研究中,losartan 50mg/d,疗程 48 周,可显著改善血清 ALT、肝纤维化血清学标志物水平,组织学评估可改善组织学的炎症、坏死和纤维化程度,因此,ACE 拮抗剂被认为是潜在的治疗 NASH 的药物。

5.抗氧化剂/肝保护剂

VitE 和 VitC 最初在儿童 NAFLD 患者的队列研究中显示可改善肝脏酶学。其后在小型的 II 期研究中,这些数据被证实,并发现能改善组织学的肝脏脂肪变,但未发现 NASH 其他方面的显著改善。在另一项小型研究中,VitE 和 VitC 联合治疗可改善肝脏酶学。近年公布的匹格列酮与 VitE 治疗 NASH 的多中心、随机、安慰剂对照临床研究中,只有 VitE 达到了研究终点,显示其治疗中的组织学获益。总体而言,抗氧化剂/肝保护剂在基础研究中,大多都做了比较细致的研究,并证实其治疗的靶点和作用,但到目前为止仍缺乏与基础研究相匹配的真正临床获益的直接证据,作为 NASH 治疗领域的一大类药物,有必要进一步开展较大样本量的临床研究,提供充足的证据来证明此类药物治疗 NASH 的临床获益和临床价值。

6.抗炎细胞因子

己酮可可碱作为抗 TNF 治疗已进行了两项初步的临床研究,这两项研究均缺乏组织学数据。在一项研究中,部分患者肝酶改善,然而,20 例患者中的 9 例因胃肠道不良反应而退出研究。

因此,应开展更多针对 NAFLD/NASH 治疗的设计良好、大样本、有足够统计学效力的临床研究,为个体化综合治疗提供循证医学证据以指导临床实践。

(三)肝移植

对于 NASH 相关终末期肝病和部分隐源性肝硬化肝功能失代偿患者,应考虑接受肝移植治疗。

第二章 心血管系统疾病

第一节 不稳定型心绞痛和非 ST 段抬高型心肌梗死

急性冠状动脉综合征(ACS)是一组以急性心肌缺血为共同特征的临床综合征,包括不稳定型心绞痛(UA)、非 ST 段抬高型心肌梗死(NSTEMI)和 ST 段抬高型心肌梗死(STEMI)。ACS 有共同的病理生理学机制,根据心肌缺血程度和进展速度,临床上出现不稳定型心绞痛、非 ST 段抬高型心肌梗死或 ST 段抬高型心肌梗死等不同的表现,其危险程度和预后不同。

不稳定型心绞痛包括初发劳力性心绞痛、恶化劳力性心绞痛、自发性心绞痛和混合性心绞痛。非 ST 段抬高性心肌梗死与不稳定型心绞痛的临床表现相似但更严重,即心肌缺血严重到导致足够量的心肌损害,以至于能检测到心肌损害的标志物肌钙蛋白(TnI、TnT)或肌酸磷酸激酶同工酶(CK-MB)水平升高。目前多将不稳定型心绞痛和非 ST 段抬高型心肌梗死的诊断和治疗归到一起研究和讨论,统称为非 ST 段抬高型急性冠状动脉综合征(NSTE-ACS)。

一、病因与发病机制

NSTE-ACS 的病理生理机制主要为冠脉严重狭窄和(或)易损斑块破裂或糜烂所致的急性血栓形成,伴或不伴血管收缩、微血管栓塞,引起冠脉血流减低和心肌缺血。

(一)粥样硬化斑块破裂或糜烂所致的急性血栓形成

粥样硬化斑块破裂或糜烂所致的急性血栓形成是最常见的发病原因。易损斑块的形态学特点为纤维帽较薄、脂核大、富含炎症细胞和组织因子。斑块破裂的主要机制包括单核巨噬细胞或肥大细胞分泌的蛋白酶(例如胶原酶、凝胶酶、基质溶解酶等)消化纤维帽;斑块内 T 淋巴细胞通过合成 γ-干扰素抑制平滑细胞分泌间质胶原,使斑块变薄;动脉壁压力、斑块位置和大小、血流对斑块表面的冲击;冠脉内压力升高、血管痉挛、心动过速时心室过度收缩和扩张所产生的剪切力以及斑块滋养血管破裂,诱发与正常管壁交界处的斑块破裂。冠脉内粥样硬化斑块破裂或糜烂,诱发血小板聚集形成血栓,使冠脉发生不完全性或完全性闭塞,导致 NSTE-ACS。

(二)血管收缩

冠状动脉局部强烈收缩、痉挛所致冠脉狭窄或在不完全阻塞性血栓加重冠状动脉阻塞,使心肌缺血发生 NSTE-ACS。血管收缩反应过度,常发生在冠脉粥样硬化的斑块部位。内皮细胞功能障碍促进血管释放收缩物质(例如内皮素-1)或抑制血管释放舒张因子(例如前列环素、内皮衍生的舒张因子)。富含血小板的血栓可释放血清素、TXA_2 等缩血管物质,引起局部及远端血管、微血管收缩。

(三)冠脉严重狭窄

冠脉以斑块严重狭窄为主,但是没有痉挛或血栓,见于冠脉斑块增大导致狭窄进展的冠心病患者或冠脉介入术后支架内再狭窄的患者。

(四)全身疾病加重继发 NSTE-ACS

在冠脉粥样硬化性狭窄的基础上,由于全身疾病影响冠脉氧供求平衡,导致心绞痛恶化加重或出现心肌梗死。常见于:①心肌需氧增加:如发热,心动过速,甲状腺功能亢进等。②冠脉血流减少:如低血压、休克。③心肌氧释放减少:如贫血、低氧血症。

二、诊 断

(一)临床表现

1.症状

主要为心绞痛症状变化,表现为发作更频繁、程度更严重、时间也延长或休息时也发作。静息时心绞痛发作 20min 以上;初发性心绞痛(1 个月内新发心绞痛),表现为自发性心绞痛或劳力型心绞痛(CCS 分级 Ⅱ 或 Ⅲ 级);原来的稳定性心绞痛最近 1 个月内症状加重,且具有至少 CCSⅢ级心绞痛的特点(恶化性心绞痛);心肌梗死后 1 个月内发作心绞痛。有些患者可以没有胸痛,仅表现为颌、耳、颈、臂或上胸部疼痛不适,如果这些症状与情绪激动或劳力关系明确,而且含服硝酸甘油后迅速缓解,则可以诊断为心绞痛。但少数不稳定型心绞痛患者无胸部不适。孤立性或不能解释的新发或恶化的劳力性呼吸困难,可能为心绞痛伴心功能不全的症状,尤其常见于老年人。其他的相关表现或伴随表现还有恶心、呕吐、出汗和不能解释的疲乏症状。

2.体格检查

体检一般无特异性体征。心肌缺血发作时可发现反常的左室心尖冲动,听诊可闻及第 3 心音、第 4 心音或二尖瓣返流的杂音。当心绞痛发作时间较长或心肌缺血较严重时,可发现心功能不全的表现,如肺部啰音或伴低血压。有时在心绞痛发作时也可出现心律失常和心脏传导阻滞。

体检对胸痛患者的确诊至关重要,注意有无非心源性胸痛,尤其是不及时准确诊断即可能严重危及生命的疾病。例如胸痛、背痛、主动脉瓣关闭不全的杂音,提示主动脉夹层;心包摩擦音提示急性心包炎;奇脉提示心脏压塞;气胸表现为气管移位、急性呼吸困难、胸膜疼痛和呼吸音改变。

(二)实验室及辅助检查

1.心电图

ST-T 波动态变化是 NSTE-ACS 最有诊断价值的心电图表现,即伴随症状而出现的短暂的 ST 偏移伴或不伴有 T 波倒置,随着胸痛的缓解而常完全或部分恢复。症状缓解后,ST 段抬高或降低,或 T 波倒置不能完全恢复,是预后不良的标志。部分患者发作时倒置 T 波呈"伪正常化",发作后恢复至原倒置状态。NSTEMI 的心电图 ST 段压低和 T 波倒置比不稳定型心绞痛更加明显和持久,可有一系列演变过程(例如 T 波倒置逐渐加深,再逐渐变浅,部分还出现异常 Q 波),但两者鉴别主要是 NSTEMI 伴有心肌损伤标志物升高。约 25% NSTEMI 可演变为 Q 波心肌梗死,其余 75% 则为非 Q 波心肌梗死。

ST 段和 T 波异常还有其他的病因,例如心肌病、心包炎、心肌炎、早期复极综合征、预缴综合征、束支传导阻滞、心室肥厚等也可引起 ST 段、T 波改变,三环抗抑郁药等也可引起 T 波明显倒置。

2.动态心电图

可根据一过性 ST 段改变检测出无痛性心肌缺血,有助于检出心肌缺血,也可用于药物治疗后疗效的评估,并能了解心律失常的情况及与心肌缺血的关系。

3.心肌损伤标志物

心肌损伤标志物是鉴别 UA 和 NSTEMI 的主要标准。心脏肌钙蛋白 T(cTnT)和心脏肌钙蛋白 I(cTnI)较心肌酶 CK 和 CK-MB 更敏感、更可靠,cTnT 和 cTnI 升高表明心肌损害,水平高低与心肌损害的程度有关。当 cTnT 和 cTnI 峰值超过正常对照值的 99 百分位,可诊为NSTEMI。cTnT 和 cTnI 是否升高是 NSTE-ACS 危险分层的重要依据。不稳定型心绞痛中cTnT 和 cTnI 升高者较正常者的预后差。

4.冠状动脉造影

如积极药物治疗症状控制不佳或高危患者,应尽早行冠状动脉造影明确病变情况及指导治疗。在长期稳定型心绞痛的基础上出现的不稳定型心绞痛常为多支冠脉病变,而新发的静息心绞痛可能为单支冠脉病变。冠脉造影结果正常的原因可能是冠脉痉挛、冠脉内血栓自发性溶解、微循环灌注障碍等原因引起或冠脉造影病变漏诊,必要时结合 IVUS、OCT 明确病变情况。

5.冠脉 CT

可无创诊断冠状动脉病变。CTA 能够清晰显示冠脉主干及其分支狭窄、钙化、开口起源异常及桥血管病变。另外,CTA 也可作为冠脉支架术后随访手段。

6.其他

其他非创伤性检查包括运动平板、运动放射性核素心肌灌注扫描、药物负荷试验、超声心动图等,也有助于诊断。通过非创伤性检查可以明确缺血面积、缺血相关血管,为血运重建治疗提供依据,指导下一步治疗并评价预后。但急性期应避免作任何形式的负荷试验,宜放在病情稳定后进行。

(三)危险分层

根据患者的症状、血流动力学状态、心电图表现和心肌损伤标志物进行危险分层,评估近期发生非致死性心肌梗死或死亡的危险,识别高危患者,决定治疗策略、判断预后。

1.高危患者

(1)病史:48h 内心肌缺血症状,并逐渐加重。

(2)心绞痛特点:为休息心绞痛发作,且持续时间超过 20min。

(3)体检:肺水肿,S3,新出现的二尖瓣返流杂音,低血压,心动过缓、过速。

(4)年龄:>75 岁。

(5)心电图:休息心绞痛发作时 ST 改变 0.05mV,新出现的束支传导阻滞,持续性室速。

(6)心肌损伤标志物:明显升高(cTnT 或 cTnI>0.1ng/mL)。

具备上述条件一项以上,应先收入重症监护室诊治。

2.中危患者

(1)病史:既往有心肌梗死病史,外周动脉或脑血管病或 CABG、服用阿司匹林史。

(2)心绞痛特点:冠状动脉疾病所致的休息心绞痛发作>20min,但最近 48h 无发作或心绞痛<20min,休息或含硝酸甘油,心绞痛可以缓解。

(3)年龄:>70 岁。

(4)心电图:T 波倒置>0.2mV,病理性 Q 波。

(5)心肌损伤标志物:轻度升高(cTnT>0.01 但<0.1ng/mL)。

具备上述条件一项以上,30d 病死率 1.2%,应先给予心电监护并复查心肌酶。

3.低危患者

(1)2 周前的初发或加重的 CCS Ⅰ～Ⅱ级劳力心绞痛,无休息心绞痛。

(2)心绞痛发作时心电图正常或无变化。

(3)心肌损伤标志物 TNT、TNI 正常(至少是两次结果)。

此外,还应考虑其他影响危险分层的因素,如 EF<40%,有陈旧性心肌梗死史、脑卒中史、周围动脉病史、糖尿病、肺功能不全、肾功能不全、高血压左心室肥厚。有学者建议把 C 反应蛋白(CRP)也列入。宜对高危及中危组患者尽早行血运重建(PTCA 或 CABG)术,低危组可先选择药物治疗,以后择期做血运重建手术,以减少 MI 的发生和延长生命。

(四)诊断注意事项

NSTE-ACS 的诊断主要依靠患者的临床表现,结合相关的阳性辅助检查尤其是心电图的变化,结合危险因素,可以做出明确的诊断。与 NSTE-ACS 症状相似的临床疾病有急性 ST 段抬高性心肌梗死、急性主动脉夹层、急性心包炎、肺栓塞、食管裂孔疝等,可通过详细询问病史、发作时 ST-T 的变化、是否具有冠心病危险因素以及相应的辅助检查进行鉴别,必要时可行冠脉造影检查进行诊断鉴别。值得注意的是,急性 ST 段抬高型心肌梗死与不稳定型心绞痛、非 ST 段抬高型心肌梗死可能为疾病进展的不同阶段。

三、治疗

(一)治疗原则

NSTE-ACS 治疗原则是根据危险分层采取适当的药物治疗和冠脉重建(包括 PCI 和 CABG)策略。应及早发现、及早住院,并加强住院前的就地处理;应连续检测 ECG,以发现缺血和心律失常;多次测定血清心肌标志物。UA 或 NSTEMI 的治疗目标是稳定斑块、防止冠状动脉内血栓形成及发展,纠正心肌供氧及需氧平衡失调,缓解缺血症状,降低并发症发生率和病死率。

（二）一般治疗

（1）NSTEMI 患者应住冠心病监护病室，患者应立即卧床休息 12～24h，给予持续心电监护。

（2）保持环境安静，应尽量对患者进行必要的解释和鼓励，使其能积极配合治疗而又解除焦虑和紧张，可以应用小剂量的镇静剂和抗焦虑药物，使患者得到充分休息和减轻心脏负担。

（3）在最初 2～3d，饮食应以流质为主，以后随着症状减轻而逐渐增加易消化的半流质，宜少量多餐，钠盐和液体的摄入量应根据汗量、尿量、呕吐量及有无心衰而作适当调节。保持大便通畅，便时避免用力，如便秘可给予缓泻药。

（4）对 NSTE-ACS 合并动脉血氧饱和度＜90％、呼吸窘迫或其他低氧血症高危特征的患者，应给予辅助氧疗。

（5）没有禁忌证且给予最大耐受剂量抗心肌缺血药之后仍然有持续缺血性胸痛的 NSTE-ACS 患者，可静脉注射硫酸吗啡。

对 NSTE-ACS 患者，住院期间不应给予非甾体抗炎药（阿司匹林除外），因为这类药物增加主要心血管事件的发生风险。

（三）抗心肌缺血药物治疗

1.硝酸酯类

推荐舌下或静脉使用硝酸酯类药物缓解心绞痛。如患者有反复心绞痛发作，难以控制的高血压或心力衰竭，推荐静脉使用硝酸酯类药物。

硝酸酯是非内皮依赖性血管扩张剂，具有扩张外周血管和冠状动脉的效果。静脉应用该类药物，比舌下含服更有助于改善胸痛症状和心电图 ST-T 变化。在密切监测血压的同时，采用滴定法逐渐增加硝酸酯类的剂量直至症状缓解或者直至高血压患者的血压降至正常水平。症状控制后，则没有必要继续使用硝酸酯类药物，随机对照试验没有证实硝酸酯类可降低主要心血管事件。

2.β受体阻滞剂

存在持续缺血症状的 NSTE-ACS 患者，如无禁忌证，推荐早期使用（24h 内）β受体阻滞剂，并建议继续长期使用，争取达到静息目标心率 55～60 次/min，除非患者心功能 Killip 分级Ⅲ级或以上。

β受体阻滞剂可竞争性抑制循环中的儿茶酚胺对心肌的作用，通过减慢心率、降低血压和减弱心肌收缩力，降低心肌耗氧量，可减少心肌缺血发作和心肌梗死的发展。β受体阻滞剂可将住院病死率的相对风险降低 8％，并且不增加心源性休克的发生。能显著降低心肌梗死后患者 5 年总病死率和猝死率。建议β受体阻滞剂从小剂量开始应用并逐渐增加至患者最大耐受剂量。以下患者应避免早期使用，包括有心力衰竭症状、低心排综合征、进行性心源性休克风险及其他禁忌证患者。另外，怀疑冠状动脉痉挛或可卡因诱发的胸痛患者，也应当避免使用。

3.钙通道阻滞剂（CCB）

持续或反复缺血发作、并且存在β受体阻滞剂禁忌的 NSTE-ACS 患者，非二氢吡啶类

CCB(如维拉帕米或地尔硫草)应作为初始治疗,除了临床有严重左心室功能障碍、心源性休克、PR 间期>0.24s 或二、三度房室传导阻滞而未置入心脏起搏器的患者。在应用 β 受体阻滞剂和硝酸酯类药物后患者仍然存在心绞痛症状或难以控制的高血压,可加用长效二氢吡啶类 CCB。可疑或证实有血管痉挛性心绞痛的患者,可考虑使用 CCB 和硝酸酯类药物,避免使用 β 受体阻滞剂。在无 β 受体阻滞剂治疗时,短效硝苯地平不能用于 NSTE-ACS 患者。

二氢吡啶类(硝苯地平和氨氯地平)主要引起外周血管明显扩张,对心肌收缩力、房室传导和心率几乎没有直接影响。非二氢吡啶类(地尔硫草和维拉帕米)有显著的负性变时、负性变力和负性传导作用。所有 CCB 均能引起冠状动脉扩张,可用于变异性心绞痛。短效硝苯地平可导致剂量相关的冠状动脉疾病病死率增加,不建议常规使用。长效制剂对有收缩期高血压的老年患者可能有效。

4.尼可地尔

尼可地尔兼有 ATP 依赖的钾通道开放作用及硝酸酯样作用。推荐尼可地尔用于对硝酸酯类不能耐受的 NSTE-ACS 患者。

5.肾素-血管紧张素-醛固酮系统抑制剂

所有 LVEF<40% 的患者以及高血压、糖尿病或稳定的慢性肾脏病患者,如无禁忌证,应开始并长期持续使用血管紧张素转化酶抑制剂(ACEI)。对 ACEI 不耐受的 LVEF<40% 的心力衰竭或心肌梗死患者,推荐使用血管紧张素 II 受体拮抗剂(ARB)。

心肌梗死后正在接受治疗剂量的 ACEI 和 β 受体阻滞剂且合并 LVEF≤40%、糖尿病或心力衰竭的患者,如无明显肾功能不全(男性血肌酐>212.5μmol/L 或女性血肌酐>170μmol/L)或高钾血症,推荐使用醛固酮受体拮抗剂。

ACEI 不具有直接抗心肌缺血作用,但通过阻断肾素-血管紧张素系统发挥心血管保护作用。近期心肌梗死患者应用 ACEI 可降低患者的病死率,尤其是左心室功能不全伴或不伴有肺淤血的患者。由于可导致低血压或肾功能不全,因此急性心肌梗死前 24h 内应谨慎使用 ACEI。对有可能出现这些不良事件的高风险患者,可使用卡托普利或依那普利这类短效 ACEI。伴有肾功能不全的患者,应明确肾功能状况以及是否有 ACEI 或 ARB 的禁忌证。ARB 可替代 ACEI,生存率获益相似。联合使用 ACEI 和 ARB,可能增加不良事件的发生。

(四)抗血小板治疗

1.阿司匹林

阿司匹林是抗血小板治疗的基石,如无禁忌证,无论采用何种治疗策略,所有患者均应口服阿司匹林首剂负荷量 150~300mg(未服用过阿司匹林的患者)并以 75~100mg/d 的剂量长期服用。

2.P2Y12 受体抑制剂

目前国内常用的口服 P2Y12 受体抑制剂包括氯吡格雷和替格瑞洛。氯吡格雷是一种前体药物,需通过肝细胞色素酶 P450(CYP)氧化生成活性代谢产物才能发挥抗血小板作用,与 P2Y12 受体不可逆结合。替格瑞洛是一种直接作用、可逆结合的新型 P2Y12 受体抑制剂,相比氯吡格雷,具有更快速、强效抑制血小板的特点。

除非有极高出血风险等禁忌证,在阿司匹林基础上应联合应用1种P2Y12受体抑制剂,并维持至少12个月。选择包括替格瑞洛(180mg负荷剂量,90mg、2次/d维持)或氯吡格雷(负荷剂量300~600mg,75mg/d维持)。

无论采取何种治疗策略,一旦诊断NSTE-ACS,均应尽快给予P2Y12受体抑制剂。尚缺乏对计划给予介入治疗的NSTE-ACS患者应用替格瑞洛或氯吡格雷的最佳术前给药时间的相关研究。对计划接受保守治疗的NSTE-ACS患者,如无禁忌证,确诊后应尽早给予P2Y12受体抑制剂。

3.血小板膜糖蛋白Ⅱb/Ⅲa(GPⅡb/Ⅲa)受体拮抗剂(GPI)

激活的GPⅡb/Ⅲa受体与纤维蛋白原结合,形成在激活血小板之间的桥梁,导致血小板血栓形成。GPⅡb/Ⅲa受体拮抗剂能有效地与血小板表面的GPⅡb/Ⅲa结合,迅速抑制血小板的聚集。阿昔单抗为单克隆抗体,合成的该类药物还包括替罗非班和依替巴肽。国内目前使用的GPI主要为替罗非班。和阿昔单抗相比,小分子替罗非班具有更好的安全性。应考虑在PCI过程中使用GPI,尤其是高危(cTn升高、合并糖尿病等)或血栓并发症患者。不建议早期常规使用GPI。

(五)抗凝治疗

急性期的抗凝治疗是为了抑制凝血酶的生成和(或)活化,减少血栓相关的事件发生。研究表明,抗凝联合抗血小板治疗比任何单一治疗更有效。

拟行PCI且未接受任何抗凝治疗的患者使用普通肝素70~100U/kg(如果联合应用GPI,则给予50~70U/kg剂量)。初始普通肝素治疗后,PCI术中可在活化凝血时间(ACT)指导下追加普通肝素(ACT≥225s)。术前用依诺肝素的患者,PCI时应考虑依诺肝素作为抗凝药。不建议普通肝素与低分子肝素交叉使用。PCI术后停用抗凝药物,除非有其他治疗指征。

无论采用何种治疗策略,磺达肝癸钠(2.5mg/d皮下注射)的药效和安全性最好。正在接受磺达肝癸钠治疗的患者行PCI时,建议术中一次性静脉推注普通肝素85U/kg或在联合应用GPI时推注普通肝素60U/kg。

如果磺达肝癸钠不可用时,建议使用依诺肝素(1mg/kg、2次/d皮下注射)或普通肝素。

PCI时比伐芦定[静脉推注0.75mg/kg,然后以1.75mg/(kg·h),术后维持3~4h]可作为普通肝素联合GPI的替代治疗。

1.普通肝素

尽管普通肝素与其他抗凝方案相比出血发生率会增加,仍被广泛应用于NSTE-ACS患者冠状动脉造影前的短期抗凝。应根据ACT调整PCI术中静脉推注普通肝素的剂量或根据体重调整。肝素应用期间应监测血小板计数以早期检出肝素诱导的血小板减少症。

2.低分子量肝素

低分子量肝素比普通肝素的剂量效应相关性更好,且肝素诱导血小板减少症的发生率更低。NSTE-ACS患者中常用的为依诺肝素,对已接受依诺肝素治疗的NSTE-ACS患者,如果最后一次皮下注射距离PCI的时间<8h,则不需要追加依诺肝素。反之,则需追加依诺肝素(0.3mg/kg)静脉注射。不建议PCI时换用其他类型抗凝药物。

3.磺达肝癸钠

非口服的选择性 Ｘa 因子抑制剂磺达肝癸钠是一种人工合成的戊多糖,可与抗凝血酶高亲和力并可逆地非共价键结合,进而抑制抗凝血酶的生成。估算的肾小球滤过率(eGFR)<20mL/(min·1.73m²)时,禁用磺达肝癸钠。

4.比伐芦定

比伐芦定能够与凝血酶直接结合,抑制凝血酶介导的纤维蛋白原向纤维蛋白的转化。比伐芦定可灭活和纤维蛋白结合的凝血酶以及游离的凝血酶。由于不与血浆蛋白结合,其抗凝效果的可预测性比普通肝素更好。比伐芦定经肾脏清除,半衰期为 25min。抗凝作用可逆而短暂,可减少总不良事件和出血风险,且不增加支架内血栓风险。

(六)他汀类药物治疗

他汀类药物除了对血脂的调节作用外,还可以稳定斑块、改善内皮细胞功能,如无禁忌证,应尽早启动强化他汀治疗,并长期维持。不建议 PCI 术前使用负荷剂量他汀。对已接受中等剂量他汀治疗但低密度脂蛋白胆固醇(LDL-C)仍≥1.8mmol/L 的患者,可增加他汀剂量或联合依折麦布进一步降低 LDL-C。

(七)血运重建治疗

1.侵入性治疗策略

对符合 GRACE 评分为极高危标准的患者应选择 2h 内紧急侵入性治疗策略(包括血流动力学不稳定或心源性休克,药物治疗无效的反复发作或持续性胸痛,致命性心律失常或心搏骤停,心肌梗死合并机械并发症,急性心力衰竭,反复的 ST-T 波动态改变尤其是伴随间歇性 ST 段抬高);对符合高危标准者应选择 24h 内早期侵入性治疗策略(包括心肌梗死相关的肌钙蛋白上升或下降,ST 段或 T 波的动态改变,GRACE 评分>140);对符合中危标准者应选择 72h 内延迟侵入性治疗策略(包括糖尿病,肾功能不全,LVEF<40%或慢性心力衰竭,早期心肌梗死后心绞痛,PCI 史,CABG 史,GRACE 评分 109～140);对于无上述情况者建议先行无创方法进行缺血评估。

2.保守治疗

(1)冠心病患者:①非阻塞性冠心病,与阻塞性冠心病患者比较,较年轻,多为女性,且较少合并糖尿病、既往心肌梗死史或 PCI 史。②不适合血运重建治疗的冠心病患者:部分 ACS 患者常因严重或弥散性病变不适合血运重建治疗,该类患者病死率较高。缓解顽固性心绞痛是药物治疗的主要目标。

(2)冠状动脉造影正常的患者:①应激性心肌病。是一种与情绪应激有关但病因不明的心肌病。其特点是具有与心肌梗死相似的胸痛、心肌酶升高、短期左心室功能不全,但冠状动脉造影正常。②冠状动脉血栓栓塞。根据造影表现区分冠状动脉血栓栓塞和冠状动脉粥样硬化血栓形成较为困难。冠状动脉血栓栓塞的机制可能是系统性疾病导致动脉血栓形成或心源性栓塞(特别是心房颤动或心房扑动)以及其他疾病如卵圆孔未闭导致的体循环性栓塞。③冠状动脉痉挛。患者多较年轻,常为重度吸烟者。冠状动脉痉挛的症状多较重,可以是自发的,也可以由乙酰胆碱、寒冷加压试验或过度换气激发。单用 CCB 或与硝酸酯联用预防冠状动脉痉挛有效。④冠状动脉微血管病变冠状动脉微血管病变是一种以典型的劳力型心绞痛、负荷试验表现为心电图 ST 段压低(提示心内膜下缺血)和冠状动脉造影表现为非闭塞性病变为特点的综合征。尚不明确其病理生理机制。越来越多的证据提示,微血管性心绞痛患者对疼痛的反应性增强。最重要的治疗方案是安抚和缓解症状,硝酸酯、β 受体阻滞剂和 CCB 治疗有效。⑤自发性冠状动脉夹层。自发性冠状动脉夹层形成后若未引起冠状动脉完全闭塞,在临床上可表现为不稳定型心绞痛,而一旦血栓形成堵闭管腔或夹层假腔压迫血管真腔致血流受限,则可致急性心肌梗死。其病因尚不明确,由于临床较罕见,治疗尚存争议。可采用保守治疗,也有采用 PCI 或 CABG 治疗的报道。

3.PCI 治疗

在桡动脉路径经验丰富的中心,建议冠状动脉造影和 PCI 选择桡动脉路径。行 PCI 的患者,建议使用新一代药物洗脱支架(DES)。多支病变患者,建议根据当地心脏团队方案,基于临床状况、合并疾病和病变严重程度(包括分布、病变特点和 SYNTAX 评分)选择血运重建策略。因出血风险增高而拟行短期(30d)双联抗血小板治疗(DAPT)的患者,新一代 DES 优于裸金属支架(BMS)。

4.CABG

左主干或三支血管病变且左心室功能减退(LVEF<50%)的患者(尤其合并糖尿病时),CABG 后生存率优于 PCI。双支血管病变且累及前降支近段伴左心室功能减退(LVEF<50%)或无创性检查提示心肌缺血患者宜 CABG 或 PCI。强化药物治疗下仍有心肌缺血而不能进行 PCI 时,可考虑 CABG。

非急诊 CABG:稳定后的 NSTE-ACS 患者进行非急诊 CABG 的时机应个体化。

5.心源性休克的治疗

合并顽固性心绞痛、ST 段改变或心源性休克的急性心力衰竭患者,建议进行紧急冠状动脉造影。合并心源性休克的患者,如果冠状动脉解剖条件适合,建议采取即刻 PCI;若冠状动脉解剖条件不适合 PCI,建议行紧急 CABG。因机械性并发症导致血流动力学不稳定和(或)心源性休克时,应行主动脉内球囊反搏术。合并心源性休克的患者,可短时间行机械循环支持。

第二节　ST 段抬高型心肌梗死

ST 段抬高型心肌梗死(STEMI)是指在冠状动脉病变的基础上,冠状动脉血流中断,使相应的心肌出现严重而持久的急性缺血,最终导致心肌的缺血性坏死。在临床上常有持久的胸骨后压榨性疼痛、发热、白细胞计数增高、血清心肌损伤标志物升高以及特征性心电图动态演变,并可出现多种心律失常、心源性休克或心力衰竭,是急性冠状动脉综合征(ACS)的最严重类型。STEMI 是动脉粥样硬化患者的主要死亡原因之一。

一、病因和发病机制

冠状动脉内阻塞性血栓形成的最初事件是动脉粥样硬化斑块的破裂或溃疡形成。斑块破裂导致斑块中的致栓物质暴露于循环中的血小板,如胶原纤维蛋白、血管病性血友病因子、玻璃体结合蛋白、纤维蛋白原、纤维连接蛋白等。血小板黏附在溃疡表面,随之引起血小板激活与聚集,导致血栓形成,纤维蛋白原转变成纤维蛋白,继而激活血小板及引起血管收缩,这其中部分也是由于血小板源性血管收缩物质所致。这种血栓前的外环境促进了一个活动血栓(包括血小板、纤维蛋白、凝血酶及红细胞)的形成和建立,引起梗死相关动脉(IRA)的阻塞,心肌缺血坏死。

由于心外膜冠状动脉前向血流的中断,相应血管供应的心肌缺血,立即失去了正常的收缩功能,异常的心肌收缩方式:运动不协调、运动减弱、运动消失和运动障碍,其严重程度主要取决于梗死部位、梗死程度及范围。缺血区心肌功能失调可通过增强功能正常的心肌运动来弥补,这主要通过急性代偿机制(包括交感神经系统活性增强)及 Frank-Starling 机制(即增加心脏前负荷,使回心血量增多,心室舒张末容积增加,从而增加心排血量及提高心脏做功)来实现。急性心肌梗死引起的心力衰竭也称泵衰竭,按 Killip 分级可分为 4 级,见表 2-2-1。

表 2-2-1 急性心肌梗死 Killip 分级

Killip 分级	定义
Ⅰ级	尚无明显心力衰竭
Ⅱ级	有左心衰竭,肺部啰音<50％肺野
Ⅲ级	有急性肺水肿,全肺大、小、干、湿啰音
Ⅳ级	心源性休克

二、临床表现

(一)前驱症状

患者发病前几天或几周内会出现典型前驱症状。其中以新发心绞痛和原有心绞痛加重最为突出。心绞痛发作较前频繁、程度加重、持续时间延长、硝酸甘油效果差等较常见。

(二)症状

1.疼痛

胸痛是 STEMI 患者最早出现、最为突出的症状,但患者疼痛程度不一,通常都较为严重,在某些情况下是患者无法忍受的,疼痛持续时间较长,通常超过 30min,甚至可持续达数小时。这种不适可描述为紧缩感、烧灼感、压迫感或压缩感。常位于胸骨后或心前区,可向左肩、左臂及左手尺侧后背部放射,引起左手臂、手指及后背部不适感。在部分 STEMI 患者中,疼痛最初发生于上腹部,引起腹部的一系列症状而被误认为消化道疾病。某些患者可出现疼痛向肩背部、上肢颈部、下颚甚至肩胛区放射。STEMI 引起的胸痛通常持续时间长,多在 30min以上,甚至可达数小时,休息或含服硝酸甘油后不能缓解,患者常有濒死感。但有 8％～10％的 STEMI 患者无疼痛症状,尤其多见于老年患者,一般有较高的心力衰竭发生率。

2.全身症状

全身症状常有大汗、发热、心动过速及白细胞增高等表现。发热常出现在发病后 1～2d,主要为心肌坏死物吸收引起,通常为低热,在 38℃左右,很少高于 39℃,持续约 1 周。

3.消化道症状

50％以上的STEMI患者有恶心、呕吐,可能由于迷走神经反射或与左心室内的机械刺激感受器有关。下壁STEMI患者比前壁STEMI患者这些症状更为多见。

4.心律失常

心律失常见于绝大多数STEMI患者,分为快速性心律失常和缓慢性心律失常,多发生于发病后1～2d。前壁STEMI多数易引起快速性心律失常(如室性期前收缩、室性心动过速、心房扑动、心房纤颤等),以室性期前收缩最为常见,如室性期前收缩连续出现短阵室速,甚至出现RonT现象,为室颤发生的先兆。部分患者入院前死亡的主要原因为室颤。下壁STEMI易引起缓慢性心律失常(如窦性心动过缓、房室传导阻滞、束支传导阻滞、窦性停搏等),主要与右冠闭塞引起窦房结或房室结血供减少有关。

5.急性左心衰竭或心源性休克

在部分患者,尤其是老年人,STEMI的临床表现通常不是疼痛而是表现为更严重的急性左心衰竭和(或)心源性休克,这些症状可能同时伴有出汗、呼吸困难、恶心和呕吐、意识不清等。

(三)体征

心脏听诊常有心动过速、心动过缓、各种心律失常。第一心音、第二心音减弱以及第四心音也较常见,提示心脏收缩力和左心室顺应性降低。在STEMI以及二尖瓣功能失调(乳头肌功能不全,二尖瓣关闭不全)引起的二尖瓣反流患者可闻及收缩期杂音。第三心音通常反映为左心室充盈压力增加,左心室功能严重失调。右心室STEMI患者常表现出明显的颈静脉怒张和V波以及三尖瓣反流。大面积心肌缺血患者及既往有心肌梗死患者常在心肌梗死早期就存在左心功能不全表现,如呼吸困难、咳嗽、发绀、肺部啰音等。

三、诊断和鉴别诊断

(一)诊断

1.急性心肌梗死的诊断标准

在符合急性心肌缺血的情况下,当存在心肌坏死的证据时,应当使用急性心肌梗死的术语。在这些情况下,下述标准任何一条均符合急性心肌梗死的诊断。

(1)心肌损伤标志物[首选肌钙蛋白(cTn)]升高和(或)下降,至少有1次超过99％参考值上限,并且至少包含以下1条。①心肌缺血症状。②新出现的或推测新出现的明显的ST-T改变或新发左束支传导阻滞(LBBB)。③心电图出现新近的病理性Q波。④新出现的存活心肌丢失或新出现的局部室壁运动异常的影像学证据。⑤经冠状动脉造影(CAG)或尸检证实有冠状动脉内血栓。

(2)提示心肌缺血症状的心脏死亡和推测新的心电图改变或新的LBBB,但死亡发生在心脏标志物获得或者升高之前。

(3)PCI相关的心肌梗死:基线cTn正常时,cTn升高>5×99％参考值上限;基线cTn升高或稳定或逐步下降时,cTn较基线升高>20％。此外,需包含以下任意1条。①心肌缺血症状。②新的心电图缺血改变。③CAG 发现一条主要冠状动脉或一条边支丢失或持续慢血流或无血流或栓塞;有新近出现的存活心肌丢失的影像学证据或新的局部室壁运动异常。④支架内血栓相关的心肌梗死:存在心肌缺血的症状,通过 CAG 或尸检发现心肌梗死,心脏标志物升高和(或)下降,至少有 1 次超过 99%参考值上限。⑤冠状动脉搭桥术(CABG)相关的心肌梗死:基线 cTn 正常时,cTn 升高>10×99%参考值上限;基线 cTn 升高、稳定或逐步下降时,cTn 较基线升高>20%。此外,需包含以下任意 1 条。a.新发的病理性 Q 波或者新出现的LBBB。b.CAG 证实桥血管或冠状动脉新的闭塞。c.有新近出现的存活心肌丢失的影像学证据或新的局部室壁运动异常。

2.既往心肌梗死的诊断(下述任意一项均符合既往心肌梗死的诊断)

(1)在没有心肌缺血的情况下,出现有症状或无症状的病理性 Q 波。

(2)在没有心肌缺血的情况下,有局部存活心肌细胞减少的影像学证据,局部心肌变薄或不能收缩。

(3)既往心肌梗死的病理学改变。

3.病史及体格检查

①病史:STEMI 患者临床表现多变,有些患者症状较轻,未能引起患者重视,而有些患者发病急骤,病情严重,以急性左心衰竭、心源性休克甚至猝死为主要表现。但大多数有诱发因素,最常见有情绪变化(紧张、激动、焦虑等)和过度体力活动,其他的如血压升高、休克、脱水、出血、外科手术、严重心律失常等。这些诱发因素能促发不稳定的粥样斑块发生破裂,形成血栓,从而导致 STEMI 的发生。对于典型的心肌梗死引起的胸痛诊断难度不大,但对于不典型胸痛(如上腹痛、呼吸困难、恶心、呕吐等)、无痛性心肌梗死以及其他不典型症状均应引起高度重视,特别多见于女性、老年患者、糖尿病患者,因为这些症状常不易让医生联想到与心脏疾病有关,从而延误诊治。STEMI 常见非典型表现如下。①新发生或恶化的心力衰竭;②典型心绞痛,但性质不严重,无较长持续时间;③疼痛部位不典型的心绞痛;④中枢神经系统症状;⑤过度焦虑,突发狂躁等;⑥晕厥;⑦休克;⑧急性消化道症状。

②体格检查:所有 STEMI 患者应密切注意生命体征,并观察患者有无外周循环衰竭的表现,如面色苍白、皮肤湿冷等。血压除早期升高外,绝大多数患者血压下降,有高血压的患者,血压常在未服药的情况下降至正常。前壁 STEMI 多表现为交感神经兴奋引起的心率增快及快速性心律失常,而下壁 STEMI 多表现为副交感神经兴奋引起的心率减慢及缓慢性心律失常。心脏听诊可出现第一心音、第二心音减弱以及第四心音。

4.心电图

(1)心电图的特征:心电图不仅是诊断 STEMI 的重要手段之一,而且还可以起到定位、定时的作用。ST 段弓背向上抬高,尤其是伴随 T 波改变以及相对应导联的 ST 段压低以及病理性 Q 波,并伴有持续超过 20min 的胸痛,强烈支持 STEMI 的诊断。《心肌梗死全球统一定义》推荐 STEMI 的心电图诊断标准:两个相邻导联新出现 J 点抬高;在 V_2、V_3 导联,男性(>40岁)≥0.2mV,男性(<40 岁)≥0.25mV,女性≥0.15mV;在其他导联≥0.1mV。

(2)动态演变:ST 段的动态演变及 T 波改变伴随病理性 Q 波出现,对 STEMI 的诊断具有高度特异性。

(3)定位诊断:根据心电图特征性改变的导联可对急性心肌梗死进行定位诊断,但是许多因素限制了心电图对于 STEMI 的诊断和定位:心肌损伤的范围、梗死的时间、梗死的部位(如12 导联心电图对于左心室后外侧区敏感程度较差)、传导异常、既往梗死或急性心包炎、电解质浓度的改变以及心血管活性药物的使用。心电图诊断前壁及下壁 STEMI 意见统一,对侧壁及后壁 STEMI 无统一依据。另外,在部分 STEMI 患者中,由于梗死位置的因素,心电图并不能出现典型的 ST 段改变。因此,即使缺乏 STEMI 的典型心电图改变,也需要立即开始针对心肌缺血进行必要的治疗,并尽可能完善相关检查排除 STEMI,避免恶性心律失常的发生。

所有疑似 STEMI 的患者入院后 10min 内必须完成一份 12 导联心电图。如为下壁心肌梗死,需加做后壁及右胸导联。如早期心电图不能确诊,需 5～10min 后重复行心电图检查,并注意动态观察。

5.心脏生化标志物

心肌损伤标志物呈动态升高改变是 STEMI 诊断的标准之一。敏感的心脏标志物测定可发现尚无心电图改变的小灶性梗死,对于疑似 STEMI 的患者,建议于入院即刻、2～4h、6～9h、12～24h 行心肌损伤标志物测定,以进行诊断并评估预后。

(1)cTn:是诊断心肌坏死特异性和敏感性最高的心肌损伤标志物,主要有 cTnI 和 cTnT,STEMI 患者症状发生后 2～4h 开始升高,10～24h 达到峰值,cTnI 持续 5～10d,cTnT 持续5～14d,但 cTnI/cTnT 不能对超过 2 周的心肌梗死患者进行诊断。需要注意的是,cTn 的灵敏度相当高,但在某些情况(如肾衰竭、充血性心力衰竭、心脏创伤、电复律后、射频消融后、病毒感染等)下,cTn 也同样可以升高,出现假阳性情况。因此,不能单凭 cTnI/cTnT 升高而诊断急性心肌梗死,还应结合心电图、患者临床情况等进行全面分析。

(2)肌酸激酶同工酶(CK-MB):对判断心肌坏死的临床特异性较高,STEMI 后 6h 即升高,24h 达到高峰,持续 3～4d。由于首次 STEMI 后 cTn 将持续升高一段时间(7～14d),CK-MB 更适于诊断再发心肌梗死。连续测定 CK-MB 还可作为判断溶栓治疗效果的指标之一,血管再通时 CK-MB 峰值前移(14h 以内)。

(3)其他:天门冬氨酸氨基转移酶(AST)、乳酸脱氢酶(LDH)对诊断 STEMI 特异性差,已不再推荐用于诊断 STEMI。肌红蛋白测定有助于早期诊断,敏感性较高,但特异性差,并且检测的时间窗较短。STEMI 后 1～2h 即升高,4～8h 达到高峰,持续 12～24h。

6.影像学检查

超声心动图可作为早期诊断急性心肌梗死的辅助检查之一,可发现节段性室壁运动异常和室壁反常运动,收缩时室壁运动变薄是心肌缺血的典型表现。同时,超声心动图能检测STEMI 患者的心功能情况,对其预后进行评估。在 STEMI 患者出现心源性休克时,超声心动图可用于检测导致低心排血量的机械性因素(如新出现的室间隔穿孔或乳头肌功能失调),并将之与左心室收缩功能障碍相互鉴别。超声心动图可作为 STEMI 患者常用的影像学检查,但注意急性心肌梗死早期患者必须行床旁超声心动图检查。X 线检查能够早期发现心力衰竭和心脏扩大的迹象以及急性左心衰竭引起肺水肿时的改变,即肺血管周围的渗出液可使纹理模糊、肺门阴影不清楚,相互融合呈不规则片状模糊影,弥漫分布或局限于一侧或一叶或见于肺门两侧,由内向外逐渐变淡,形成所谓"蝶形肺门",同时小叶间隔中的积液可使间隔增宽,形成小叶间隔线,即 KerleyA 线和 B 线等。放射性核素心肌显像可评判心肌灌注情况,同时可评价患者的心功能情况。STEMI 强调早期再灌注治疗,因此影像学检查在急性 STEMI 的应用受到了很大的限制。必须指出,不应该因等待患者血清心脏生化标志物测定和影像学检查结果而延迟再灌注治疗。

(二)鉴别诊断

STEMI 的持续性胸痛应与以下疾病相鉴别,特别是危重疾病。

1.主动脉夹层

胸痛呈撕裂样、剧烈且很快达到高峰,常放射至肩背部及下肢,心率增快、血压升高,当夹层累及冠状动脉开口,会出现 ACS,心脏彩超、主动脉增强 CT 有助于鉴别。

2.肺动脉栓塞

常表现为突发呼吸困难、胸痛、咯血、晕厥等,肺动脉瓣第二心音亢进,心电图可出现典型 SⅠQⅢTⅢ表现,心肌损伤标志物常不高,血气分析、D-二聚体、肺动脉 CT 有助于鉴别。

3.急性心包炎

胸痛常伴发热,深呼吸时加重,早期可闻及心包摩擦音,心电图有 ST 段弓背向下型抬高,心肌损伤标志物常不高。

4.不稳定型心绞痛

胸痛时间较短,一般少于 20min,心电图常呈 ST 段下移,T 波倒置,但变异型心绞痛有 ST 抬高,但无病理性 Q 波,心肌损伤标志物常不高。

5.急腹症

如食管反流伴痉挛、消化道穿孔、急性胰腺炎、急性胆囊炎等急腹症常与 STEMI 混淆,但一般无心电图改变和心肌损伤标志物增高。

四、治疗

STEMI 的治疗原则是保护和维持心脏功能,挽救濒死的心肌,防止梗死面积扩大,缩小心肌缺血范围,及时处理各种并发症,防止猝死,使患者不但能度过急性期,且康复后还能保持尽可能多的有功能的心肌。

(一)一般治疗

患者应住入冠心病监护病室,卧床休息 12~24h,给予持续心电监护。病情稳定或血运重建后症状控制,应鼓励早期活动。下肢做被动运动可防止静脉血栓形成。活动量的增加应循序渐进。应尽量对患者进行必要的解释和鼓励,使其能积极配合治疗而又解除焦虑和紧张情绪,可以应用小剂量的镇静剂和抗焦虑药物(常用苯二氮䓬类),使患者得到充分休息和减轻心脏负担。保持大便通畅,如便秘可给予缓泻剂。有明确低氧血症(氧饱和度低于 90%)或存在左心室功能衰竭时才需补充氧气。在最初 2~3d 饮食应以容易消化的流质、半流质为主,宜少量多餐,钠盐和液体的摄入量应根据汗量、尿量、呕吐量及有无心力衰竭而作适当调节。

(二)再灌注治疗

及早再通闭塞的冠状动脉,使心肌得到再灌注,挽救濒死的心肌或缩小心肌梗死的范围,是一种关键的治疗措施。它还可极有效地解除疼痛。

1.溶栓治疗

虽然近年来STEMI急性期行直接PCI已成为首选方法,但溶栓治疗具有快速、简便、经济的特点,在不具备PCI条件的医院或因各种原因使FMC至PCI时间明显延迟时,对有适应证的STEMI患者,静脉内溶栓仍是较好的选择。溶栓获益情况主要取决于治疗时间和TIMI血流情况。在发病3h内行溶栓治疗,梗死相关血管的开通率增高,病死率明显降低,其临床疗效与直接PCI相当。发病3~12h内行溶栓治疗,其疗效不如直接PCI,但仍能获益。发病12~24h内,如果仍有持续或间断的缺血症状和持续ST段抬高,溶栓治疗仍然有效。LBBB、大面积梗死(前壁MI、下壁MI合并右心室梗死)患者,溶栓获益最大。而对于NSTE-ACS,溶栓治疗不仅无益反而有增加AMI的倾向,因此标准溶栓治疗目前仅用于STEMI患者。

(1)溶栓治疗的适应证:①发病12h内,预期FMC至PCI时间延迟大于120min,无溶栓禁忌证者;②发病12~24h仍有进行性缺血性疼痛和至少2个胸导联或肢体导联ST段抬高>0.1mV或血流动力学不稳定,无直接PCI条件者;③发病12h后若症状已缓解,不应采取溶栓治疗;④计划进行直接PCI前不推荐溶栓治疗;⑤ST段压低的患者(除正后壁心肌梗死或合并aVR导联ST段抬高)不应采取溶栓治疗。

(2)溶栓治疗的禁忌证:①近期(14d内)有活动性出血(胃肠道溃疡出血、咯血、痔疮出血等),做过外科手术或活体组织检查,心肺复苏术后(体外心脏按压、心内注射、气管插管),不能实施压迫的血管穿刺以及外伤史者。②高血压患者血压>180/110mmHg或不能排除主动脉夹层分离者。③有出血性脑血管意外史或半年内有缺血性脑血管意外(包括TIA)史者。④对扩容和升压药无反应的休克。⑤妊娠、感染性心内膜炎、二尖瓣病变合并心房颤动且高度怀疑左心房内有血栓者。⑥糖尿病合并视网膜病变者。⑦出血性疾病或有出血倾向者,严重的肝肾功能障碍及进展性疾病(如恶性肿瘤)者。由于中国人群的出血性卒中发病率高,因此年龄≥75岁患者应首选PCI,选择溶栓治疗时应慎重,酌情减少溶栓药物剂量。

(3)溶栓药物:①特异性纤溶酶原激活剂。可选择性激活血栓中与纤维蛋白结合的纤溶酶原,对全身纤溶活性影响较小,无抗原性,建议优先采用。重组组织型纤溶酶原激活剂(rtPA)阿替普酶是目前最常用的溶栓剂。但其半衰期短,为防止梗死相关动脉再阻塞需联合应用肝素(24~48h)。最常用的为人重组组织型纤溶酶原激活剂阿替普酶。其他新型特异性纤溶酶原激活剂,采用基因工程改良的组织型纤溶酶原激活剂衍生物,溶栓治疗的选择性更高,半衰期延长,适合弹丸式静脉推注,药物剂量和不良反应均减少,使用方便。已用于临床的有瑞替普酶、兰替普酶和替奈普酶(TNK-PA)等,均需要联合肝素(48h),以防止再闭塞。②非特异性纤溶酶原激活剂:对血栓部位或体循环中纤溶系统均有作用,常导致全身性纤溶活性增高,常用的有尿激酶(UK或rUK)和尿激酶原,无抗原性和过敏反应。链激酶(或重组链激酶)也是非特异性纤溶酶原激活剂,由于存在抗原性和过敏反应,临床上已较少使用。

(4)给药方案:①阿替普酶。首先静脉推注15mg,随后0.75mg/kg在30min内持续静脉滴注(最大剂量不超过50mg),继之0.5mg/kg于60min持续静脉滴注(最大剂量不超过35mg)。②瑞替普酶。10单位溶于5~10mL注射用水,2min以上静脉推注,30min后重复上述剂量。③替奈普酶。30~50mg溶于10mL生理盐水静脉推注,根据体重调整剂量。如体重<60kg,剂量为30mg;体重每增加10kg,剂量增加5mg,最大剂量为50mg。④尿激酶。150万U溶于100mL生理盐水,30min内静脉滴入。⑤重组人尿激酶原。20mg溶于10mL生理盐水,3min内静脉推注,继以30mg溶于90mL生理盐水,30min内静脉滴完。

(5)溶栓治疗期间的辅助抗凝治疗:尿激酶和尿激酶原为非选择性的溶栓剂,故在溶栓治疗后短时间内(12h内)不存在再次血栓形成的可能,对于溶栓有效的患者,溶栓结束后12h皮下注射普通肝素7500U或低分子肝素,共3~5d。对于溶栓治疗失败者,辅助抗凝治疗则无明显临床益处。对于阿替普酶、瑞替普酶和替奈普酶等选择性的溶栓剂,溶栓使血管再通后仍有再次血栓形成的可能,因此在溶栓治疗前后均应给予充分的肝素治疗。溶栓前先给予5000U肝素冲击量,然后以1000U/h的肝素持续静脉滴注24~48h,以出血时间延长2倍为基准,调整肝素用量。亦可选择低分子量肝素替代普通肝素治疗,其临床疗效相同,如依诺肝素,首先静脉推注30mg,然后以1mg/kg的剂量皮下注射,每12h 1次,用3~5d为宜。

(6)溶栓再通的判断指标。①直接指征。冠状动脉造影所示血流情况通常采用TIMI分级:根据TIMI分级达到2、3级者表明血管再通,但2级者通而不畅,TIMI3级为完全性再通,溶栓失败则梗死相关血管持续闭塞(TIMI 0~1级)。②间接指征。a.60~90min内抬高的ST段至少回落50%;b.cTnT峰值提前至发病12h内,CK-MB酶峰提前到14h内出现;c.2h内胸痛症状明显缓解;d.治疗后的2~3h内出现再灌注心律失常,如加速性室性自主心律、房室传导阻滞或束支传导阻滞突然改善或消失或下壁MI患者出现一过性窦性心动过缓、窦房传导阻滞伴或不伴低血压。上述四项中,心电图变化和心肌损伤标志物峰值前移最重要。

2.介入治疗(PCI)

直接PCI是指AMI患者未经溶栓治疗直接进行冠状动脉血管成形术。目前直接PCI已被公认为首选的最安全有效的恢复心肌再灌注的治疗手段,梗死相关血管的开通率高于药物溶栓治疗,尤其对来院时发病时间已超过3h或对溶栓治疗有禁忌证的患者。直接PCI的指征:①能及时进行(就诊至球囊扩张时间<90min),症状发病<12h(包括正后壁心肌梗死)或伴有新出现或可能新出现LBBB者。②发病36h内出现休克,病变适合血管重建,并能在休克发生18h内完成者。③症状发作<12h,伴有严重心功能不全和(或)肺水肿(KillipⅢ级)者。④发病12~24h内具备以下1个或多个条件时:a.严重心力衰竭;b.血流动力学或心电不稳定;c.持续缺血的证据。发病>24h、无症状、血流动力学和心电稳定的患者不宜行直接PCI治疗。

急诊PCI应当由有经验的医生(每年至少独立完成50例PCI),并在具备条件的导管室(每年至少完成100例PCI)进行,建议常规支架植入(首选第二代药物洗脱支架),经桡动脉路径可为首选,血栓抽吸可用于血栓负荷大的病变。

若STEMI患者首诊于无直接PCI条件的医院,当预计FMC至PCI的时间延迟<120min时,应尽可能地将患者转运至有直接PCI条件的医院;如预计FMC至PCI的时间延迟>120min,则应于30min内溶栓治疗。结合我国情况,也可将有PCI资质的医生转运到有PCI硬件的医院进行直接PCI。溶栓治疗成功的患者建议送至有条件行PCI的医院,在溶栓后3~24h的时间窗内进行冠状动脉造影,对残余高度狭窄的病变进行血运重建,可以减少再梗死和心肌缺血的发生。

溶栓治疗失败者则应考虑做补救性 PCI,但只有在复发起病后 90min 内即能开始 PCI 者获益较大,否则应重复应用溶栓药,不过重复给予溶栓药物会增加严重出血并发症发生的概率。

3.冠状动脉旁路移植手术(CABG)

对少数合并心源性休克、严重心力衰竭,而冠状动脉病变不适宜 PCI 者或出现心肌梗死机械并发症需外科手术修复时可选择急诊 CABG。

(三)其他药物治疗

1.抗血小板治疗

抗血小板治疗能减少 STEMI 患者的主要心血管事件的发生,因此除非有禁忌证,所有患者应给予本项治疗。

(1)环氧化酶抑制剂:所有无禁忌证患者起病后都应迅速给予阿司匹林,起始负荷剂量为 150～300mg(非肠溶型),首剂应嚼碎以加快吸收,以便迅速抑制血小板激活状态,以后改用小剂量 75～100mg/d,如无禁忌证或不耐受应无限期使用。阿司匹林主要的不良反应是胃肠道反应和上消化道出血,部分患者还存在血小板抵抗现象。对有胃肠道出血或消化道溃疡病史者,推荐联合用质子泵抑制剂。

(2)二磷酸腺苷(ADP)P2Y12 受体抑制剂:氯吡格雷和噻氯匹定属噻吩吡啶类衍生物,能不可逆地选择性阻断血小板 ADP 受体,从而抑制 ADP 诱导的血小板聚集。早年使用的噻氯匹定起效较慢且不良反应多,目前已不再使用,而被氯吡格雷替代,后者的作用和噻氯匹定相当,但不良反应明显减少。普拉格雷和替格瑞洛是新型 ADP P2Y12 受体抑制剂,前者是新一代噻吩吡啶类药物,也是前体药物,代谢后不可逆抑制 P2Y12 受体,但起效快,而后者是另一类抗血小板药物,属环戊基-三唑并嘧啶,活性药物,可逆性地抑制 P2Y12 受体。与氯吡格雷相比,两者具有抗血小板聚集作用更强、起效快、作用更持久、不受代谢酶遗传多态性影响的特点。所有 STEMI 患者,只要无禁忌证,均应在阿司匹林基础上联合血小板 P2Y12 受体抑制剂治疗 12 个月,可以选择氯吡格雷负荷剂量为 300～600mg,以后 75mg/d 维持;或替格瑞洛 180mg 负荷剂量,之后 90mg 每日 2 次维持,但在血小板 P2Y12 受体抑制剂治疗时可优先选择替格瑞洛,尤其是对于中高缺血风险(如 cTn 升高)的患者。在接受 PCI 且出血并发症风险不高的患者,优先选择普拉格雷(负荷剂量 60mg,维持剂量 10mg/d)而非氯吡格雷,但普拉格雷不能用于既往有卒中或短暂脑缺血发作病史的患者。对于阿司匹林不能耐受的患者,氯吡格雷可替代阿司匹林作为长期的抗血小板治疗药物。肾功能不全(eGFR<60mL/min)患者无须调整 ADPP2Y12 受体抑制剂用量。

(3)血小板膜糖蛋白Ⅱb/Ⅲa(GPⅡb/Ⅲa)受体拮抗药:激活的 GPⅡb/Ⅲa 受体与纤维蛋白原结合,在血小板之间形成桥梁,导致血小板血栓形成。阿昔单抗是直接抑制 GPⅡb/Ⅲa 受体的单克隆抗体,在血小板激活起重要作用的情况下,特别是患者接受介入治疗时,该药多能有效地与血小板表面的 GPⅡb/Ⅲa 受体结合,从而抑制血小板的聚集,进一步降低血栓事件风险。一般使用方法是先静脉注射冲击量 0.25mg/kg,然后 10μg/(kg·h)静滴 12～24h,目前建议对血栓负荷大的患者在 PCI 术中开始使用,阿昔单抗不推荐用于不准备行 PCI 的患者。合成的该类药物还包括替罗非班和依替巴肽。替罗非班是目前国内最常用的 GPⅡb/Ⅲa 受体拮抗药,其用法:负荷量 10μg/(kg·min),静脉推注>3min;维持量 0.15μg/(kg·min),静脉泵入 24~36h。肌酐清除率<30mL/min 者减半。

(4)环核苷酸磷酸二酯酶抑制剂:西洛他唑(每次 50~100mg,每日 2 次)除有抗血小板聚集和舒张外周血管作用外,还具有抗平滑肌细胞增生、改善内皮细胞功能等作用。但目前西洛他唑预防 PCI 术后急性并发症的研究证据尚不充分,所以仅作为阿司匹林不耐受或氯吡格雷耐药患者的替代药物。

但 STEMI 静脉溶栓患者,如年龄>75 岁,则用氯吡格雷 75mg,以后 75mg/d,维持 12 个月。在服用 P2Y12 受体抑制剂而拟行 CABG 的患者应在术前停用 P2Y12 受体抑制剂,择期 CABG 需停用至少 5d,急诊时至少停用 24h。STEMI 合并房颤需持续抗凝治疗的直接 PCI 患者,建议应用氯吡格雷 600mg 负荷量,以后每天 75mg。在有效的双联抗血小板及抗凝治疗情况下,不推荐 STEMI 患者造影前常规应用 GPⅡb/Ⅲa 受体拮抗剂;高危患者或造影提示血栓负荷重、未给予适当负荷量 P2Y12 受体抑制剂的患者可静脉使用替罗非班或依替巴肽。直接 PCI 时,冠状动脉内注射替罗非班有助于减少无复流、改善心肌微循环灌注。

2.抗凝治疗

除非有禁忌证,所有 STEMI 患者无论是否采用溶栓治疗,都应在抗血小板治疗的基础上常规接受抗凝治疗。抗凝治疗能建立和维持梗死相关动脉的通畅,并能预防深静脉血栓形成、肺动脉栓塞以及心室内血栓形成。常用的抗凝药包括普通肝素、低分子肝素、磺达肝癸钠和比伐卢定。

(1)磺达肝癸钠:是选择性 Xa 因子间接抑制剂。对于接受溶栓或未行再灌注治疗的患者,磺达肝癸钠有利于降低死亡和再梗死,而不增加出血并发症,使用最长 8d。因此 STEMI 患者整个住院期间或直至行 PCI 时,抗凝治疗优先推荐使用磺达肝癸钠(2.5mg/d,皮下注射);如应用磺达肝癸钠的患者接受 PCI 治疗,则需额外给予抗Ⅱa因子活性的抗凝药[如普通肝素 85U/kg(同时使用 GPⅡb/Ⅲa 受体拮抗药则剂量调整为 60IU/kg)或比伐卢定],因存在导管内血栓形成的风险。当没有磺达肝癸钠时,推荐给予依诺肝素;如果没有磺达肝癸钠或依诺肝素,则推荐给予普通肝素[活化部分凝血活酶时间(APTT)为 50~70s]或其他特定推荐剂量的低分子肝素(LWMH)。

(2)肝素和 LWMH:肝素的推荐剂量是先给予 60U/kg 静脉注射(最大剂量 4000U),然后以 12U/(kg·h)(最大剂量 1000U/h)的速度静脉滴注,持续 48h 或直至行 PCI。治疗过程中需注意开始用药或调整剂量后 6h 测定部分激活凝血酶时间(APTT),根据 APTT 调整肝素用量,使 APTT 控制在 50~70s。但是,肝素对富含血小板的血栓作用较弱,且肝素的作用可由于肝素结合血浆蛋白而受影响。未口服阿司匹林的患者停用肝素后可能使胸痛加重,与停用肝素后引起继发性凝血酶活性增高有关。因此,肝素以逐渐停用为宜。LWMH 与普通肝素相比,具有更合理的抗 Xa 因子和Ⅱa因子活性的作用,可以皮下应用,不需要实验室监测,临床观察表明,LWMH 较普通肝素有疗效肯定、使用方便的优点。目前推荐的 LWMH 主要为依诺肝素 1mg/kg 皮下注射,每 12h 1 次(肌酐清除率<30mL/min 者则每天1次),整个住院期间应用(最多 8d)或直至行 PCI 前 8~12h,接受 PCI 时再静脉给予 0.3mg/kg。其他

LWMH 还包括那曲肝素 0.1mL/10kg 或达肝素 120U/kg(最大剂量 10000U),皮下注射,每 12h 一次。

(3)直接抗凝血酶的药物:直接 PCI 尤其出血风险高时,比伐卢定可以降低介入治疗围术期急性冠状动脉血栓事件的风险且出血并发症少,因此此类患者可用比伐卢定替代普通肝素联合 GP Ⅱ b/Ⅲ a 受体拮抗药作为 PCI 术中抗凝用药。比伐卢定的用法:先静脉推注负荷剂量 0.75mg/kg,再静脉滴注 1.75mg/(kg·h),不需监测 ACT,操作结束后继续静滴 3～4h 有利于减少支架内血栓的形成。

CHA$_2$DS$_2$-VASc 评分≥2 分的房颤患者、心脏机械瓣膜置换术后、合并无症状左心室附壁血栓或静脉血栓栓塞患者应给予口服抗凝药治疗,但需注意出血的风险,服用华法林者需严密监测 INR,缩短监测间隔。DES 后接受双联抗血小板治疗的患者如加用华法林时应控制 INR 2.0～2.5。出血风险大的患者可应用华法林加氯吡格雷治疗。HAS-BLED 评分可用于评估患者的出血风险,出血风险小的患者(HAS-BLED 评分<2 分),三联抗栓可使用 6 个月,6 个月后改为口服抗凝药加单抗血小板药,12 个月后单服抗凝药。对出血风险大(HAS-BLED 评分>3 分)的患者,三联抗栓治疗的时间要缩短(1 个月)或使用口服抗凝药联合氯吡格雷的二联抗栓方案。

3.硝酸酯类药物

对于有持续性胸部不适、高血压、大面积前壁 MI、急性左心衰竭的患者,在最初 24～48h 的治疗中,静脉内应用硝酸酯类药物有利于控制心肌缺血发作,缩小梗死面积,降低短期甚至可能长期病死率。静脉内应用硝酸甘油开始用 5～10μg/min,每 5～10min 增加 5～10μg,直至症状缓解或平均压降低 10%但收缩压不低于 90mmHg。有下壁 MI、可疑右心室梗死或明显低血压的患者(收缩压低于 90mmHg),尤其合并明显心动过缓或心动过速时,硝酸酯类药物能降低心室充盈压,引起血压降低和反射性心动过速,应慎用或不用。无并发症的 MI 低危患者不必常规给予硝酸酯类药物。

4.镇痛剂

如硝酸酯类药物不能使疼痛迅速缓解,应立即给予吗啡,10mg 稀释成 10mL,每次 2～3mL 静脉注射,必要时 5min 重复 1 次,总量不宜超过 15mg。吗啡的不良反应有恶心、呕吐、低血压和呼吸抑制。一旦出现呼吸抑制,可每隔 3min 静脉注射纳洛酮 0.4mg(最多 3 次)拮抗。使用非甾体抗炎药(NSAID)(除了阿司匹林)会增加主要不良心血管事件的风险,故不应早期使用。

5.β受体阻滞剂

无禁忌证时,应于发病后 24h 内常规口服,以减少心肌耗氧量和改善缺血区的氧供需失衡,限制 MI 面积,减少复发性心肌缺血、再梗死、室颤及其他恶性心律失常,对降低急性期病死率有肯定的疗效。在无心力衰竭、低排出量状态、心源性休克风险或其他禁忌证(PR 间期>0.24s 的一度、二度或三度房室传导阻滞但未安装起搏器等)的情况下,应在最初 24h 内早期口服 β受体阻滞剂,推荐使用琥珀酸美托洛尔、卡维地洛、比索洛尔。急性期一般不静脉应用,除非患者有剧烈的缺血性胸痛或伴血压显著升高且其他处理未能缓解时。口服从小剂量开始(相当于目标剂量 1/4),逐渐递增,使静息心率降至 55～60 次/min。静脉用药多选择美托洛尔,静脉推注每次 5mg,共 3 次,如果心率低于 60 次/min 或收缩压低于 100mmHg,则停止给药,静脉注射总量为 15mg。末次静脉给药后应以口服制剂维持。

6.通道阻滞剂(CCB)

非二氢吡啶类 CCB 维拉帕米或地尔硫草用于急性期,除了能控制室上性心律失常,对减少梗死范围或心血管事件并无益处。因此,不建议对 STEMI 患者常规应用非二氢吡啶类 CCB。但非二氢吡啶类 CCB 可用于硝酸酯和 β 受体阻滞剂之后仍有持续性心肌缺血或房颤房扑伴心室率过快的患者。STEMI 合并难以控制的高血压患者,可在 ACEI 或 ARB 和 β 受体阻滞剂的基础上应用长效二氢吡啶类 CCB。血流动力学表现在 Killip Ⅱ 级以上的 STEMI 患者应避免应用非二氢吡啶类 CCB。不推荐使用短效二氢吡啶类 CCB。

7.ACEI 和 ARB

ACEI 主要通过影响心肌重构、减轻心室过度扩张而减少充血性心力衰竭的发生,降低病死率。对于合并 LVEF≤40% 或肺淤血以及高血压、糖尿病和慢性肾病的 STEMI 患者,如无禁忌证,应该尽早并长期应用。给药时应从小剂量开始,逐渐增加至目标剂量。如患者不能耐受 ACEI,可考虑给予 ARB,不推荐常规联合应用 ACEI 和 ARB;对能耐受 ACEI 的患者,不推荐常规用 ARB 替代 ACEI。

8.调脂治疗

患者应在入院 24h 之内评估空腹血脂谱。如无禁忌证,无论血基线 LDL-C 水平和饮食控制情况如何,均建议早期和持续应用(3～6 个月)高强度的他汀类药物,使 LDL-C 水平降至 <70mg/dL 或自基线降低 50%,并长期使用他汀类药物。目前推荐的高强度的他汀类药物主要包括阿托伐他汀 20～80mg/d 或瑞舒伐他汀 10～20mg/d,剂量因人而异,要考虑患者的体重、肝功能、肾功能等情况。使用最大耐受剂量他汀后仍不能达标或不能耐受他汀者可使用其他降脂药物,如胆固醇吸收抑制剂依折麦布(口服 10mg/d)或 PCSK9 抑制剂。甘油三酯显著升高者可加用贝特类药物。

9.醛固酮受体拮抗剂

通常在 ACEI 治疗的基础上使用。对 STEMI 后 LVEF≤40%、有心功能不全或糖尿病,无明显肾功能不全、血钾≤5.0mmol/L 的患者,应给予醛固酮受体拮抗剂。

(四)抗心律失常治疗

1.室性心律失常

急性期持续性和(或)伴血流动力学不稳定的室性心律失常需要及时处理。室颤或持续多形性室速应立即行非同步直流电除颤。单形性室速伴血流动力学不稳定或药物疗效不满意时,也应尽早采用同步直流电复律。有效的再灌注治疗、早期应用 β 受体阻滞剂、纠正电解质紊乱,可降低 STEMI 患者 48h 内室颤发生率。对于室速经电复律后仍反复发作的患者建议静脉应用胺碘酮联合 β 受体阻滞剂治疗。对无症状室性期前收缩、非持续性室速(持续时间<30s)和加速性室性自主心律,通常不需要预防性使用抗心律失常药物,但长期口服 β 受体阻滞剂将提高 STEMI 患者远期生存率。室性逸搏心律除非心率过于缓慢,一般不需要特殊处理。不支持在 STEMI 患者中常规补充镁剂,除非是尖端扭转型室性心动过速。急性期过

后(40d后),仍有复杂性室性心律失常或非持续性室速尤其是伴有显著左心室收缩功能不全者,死亡危险增加,应考虑安装植入式心脏复律除颤器(ICD),以预防猝死。

2.缓慢的窦性心律失常

除非存在低血压或心率<50次/min,一般不需要治疗。对于伴有低血压的心动过缓(可能减少心肌灌注),可静脉注射硫酸阿托品 0.5～1mg,如疗效不明显,几分钟后可重复注射。最好是多次小剂量注射,因大剂量阿托品会诱发心动过速。虽然静脉滴注异丙肾上腺素也有效,但由于其会增加心肌需氧量和心律失常的危险,因此不推荐使用。药物无效或发生明显不良反应时也可考虑应用人工心脏起搏器。

3.房室传导阻滞

二度Ⅰ型和Ⅱ型房室传导阻滞以及并发于下壁心肌梗死的三度房室传导阻滞心率>50次/min且QRS波不宽者,无须处理,但应严密监护。下列情况是安置临时起搏器的指征:①二度Ⅱ型或三度房室传导阻滞QRS波增宽者。②二度或三度房室传导阻滞出现过心室停搏。③三度房室传导阻滞心率<50次/min,伴有明显低血压或心力衰竭,经药物治疗效果差。④二度或三度房室传导阻滞合并频发室性心律失常。STEMI后2～3周进展为三度房室传导阻滞或阻滞部位在希氏束以下者应安置永久起搏器。

4.室上性快速心律失常

STEMI时,房颤发生率为 10%～20%,处理包括控制心室率和转复窦性心律。禁用Ⅰc类抗心律失常药物,可选用β受体阻滞剂、洋地黄类、维拉帕米、胺碘酮等药物治疗,治疗无效时可考虑应用同步直流电复律。房颤的转复和心室率控制过程中应充分重视抗凝治疗。

5.心脏停搏

立即作胸外心脏按压和人工呼吸,注射肾上腺素、异丙肾上腺素、乳酸钠和阿托品等,并施行其他心肺复苏处理。

(五)抗低血压和心源性休克治疗

根据休克纯属心源性,抑或尚有周围血管舒缩障碍或血容量不足等因素存在,而分别处理。

1.补充血容量

约20%的患者由于呕吐、出汗、发热,使用利尿剂和不进饮食等原因而有血容量不足,需要补充血容量来治疗,但又要防止补充过多而引起心力衰竭。可根据血流动力学监测结果来决定输液量。如中心静脉压低,在5～10cmH$_2$O,肺楔嵌压在6～12mmHg以下,心排血量低,提示血容量不足,可静脉滴注低分子右旋糖酐或5%～10%葡萄糖液,输液后如中心静脉压上升>18cmH$_2$O,肺楔嵌压>15～18mmHg,则应停止。右心室梗死时,中心静脉压的升高则未必是补充血容量的禁忌。

2.应用升压药

补充血容量,血压仍不升,而肺楔嵌压和心排血量正常时,提示周围血管张力不足,可选用血管收缩药。①多巴胺:<3μg/(kg·min)可增加肾血流量;严重低血压时,以5～15μg/(kg·min)静脉滴注。②多巴酚丁胺:必要时可以3～10μg/(kg·min)与多巴胺同时静脉滴注。③去甲

肾上腺素:大剂量多巴胺无效时,也可以 $2\sim8\mu g/min$ 静脉滴注。

3.应用血管扩张剂

经上述处理,血压仍不升,而肺楔嵌压增高,心排血量低或周围血管显著收缩,以至四肢厥冷,并有发绀时,可用血管扩张药以减低周围阻力和心脏的后负荷,降低左心室射血阻力,增强收缩功能,从而增加心排血量,改善休克状态。血管扩张药要在血流动力学严密监测下谨慎应用,可选用硝酸甘油($50\sim100\mu g/min$ 静滴)或二硝酸异山梨醇($2.5\sim10mg/$次,舌下含服或 $30\sim100\mu g/min$ 静滴)、硝普钠($15\sim400\mu g/min$ 静滴)、酚妥拉明($0.25\sim1mg/min$ 静滴)等。

4.治疗休克的其他措施

包括纠正酸中毒、纠正电解质紊乱、避免脑缺血、保护肾功能,必要时应用糖皮质激素和洋地黄制剂。

5.辅助循环装置

包括主动脉内球囊反搏术(IABP)和左心室辅助装置。IABP 以增高舒张期动脉压而不增加左心室收缩期负荷,并有助于增加冠状动脉灌流,为 STEMI 合并心源性休克患者接受冠状动脉造影和机械性再灌注治疗(PCI 或 CABG)提供重要的时间过渡和机会,是此类患者的 Ⅰ 类推荐。对大面积 STEMI 或高危患者(年龄>75 岁、以往有心力衰竭史、左主干或三支血管病变、持续低血压、KillipⅢ~Ⅳ级、收缩压<120mmHg 且持续性心动过速、顽固性室速伴血流动力学不稳定等)应考虑预防性应用 IABP,出现机械性并发症如室间隔穿孔、乳头肌断裂等时,应尽可能早期使用 IABP。

经皮左心室辅助装置通过辅助泵将左心房或左心室的氧合血液引流至泵内,然后再注入主动脉系统,部分或完全替代心脏的泵血功能,从而减轻左心室负担,保证全身组织、器官的血液供应,可用于 IABP 无效的严重患者。

(六)心力衰竭治疗

主要是治疗左心室衰竭。治疗取决于病情的严重性。病情较轻者,给予袢利尿剂(如静脉注射呋塞米 $20\sim40mg$,必要时 $1\sim4h$ 重复 1 次),一般即可见效。病情严重者如无低血压,可应用血管扩张剂(如静脉用硝酸酯类药物)。如无低血压、低血容量或明显的肾衰竭,则应在 24h 内开始应用 ACEI,不能耐受者则改用 ARB。严重心力衰竭(KillipⅢ级)或急性肺水肿患者,除适量应用利尿药和静脉用硝酸酯类外,应尽早使用机械辅助通气治疗。肺水肿合并高血压是静脉滴注硝普钠的最佳适应证,常从小剂量($10\mu g/min$)开始,并根据血压逐渐增加至合适剂量。当血压明显降低时,可静脉滴注多巴胺[$5\sim15\mu g/(kg \cdot min)$]和(或)多巴酚丁胺。存在肾灌注不足时,可使用小剂量多巴胺[$<3\mu g/(kg \cdot min)$]。应考虑早期血运重建治疗。

(七)并发症治疗

室壁膨胀瘤形成伴左心室衰竭或心律失常时可行外科切除术。并发心室间隔穿孔,如无心源性休克,血管扩张剂(例如静脉滴注硝酸甘油)可产生一定的改善作用,但 IABP 辅助循环最有效。紧急外科手术对合并室间隔穿孔伴心源性休克患者可提供生存的机会,对某些选择性患者也可行经皮导管室间隔缺损封堵术。乳头肌断裂致急性二尖瓣反流宜在血管扩张剂联合 IABP 辅助循环下尽早外科手术治疗。急性的心室游离壁破裂外科手术的成功率极低,几乎都是致命的。假性室壁瘤是左心室游离壁的不完全破裂,可通过外科手术修补。但 STEMI 急性期时因坏死组织脆软,使心外科早期手术难度增大,因此最佳手术时机尚未达成共识。心肌梗死后综合征严重病例必须用 NSAIDs 或皮质类固醇短程冲击治疗,但应用不宜超过数天,因其可能干扰 STEMI 后心室肌的早期愈合。

(八)右室心肌梗死的处理

治疗措施与左心室 MI 略有不同,右室 MI 多伴有下壁 MI 伴休克或低血压而无左心衰竭的表现,其血流动力学检查常显示中心静脉压、右心房和右心室充盈压增高,而肺楔嵌压、左心室充盈压正常甚至下降。治疗原则是维持有效的右心室前负荷,避免使用利尿剂和血管扩张剂(如硝酸酯类、ACEI/ARB 和阿片类)。经积极静脉扩容治疗,并最好进行血流动力学监测,肺毛细血管楔压如达 15mmHg,即应停止补液。若补液 1 000～2 000mL 血压仍不回升,应静脉滴注正性肌力药(如多巴酚丁胺或多巴胺)。合并高度房室传导阻滞时,可予临时起搏。

(九)康复和出院后治疗

出院后最初 3～6 周体力活动应逐渐增加。鼓励患者恢复中等量的体力活动(步行、体操、太极拳等)。如 STEMI 后 6 周仍能保持较好的心功能,则绝大多数患者都能恢复其所有正常的活动。与患者的生活方式、年龄和心脏状况相适应的有规律的运动计划可降低缺血事件发生的风险,增强总体健康状况。对患者的生活方式提出建议、进一步控制危险因素,可改善患者的预后。

第三节 心律失常

一、心房颤动

心房颤动(房颤)是以不协调的心房活动为特征的室上性心动过速,是最常见的持续性心律失常,占总人口的 1%～2%。在未来 50 年内,房颤的患病率将会是现在的 2 倍以上,主要与人口老龄化、慢性心脏病发病率增加以及先进的监测设备使得诊断率提高等有关。

房颤的患病率随年龄的增长而升高:在 40～50 岁的人群中,发病率低于 0.5%,而在 80 岁以上的老年人中发生率为 5%～15%。男性的患病率高于女性。在 40 岁以上的人群中,房颤的终生风险约为 25%。房颤常常发生于器质性心脏病,但也有相当比例的房颤患者没有明显的心脏疾病。

(一)病因和发病机制

房颤的发生与维持和各种心血管疾病相关。多种因素通过促进心房组织基质的改变,对房颤的发生和维持形成累加效应:①年龄增长增加房颤发生的风险,这可能是年龄依赖的心房肌损伤和相关的传导障碍引起的。②高血压是初次诊断的房颤和房颤并发症的危险因素,包括卒中和系统性血栓栓塞等。③30% 的房颤患者有症状性心力衰竭,并且高达 30%～40% 的心力衰竭患者都合并房颤。心力衰竭既可能是房颤的结果,也可能是房颤的病因。④约30%的房颤患者合并瓣膜性心脏病。左心房扩张引起的房颤常在二尖瓣狭窄和(或)反流病程的早期可以看到,而主动脉瓣疾病则多在疾病后期阶段发生房颤。⑤心肌病,包括原发性心脏电传导疾病,发生房颤的风险升高,特别是在年轻患者中。10%的房颤患者中存在较为罕见的心肌病。⑥先天性心脏缺损包括房间隔缺损、单心室、大动脉转位性 Mustard 术后或行 Fontan 术后的患者房颤的风险增加。10%～15%的房颤患者存在房间隔缺损。

一些非心血管疾病与房颤的发生也有关系。严重的甲状腺功能障碍可以是房颤的唯一病因,也可能会促发房颤相关的并发症。近期调查显示,房颤人群中甲状腺功能亢进或减退等情况并不常见,但亚临床的甲状腺功能障碍可能会引起房颤。另外,肥胖、糖尿病、慢性阻塞性肺疾病、睡眠呼吸暂停、慢性肾脏病等与房颤的发生和维持均有一定关系。

部分房颤具有家族遗传特性,尤其是早发性房颤。在过去的数年中,发现了大量的与房颤相关的遗传性心脏综合征。短 QT 综合征、长 QT 综合征以及 Brugada 综合征等与包括房颤在内的多种室上性心律失常相关。

房颤患者的心房在组织学上被证实常有缓慢和进展性的结构重构,该过程的典型标志是成纤维细胞通过增殖和分化形成肌纤维母细胞,并增强结缔组织的沉积和纤维化。结构重构导致肌束间的电分离和局部传导的异质性,从而引发房颤并使其持续存在。该电解剖基质使得存在多个小的折返环路成为可能,后者可以使心律失常变得稳定。

房颤的发生和维持需要在解剖基质的基础上有触发事件。目前的资料支持两种关于房颤发生的学说:局灶机制和多子波假说。房颤的局灶起源学说得到认可,是因为房颤,特别是阵发性房颤常常可找到局灶源,消融该点后房颤能消除。由于有效不应期较短以及心肌纤维方向的突然改变,肺静脉更可能会引发房颤并使其持续存在。对于阵发性房颤,消融肺静脉和左心房的交界处及其周围组织等主频较高的部位,可导致患者的房颤周长逐渐延长,并转复为窦性心律;而对于持续性房颤,主频较高的部位遍布整个心房,消融或转复为窦性心律会更加困难。多子波假说认为房颤持续的原因是数个独立子波以看似无序的方式沿着心房肌持续传导。颤动波阵面持续经受了波前、波后的相互作用,导致波裂并生成新的波阵面,而波阵面的阻滞、碰撞和融合趋向于使其数量减少。只要波阵面的数量不低于临界水平,那么多子波将会使心律失常持续存在。这些机制可能相互不是孤立的,可以共存。

房颤患者的血流动力学可以发生变化,其影响因素:心房协同收缩的丧失;快速的心室率;不规则的心室反应;心肌血流量减少以及长期的变化,如心房和心室心肌病。房颤发作后,心房协同机械收缩功能的急性丧失导致心排血量降低 5%～15%。对于心室顺应性降低的患者,如左心室肥厚或高血压等,由于心脏舒张期充盈主要依靠心房收缩,房颤时对心排血量的影响则更为明显。由于舒张间期缩短,过快的心室率限制了心室的充盈。心率相关的心室之间或心室内传导延迟可能会导致左心室的不同步和心排血量的进一步降低。此外,心室率持续性升高超过 120～130 次/min,可能导致心室心动过速性心肌病,控制心室率可能使这些心肌病的进程得到逆转,心室功能恢复正常,并防止进一步的心房扩张和损伤。

房颤使血栓性卒中的风险显著增加。左心耳处因缺乏机械收缩,血流缓慢;同时房颤时血液成分的改变,包括凝血和血小板的激活以及炎症和生长因子异常等均导致血栓容易形成。

房颤一般需持续约 48h 才有血栓形成。即使房颤转复后,心房顿抑仍会持续 3～4 周,该时间取决于房颤的持续时间。

(二)临床表现

房颤患者的临床表现多种多样,取决于有无器质性心脏病、心功能基础、心室率快慢及发作形式等。部分患者可以没有症状,多见于心室率不快时;也可有相关症状,包括病因相关的表现、心悸、气短、乏力和心前区不适感,尤其在初次发病和阵发性房颤患者明显,严重者可出现晕厥前兆、晕厥、急性肺水肿、心绞痛或心源性休克等。心脏听诊时可有心律绝对不规则、第一心音强弱不等等表现,同时由于部分心搏的心排血量较少,可致脉搏短绌、脉搏强弱不等和血压测量结果差异较大等。如心律变为规则时,应考虑患者是否恢复了窦性心律、转变为心房扑动(房室传导比例固定)、发生完全性房室传导阻滞、出现房室交界性或室性心动过速等。

房颤时发生动脉栓塞事件的风险明显增高,尤以脑卒中的发生率、致死率和致残率最高。其中风湿性心脏病二尖瓣狭窄伴房颤的患者最易发生脑栓塞,且有反复发作倾向。约有 1/5 的卒中是由房颤引起的。阵发性房颤具有与永久性或持续性房颤相同的卒中风险。小规模的观察性研究表明,在没有明显卒中的情况下,无症状栓塞事件可能会导致房颤患者的认知功能障碍。一般说来,房颤本身和引起卒中后导致的功能损害都显著地影响房颤患者的生活质量和运动能力。

(三)诊断和鉴别诊断

体表心电图是诊断房颤的主要工具。房颤在体表心电图上具有以下特征:①"绝对"不规则的 RR 间期,即 RR 间期不遵循重复的模式。②体表心电图上没有 P 波,代之以一系列幅度、形态和时限各不相同的颤动波。这种表现常在 V_1 导联上较明显。有时可表现为似乎规律的心房电活动。③两次心房激动之间的间期(当可以看到时)通常是变化的,平均间期多小于 200ms(频率＞300 次/min)。

临床上,根据心律失常的表现和间期将房颤分为 5 种类型。

1.初次诊断的房颤

对于首次出现房颤的患者,都被视为初次诊断的房颤患者,而不考虑心律失常的持续时间或者房颤相关症状的表现和严重程度。

2.阵发性房颤

房颤可自行终止,通常在 48h 内。虽然阵发性房颤可能会持续长达 7d,但 48h 的时间点在临床上非常重要——超过该时间点,房颤自行转复的可能性不大,必须要考虑抗凝治疗。

3.持续性房颤

持续性房颤是指房颤发作持续时间超过 7d 或者需要采用药物或直流电复律等方法进行心脏复律。

4.持久性房颤

持久性房颤是指房颤持续时间≥1 年,并决定采用节律控制策略。

5.永久性房颤

永久性房颤是指患者(和医生)接受了心律失常的存在。因此,根据定义,对永久性房颤患者,没有采用节律控制干预。如果采用了节律控制策略,将重新被划分为"持久性房颤"。

6.隐匿性房颤

隐匿性房颤是指无房颤相关的症状,但可能表现为房颤相关的并发症(如缺血性卒中或心动过速性心肌病)或者偶然通过心电图诊断。隐匿性房颤可能表现为任何一种时间形式的房颤。

7.孤立性房颤

孤立性房颤多指经临床或心脏超声检查没有心肺疾病、高血压等证据的年轻房颤患者。

部分室上性心律失常可以表现为快速不规则的 RR 间期,酷似房颤,最常见的是房性心动过速和房扑,但也有罕见形式的频发心房异位搏动或是前向性房室结双重传导。大多数房性心动过速和房扑都表现为较长的心房周长(≥200ms)。对于任何疑似房颤的发作,都应记录12 导联心电图,并且应保证记录的时间(大于 30s)和质量,以便评估心房活动。当心室率较快时,Valsalva 动作、颈动脉窦按摩或者腺苷静脉推注使得房室结阻滞可能会有助于分析心房的电活动。房颤的心室率取决于房室结的特性、自主神经张力、有无旁路以及各种药物的作用。Holter 记录检测或事件记录仪进行监测有助于房颤的检测和进一步了解房颤的特点。双腔起搏器和除颤器等植入式器械可以记录心内心房电图,从而可适当检出房颤,尤其是将心律失常间期≥5min 作为临界值的情况下。房颤可以和其他心律失常如房扑或房速一起发生。

房颤的初次评价应包括发作的特点(如阵发性或持续性)、病因和相关的心脏或非心脏疾病以及患者的耐受性。这些可通过病史、体格检查、心电图、超声心动图和甲状腺功能检查等来完成。全面的临床评估:发作时心脏节律的规整性;运动、情绪、饮酒等诱因;症状评估;发作的频度和持续时间;伴随疾病;酗酒史;房颤家族史等。

(四)治疗

任何血流动力学不稳定的新发房颤患者,如果考虑房颤是导致患者不稳定的原因之一,应立即使用直流电复律。不稳定既指患者有明显的症状(如胸痛和肺水肿),也指患者循环不稳定。房颤治疗关键在 3 个方面:控制心室率、降低血栓栓塞风险、房颤心率控制、恢复和维持窦性心律。

1.控制心室率

常用药物减慢房室结传导来控制心室率。合并预激综合征的房颤通常 ECG 有预激波,其处理与单纯通过房室结下传的房颤不同。如前所述,房颤合并预激综合征禁止静脉使用钙拮抗药、β 受体阻滞药、腺苷和利多卡因,因为这些药物促进旁路下传,导致心室率加快、低血压和心室颤动。血流动力学稳定的患者,可以静脉使用 I 类抗心律失常药物(如普鲁卡因胺),减少旁路下传,降低预激程度,有可能使房颤转律。没有预激的患者可以使用下列药物控制心室率。

(1)β 受体阻滞药起效快,口服和静脉制剂半衰期都较短。已知收缩功能减低或心力衰竭的患者慎用。静脉美托洛尔、艾司洛尔和普萘洛尔大约 5min 起效。半衰期不同的口服 β 受体阻滞药可以用于心率控制,包括美托洛尔、普萘洛尔、阿替洛尔、纳多洛尔和一些少见的种类。胺碘酮是一种具有 β 受体阻滞特性的抗心律失常药物,急性期可以用于心率和节律控制。索他洛尔是另一种具有 β 受体阻滞作用的Ⅲ类抗心律失常药物,可以用于心率和节律控制。索他洛尔只有口服制剂,其促心律失常作用比胺碘酮明显。

(2)钙拮抗药如地尔硫草和维拉帕米有静脉和口服制剂。静脉制剂快速起效,药效持续时间较短。这些药物可以快速控制一些患者的心室率。地尔硫草和维拉帕米都有短效和长效口服制剂。

(3)洋地黄一直被用于心率控制。地高辛起效慢,常用于左心室功能减低或有 β 受体阻滞药或钙拮抗药禁忌证的患者(如支气管痉挛性疾病,哮喘或血流动力学不稳定)。地高辛也可以与 β 受体阻滞药或钙拮抗药联用,辅助控制心率。地高辛控制静息心率常有效,但是它控制运动时心室率效果欠佳。因此推荐单用地高辛控制心率的患者应在运动时监测心率,控制活动时心率<110 次/min。

地高辛可以静脉或口服使用。地高辛起效较慢(1~4h)。静脉地高辛的起始剂量是 0.25mg 每 6h 一次,每 24h 总量 1mg。之后根据患者肾功能给予维持剂量。地高辛通常耐受性好,但也有一些不良反应,如胃肠道毒性和神经毒性。由于其半衰期长(38~48h),它很可能与引起患者不适的心动过缓有关,有可能需要临时起搏干预。

(4)血管紧张素转化酶抑制药(ACEI)和血管紧张素Ⅱ受体拮抗药(ARB)可以降低左心房压,减少房早次数,因而降低房颤发生率。同时,这些药物可以降低心房纤维化程度,减少房颤复发。冠状动脉旁路移植术(CABG)患者停用 ACEI 可能与术后房颤有关,联用 ACEI 和抗心律失常药物有助于维持窦性心律。

(5)HMG-CoA 还原酶抑制药:他汀类药物可以降低房颤转复后复发的风险。其潜在机制不明,但是很可能是具有抑制冠心病进展以及抗炎、抗氧化的多效性。

(6)抗心律失常药如多菲莱德和伊布利特对于转复心房扑动和房颤有效,对控制心室率无效。普罗帕酮是ⅠC类抗心律失常药物,发挥轻度 β 受体阻滞作用,能够减慢房室结传导,但是这种作用很少足以控制房颤患者的心率,而且还有可能矛盾性增加房室结传导,加速心室率。氟卡胺是另一种ⅠC类抗心律失常药物,对于心脏结构正常的患者转复房颤非常有效。但是,与普罗帕酮相似,也需要联用减慢房室结传导的药物。

2.血栓风险管理

(1)现有指南推荐所有房颤患者使用抗栓药物预防血栓栓塞,孤立性房颤或有抗栓药物禁忌证的患者除外。孤立性房颤指结构完全正常且年龄<65 岁患者发生的房颤。美国心脏病协会推荐房颤卒中高危患者选择合适的抗栓药物,如既往有血栓栓塞病史的患者(卒中、TIA 和循环栓塞)以及风湿性二尖瓣狭窄的患者。卒中中等程度的危险因素:年龄超过 65 岁、冠心病、心力衰竭、女性、高血压、糖尿病和肾功能不全。具有 1 个以上中等程度危险因素的患者需要使用维生素 K 拮抗药。低危患者或有口服抗凝药物禁忌的患者推荐使用阿司匹林 81~325mg/d 替代维生素 K 拮抗药。近期有证据提示不能耐受华法林的患者使用阿司匹林联合氯吡格雷优于单用任何一种药物。

根据随机对照临床试验(RCTs)结果,有数个临床评分对循环栓塞风险进行分层。其中最知名的是 CHADS 风险指数(心力衰竭、高血压、年龄、糖尿病和卒中)。这是一个评分系统,既往有 TIA 或卒中病史 2 分,下述危险因素每个 1 分:年龄超过 75 岁、高血压、糖尿病或近期心力衰竭。这个评分系统在超过 65 岁的非瓣膜病房颤患者人群中进行过验证,卒中风险在评分最低的 CHADS 0 分组是 1.8%/年,6 分组是 18.2%/年。另一个血栓风险评分系统是 CHA2DS2-VASc,年龄>75 岁和既往 TIA 或卒中病史各 2 分,下列危险因素各 1 分:心力衰竭、高血压、糖尿病、血管疾病、年龄 65~74 岁和女性。这个风险分层方案是 CHADS2 方案的延伸,在原始方案基础上加入更多危险因素对处于抗凝治疗阈值范围的患者可能产生影响。开始给患者抗凝治疗前还有一个出血风险评估,HAS-BLED:高血压、肝/肾功能异常、卒中、出血病史或出血倾向、INR 不稳定、年龄>65 岁和联用药物/饮酒。该出血评分已经用于抗凝治疗出血风险评估。≥3 分提示出血高危,抗凝治疗需谨慎,开始治疗后需要定期随访患者。

电复律后患者应持续抗凝治疗直至恢复窦性心律至少 4 周,以便心房转运机制恢复或房颤转律。4 周后是否需要继续抗凝治疗,根据患者的 CHADS2 评分决定,推荐所有 CHADS2 评分≥2 分的患者长期抗凝。CHADS2 1 分的患者,医生应该和患者讨论长期抗凝和单用阿司匹林的获益和风险。如果房颤已经持续>48h,并且不能等 3 周后再复律,患者应使用静脉普通肝素或皮下注射低分子肝素至 INR 达到治疗范围或使用达比加群酯、利伐沙班或阿派沙班替代,同时,患者应做食管超声(TEE)排除心房血栓,转复后抗凝治疗至少 4 周。

(2)许多大规模临床试验对阿司匹林和华法林降低房颤卒中风险进行比较。总的看来,华法林使每年卒中风险相对降低 68%,阿司匹林降低 0%~44%(平均约 30%)。近期的临床试验提示氯吡格雷对栓塞性卒中风险的降低程度与阿司匹林相近,阿司匹林联合氯吡格雷优于单用任何一种药物,但是仍劣于华法林。

房颤患者是否抗凝治疗既取决于患者血栓栓塞风险,也与出血风险有关。年轻且卒中风险低的患者(年龄小于 65 岁,且没有其他危险因素)以及那些生活方式活跃的患者服用华法林的出血风险较高,阿司匹林可以作为一种可接受的替代方案。年长且卒中风险较高的患者(年龄超过 65 岁,合并或不合并其他危险因素)应使用华法林抗凝,并使 INR 保持在 2~3 或者使用达比加群酯、利伐沙班或阿派沙班替代。即便 INR<2,血栓栓塞风险也会快速升高,INR>3 时,出血风险也相应增高。对于固定低剂量华法林和阿司匹林的研究证实它们与使用华法林控制 INR 2~3 相比,对血栓栓塞风险的保护作用并不十分有效,因此不推荐使用低剂量华法林和阿司匹林。有华法林禁忌并能够耐受阿司匹林、氯吡格雷的患者应使用阿司匹林或阿司匹林联合氯吡格雷。房颤持续时间越长,血栓栓塞的风险也升高。现有指南推荐房颤持续超过 48h 的患者应全身抗凝。可以使用静脉普通肝素,皮下注射低分子肝素或口服达比加群酯、利伐沙班或阿派沙班快速达到这一目标。AHA 指南推荐房颤>48h 且没有抗凝治疗的患者应延迟复律,除非患者十分不稳定,需要尽快转复,之前应使用 TEE 筛查心房是否有血栓。

(3)TEE 在识别左心耳血栓方面比经胸超声敏感得多。ACUTE 研究对比了房颤转复前,3 周抗凝治疗后使用 TEE 筛查与传统方法筛查的效果。TEE 没有左心房血栓的患者开始抗凝后不需等待 3 周立即转复。传统治疗组转复后继续使用华法林 4 周。两组血栓事件率及正常心律维持率都没有显著差异。因此现在 TEE 为不适合使用传统方法时,可以接受的另一种评估血栓的方法。

(4)最高有 1/3 的复律患者心排血量降低,并持续 1 周。偶见,转复后最快 3h 导致肺水肿。转复后心房功能也会立即降低,甚至在自行转复和药物复律后也会有这种情况。4 周内心排血量应该恢复至基线水平。在这个时间段内患者的血栓栓塞风险仍较高,因此,推荐全身抗凝在转复后最短维持 4 周。

(5)4 周后是否继续抗凝治疗取决于患者个体房颤复发的风险。转复不成功或房颤复发,频繁发作的患者应长期抗凝治疗。

(6)除了药物抗凝治疗选择越发多样化之外,现在还有非药物方法降低血栓栓塞风险。PROTECT 研究结果提示 WATCHMAN 左心耳封堵装置在改善血栓栓塞预后方面不劣于华法林。对于这种装置,还需要更多数据验证其长期安全性和有效性。

3.房颤心率控制

房颤患者静息心率已经控制的情况下,轻微活动仍有可能导致心率加快。因此,对慢性房颤患者十分有必要评估次极量和极量运动时的心率反应或者在较长时间段内监测心率(如 24h Holter 监测)。传统标准定义的充分的心率控制虽然因年龄有所不同,大体静息心率控制在 60~80 次/min,中量运动时 90~110 次/min,这种心率控制并不优于更为宽松的心率控制方案,即持续房颤和左心室收缩功能稳定的患者静息心率控制在<110 次/min。

4.恢复和维持窦性心律

没有症状的房颤患者恢复窦性心律与简单控制心室律,并降低血栓栓塞风险的策略相比较究竟是否有更多获益仍存争议。来自非随机临床试验的数据提示因房颤长期使用抗心律失常治疗病死率升高。AFFIRM 研究在无症状房颤患者中对两种治疗策略进行了比较。一组使用抗心律失常药,必要时通过复律来维持窦性心律。另一组仅控制心室率,不强求转复窦性心律。两组都接受抗凝治疗。两组之间生存率和血栓发生率没有差异。

1)直流电复律

如果有必要恢复窦性心律,最有效的方法是直流电复律。直流电复律至少在 80% 的情况下都能成功,而药物复律的成功率较低,与不同临床情况下所使用的抗心律失常药物有关。只要有可能,应在充分镇静后进行直流电复律,同时进行心脏和血流动力学监测,并且有擅长气道管理的专业医师在场。

2)药物复律

先用药物尝试复律的策略优点在于一旦药物复律失败,这些药物仍有助于直流电复律成功和(或)直流电复律后维持窦性心律。同样,任何电复律失败的患者尝试药物复律也是合理的,特别是还计划进行再次电复律的患者。

(1)现有的静脉使用的将房颤转复窦性心律的药物。

①普鲁卡因胺是ⅠA 类抗心律失常药物,常被认为是心脏外科术后药物转复房颤的一线治疗。②胺碘酮是Ⅲ类抗心律失常药物,它有所有 4 类抗心律失常药物的特性。和普鲁卡因胺相同,静脉胺碘酮常被用于心脏外科术后房颤的转复,特别是肾功能不全或普鲁卡因胺转复失败的患者。③伊布利特可以用于房颤药物转复。尖端扭转型室性心动过速的发生率为 1%~2%,高于普鲁卡因胺或胺碘酮。伊布利特只有静脉制剂,因此,不能用于长期维持窦性心律。④维那卡兰近期被欧洲批准用于房颤的药物转复,但是还没有被美国 FDA 批准。它在房颤转复窦性心律方面比胺碘酮更有效。维那卡兰禁用于收缩压<100mmHg、重度主动脉

瓣狭窄、心力衰竭(NYHAⅢ级和Ⅳ级)、过去 30d 内 ACS 或 Q-T 间期延长的患者。用药前患者需充分水化。用药时必须监测 ECG 和血流动力学情况,给药后如果转复不成功,可以行直流电复律。冠心病、高血压病情况稳定或轻度心力衰竭的患者可以使用这种药物。这种药物的临床地位还不明确,但是很可能用于终止新近发生的孤立房颤或高血压、冠心病轻中度(NYHAⅠ级和Ⅱ级)相关的房颤。

(2)许多口服药物可以用于房颤的药物转复。合适的患者使用ⅠC类抗心律失常药物,如氟卡尼和普罗帕酮转复房颤可能特别有效。之后会提到其他一些可以用于房颤患者长期维持窦性心律的药物。需要注意的是,开始或上调抗心律失常药物剂量需慎重,很多情况下应住院在心脏监测的条件下进行。特别是Ⅲ类抗心律失常药物索他洛尔和多菲莱德。没有器质性心脏病的患者可以考虑在门诊开始使用ⅠC类抗心律失常药物,如氟卡尼和普罗帕酮转复。①ⅠA类药物,这类药物的使用在减少,一方面是因为不良反应不能耐受且发生率较高,另一方面是因为有证据提示器质性心脏病的患者使用这类药物可能增加病死率。a.普鲁卡因胺:这种药物因潜在的胃肠道、血液系统和免疫系统不良反应(如狼疮样综合征)已经不常用于房颤的长期治疗。这种药物的活性代谢产物 n-乙酰卡尼(NAPA)经肾清除,有Ⅲ类抗心律失常药物特性。服药的患者需要监测普鲁卡因胺和 NAPA 的浓度以预防毒性,特别是肾和(或)肝功能不全的患者。b.奎尼丁是另一种ⅠA类药物,因相对较高的胃肠道、血液系统和神经系统不良反应近年来的使用减少。此外,奎尼丁与一些心血管药物及非心血管药物都有相互作用。c.丙吡胺:这种抗心律失常药物适用于治疗迷走神经介导的房颤或肥厚型心肌病患者的房颤。但是,其负性肌力作用比其他ⅠA类药物更大,抗副交感神经效应更明显,如便秘和尿潴留。②ⅠC类药物,这类药物是没有器质性心脏病患者治疗房颤的首选抗心律失常药物,特别是那些"孤立性房颤"。有器质性心脏病的患者不应使用这类药物,特别是已知或怀疑有缺血性心脏病的患者。CAST 研究结果提示心肌梗死后左心室功能不全患者使用氟卡尼控制室性心律失常与病死率升高有关。这一结果导致对任何冠心病患者能否使用ⅠC类药物的顾虑,甚至对其他类型的器质性心脏病也是如此。a.氟卡尼:这种药物耐受性很好,神经系统不良反应发生率低。氟卡尼的口服和静脉制剂都可以用于房颤的急性期转复。随机临床试验结果证实这种药物转复新发房颤,在 4h 转复率是 60%~70%,8h 转复率为 90%。口服和静脉制剂同样有效,只是使用静脉负荷剂量后平均 1h 内可以见到疗效,而口服负荷剂量后需要3h。b.普罗帕酮:这种药物耐受性也很好。其 β 受体阻滞特性限制了这种药物在某些不能耐受 β 受体阻滞药的患者中使用。和索他洛尔相似,这种特性使得普罗帕酮可以单独用于房颤控制和心室率控制。③Ⅲ类药物,这组药物推荐用于有器质性心脏病患者的房颤治疗。a.索他洛尔:这种药物的 β 受体阻滞特性使它既可以单独用于房颤控制,也可以用于心室率控制。但是,这种特性也导致某些患者不耐受,另一些患者则可能导致心力衰竭加重。肾功能不全患者需调整剂量。b.多菲莱德:这是被 FDA 批准用于房颤控制的最新抗心律失常药物。这种药物一般耐受性良好,并被证实可以安全用于器质性心脏病患者,特别是那些有心肌梗死或心力衰竭病史的患者。这种药物有致心律失常特性,特别是肾功能不全的患者。这种药物的处方受到严格控制,仅限于有资质的医生处方。c.胺碘酮:是一种独特的药物,具有所有 4 类抗心律失常药物的特性。同时,它超长的清除半衰期(高达 120d)也是非常独特的。胺碘酮治疗房颤有效,但是由于其潜在的器官毒性较强,通常在其他抗心律失常药物无效或不能耐受时使用,主要是对肝、肺、甲状腺和眼的影响。推荐使用胺碘酮的患者在开始治疗前及开始治疗后规律进行不良反应监测,如眼科检查、肺功能、胸部 X 线检查、肝功能和甲状腺功能化验。d.决奈达龙:是一种多通道阻滞药,可以抑制钠、钾和钙通道,并且有非竞争性抗肾上腺素能神经活性。其不良反应小于胺碘酮,但是疗效也不及胺碘酮。禁用于 NYHA Ⅲ 级和 Ⅳ 级、不稳定心力衰竭患者,也禁止与延长 Q-T 间期药物、强 CYP3A4 抑制药同时使用及肌酐清除率＜30mg/mL 的患者。决奈达龙有可能导致严重的肝脏毒性,使用这种药物的患者需严密监测肝功能。

阿奇利特:一种新的 Ⅲ 类抗心律失常药物,还没有被 FDA 批准用于房颤治疗。

3)房室结消融联合永久起搏器置入

(1)有症状的难治房颤,特别是心室律无法控制或因心动过缓用药受限时,可以考虑房室结消融,并置入心律反应性单腔永久起搏器。这些患者仍需要全身抗凝。近期一项纳入 21 项研究 1100 例因房颤症状明显,做房室结消融的患者的荟萃分析结果提示房室结消融后置入起搏器可以显著改善生活质量、运动耐量和左心室功能,并减轻房颤症状。包括 56 例 LV 功能不全(EF＜40%)患者的亚组研究结果提示,房室结消融并置入永久起搏器可以使 EF 平均提高 8%,并且有 1/3 的患者 EF 完全恢复正常。术后左心室功能仍然不全的患者 5 年生存率＜40%,术后 1 年病死率大约 6.3%,其中包括 2% 猝死,认为与起搏器相关心动过缓导致的 R-on-T 现象有关。因此,虽然没有大量文献支持,仍然推荐房室结消融后第一个月,起搏器程控为最低心率 90 次/min。

(2)房颤置入永久起搏器的指征:发生有症状的心动过缓患者可能是因为房颤治疗导致心动过缓加重,因此可能需要置入永久起搏器。这种情况可能是由于房颤时潜在的窦房结功能不全或房室结传导减慢致心室率减慢所致。现代起搏器有"模式转换"功能,因此发生房颤时起搏模式可以由双腔起搏转化为单腔心室起搏,以避免起搏器跟随心房活动反应为快速心室起搏。

(3)不足之处:虽然如前所述房室结消融可以改善有症状难治房颤患者的症状,这种方法的局限性有可能需要终身抗凝,失去房室顺序以及终身依赖起搏器和其伴随的风险。

近期一些起搏器临床试验证实右心室心尖部起搏与双心室起搏相比较血流动力学效应恶化。PAVE 试验将永久房颤房室结消融术后患者随机分为右心室心尖部起搏和双心室起搏。平均随访 6 个月时,双心室起搏组 6 分钟步行距离更长,峰值氧耗量更高,生活质量也更高。虽然两组左心室射血分数在基线、随访时都没有明显差异,但是双心室起搏组射血分数稳定,而右心室心尖部起搏组射血分数显著下降。

现有指南推荐房室结消融后左心室功能正常或因房颤心室率控制欠佳左心室功能不全可以恢复的患者置入右心室起搏装置。左心室功能不全并非由房颤引起的患者,应考虑双心室起搏带或不带除颤功能。房室结消融后右心室心尖部起搏出现心力衰竭症状的患者可以从右心室心尖起搏系统升级为双心室起搏系统。

4)可以用于房颤治疗的可置入装置

有些装置可以用一阵快速心房起搏或转复性电击来终止房颤。目前也有旨在预防房颤发作的起搏程序的起搏器。但是,没有起搏器指征的患者使用这类起搏器能否获益尚在研究中。置入这类装置的一个难点在于需要装置激活的房颤发作频率不明以及电击会给患者带来不适。

5)有创治疗

目前有两种主要的有创房颤治疗和管理方式,一种为经皮途径,另一种为外科途径。虽然这两种方法不是一线治疗方法,但是近年来这些治疗方法对于抗心律失常药治疗无效或不能耐受的患者来说十分有吸引力。

(1)经导管房颤消融,肺静脉隔离。

房颤射频消融术方法可以差别很大。单从解剖学而言关键在于围绕肺静脉是否形成线性损伤,而不一定要形成入口和出口阻滞。其他技术的关键在于消融自主神经节或复杂碎裂电位区域。基于电位的消融方法使用标测导管识别靶区域的电位情况,但是在靶隔离区域内有可能又有所不同。解剖学消融技术使用最先进的三维标测系统显示左心房和肺静脉的解剖。不同解剖学技术包括对4个肺静脉单独进行隔离或两两一起隔离。此外,也可能采用延伸解剖学消融线至二尖瓣峡部或部分左心房。解剖学消融常使用出口阻滞作为消融终点。

以电位为基础的消融需要使用辅助标测导管。完成环形隔离后,使用标测导管评估消融线之间是否存在缝隙,如果存在,需要把缝隙也消融掉。也有使用电位标测方法在肺静脉隔离后再消融心脏其他区域的做法,包括冠状窦、上腔静脉和右心房。此外,有时会使用腺苷和异丙肾上腺素激发房颤的方法来检测是否还有潜在的消融靶点。

技术的进步改善了消融手术的疗效和安全性。一个重要进展就是消融肺静脉口以外来减少术后肺静脉狭窄的发生率。近期多个指南对左心房正常或轻度扩大的有症状房颤患者,把导管消融作为药物防止房颤复发的合理替代方式,是Ⅰ类推荐。此外,在经验丰富的医学中心,对症状明显的阵发房颤患者,如果抗心律失常药物治疗失败,左心房正常或轻度扩大,左心室功能正常或轻度降低,并且没有严重肺病的患者进行射频消融术,对于维持窦律是有帮助的。

患者准备和操作要点:消融术前应根据患者个体特点考虑入路、镇静和抗凝药选择。左心房内置入多个导管的患者需充分抗凝。一些医学中心要求患者在操作前使用华法林达到抗凝治疗标准4~6周。操作前没有抗凝的患者应行食管超声排除左心房血栓。无论术前抗凝状态如何,患者在术中都要使用普通肝素充分抗凝,使活化凝血时间达标。

导管一般通过左侧和右侧股静脉鞘管放置在右心房和冠状窦,如果还需要做心内超声则通常还需要一根鞘管。通过房间隔穿刺到达左心房,需要在透视下谨慎地确保房间隔穿刺成功,很多医学中心使用心内超声保证房间隔穿刺的安全。环形"lasso"标测和消融导管到达左心房后接近肺静脉。心内超声可以辅助3D标测技术识别肺静脉开口。

消融的终点因使用的技术不同而有差异。以电位为基础的消融术成功的标志是在肺静脉口实现传入阻滞。但是,以解剖为基础的消融操作就不一定要实现阻滞才判定手术成功。

进行房颤射频消融术的医学中心应该配备心包穿刺经验丰富的医生以及心胸外科医生,以备血性心包积液或心房耳破裂时及时抢救。

明确肺静脉是触发房颤的主要异位病灶,使得导管射频消融术得以通过在肺静脉口释放射频能量达到电隔离的目的。早期病例肺静脉内自律性增加的病灶为消融靶点。早期 45 例房颤患者中 62％在平均随访 8 个月内没有房颤症状。但是 70％的患者需要多次手术。之后使用相同方法的一项研究成功率（定义为没有症状性房颤复发）在随访 6 个月时为 86％。

继续深入研究房颤基质，发现左心房和右心房许多区域都存在触发和维持房颤的地方。因此，新的导管消融法会同时对左心房顶和二尖瓣峡部进行线性消融。一项纳入 70 例有症状房颤患者的研究使用这种策略，随访 4 个月，70％的患者消融后不需要抗心律失常药物也没有房颤复发。这种操作方法通过使用环形标测电极获得进一步发展，这样可以更准确地标测和隔离肺静脉。

现已发表的肺静脉隔离术成功率在阵发房颤者中是 70％～90％，在持续房颤者中是40％～80％。特别值得注意的是射血分数降低的患者成功率远低于收缩功能正常的患者。

房颤射频消融术的一项新进展是对复杂的碎裂电位进行消融，1 年成功率为 91％。这项研究也报道房颤导管消融后恢复窦性心律可以显著改善运动耐量、生活质量和左心室收缩功能。

目前，导管消融的远期疗效还不清楚，需要进一步的研究。来自 RCTs 远期随访的结果要么病例数不足，要么射频消融术组和抗心律失常药物治疗组交叉较多，不足以说明两者的优劣。现行 ACC/AHA/HRS 指南指出与基质相关的有症状房颤患者如果对至少 1 种，最多 3 种抗心律失常药物不耐受可以使用肺静脉隔离射频消融术。

并发症：导管射频消融术的主要并发症发生率为 2％～3％，包括肺静脉狭窄、循环血栓栓塞、心房食管瘘及非典型左心房扑动。

谨慎地选择射频消融能量，并将能量局限在肺静脉外有限的靶区域内，达到隔离肺静脉开口与左心房剩余区域的目的，可以降低肺静脉狭窄的发生率。有文献报道，使用心内超声识别微泡形成的方法来衡量射频能量的强度，可以降低肺静脉狭窄的发生率。这种并发症由于单个肺叶静脉引流不畅，患者常表现为射频消融术后数周至数月气短和呼吸困难，放射科检查提示非对称性肺水肿或肺栓塞。通过 CT 静脉显像可以确诊，也可以通过 TEE 提示相关肺静脉血流加快来诊断。

血栓栓塞事件包括栓塞性卒中，是房颤导管射频消融术最严重并发症之一，发生率为0％～5％。一项比较不同肝素剂量的研究结果提示通过增加抗凝强度，使 ACT 从 250s 延长至＞300s，左心房血栓的可能性从 11％降至 3％。

心房食管瘘是肺静脉隔离术相对较罕见的并发症，当消融范围较广至左心房后壁邻近食管部位时更容易发生。典型症状为消融后数日至数周出现恶心、呕吐、发热和突然神经症状并恶化（循环栓塞）。需要快速识别这种临床表现，延误治疗常可能导致患者死亡。

不典型左心房扑动与左心房瘢痕形成有关，瘢痕构成了这种心律失常所需的折返基质。发生左心房扑动的最重要预测因素是消融线不完整，有研究提示将消融线延伸至二尖瓣环可以降低这种并发症发生率。心律失常及右心房扑动可以通过进一步导管消融术纠正。

（2）Cox-Maze 手术是过去 25 年间发展出来的外科方法，主要是为了验证折返是房颤发生和维持的主要机制这一假说。近年来，术式经过多次修改，现在已经演变至外科隔离肺静脉，并且将这些隔离线延伸至二尖瓣环。这种切割心房关键位置的外科术式可以形成阻碍房颤形成和维持的碎裂波传播的屏障,进而消除导致房颤持续的心房大折返环。

过去20年间Maze术式不断变化,如今术式采用透壁损伤隔离肺静脉,并且将这些隔离线延伸至二尖瓣环,同时在右心房也进行类似的操作。文献报道在有症状房颤并且不能耐受抗心律失常药物的患者中Cox-Maze手术的成功率为93%。纳入178例患者的长期研究报道该术式围术期死亡风险是2.2%,其中6%的患者需置入起搏器。其他更新的研究报道成功率较低在70%左右。这种术式保留了心房的转运功能,特别是同时进行左房耳结扎可以有效降低术后血栓栓塞事件风险。

手术风险包括死亡,通常与患者的合并症有关,通常估计发生率<1%,其他风险包括需要安装起搏器、心房转运功能受损和迟发房性心律失常,包括心房扑动。

Maze术式治疗房颤还没有被广泛接受,仅用于需要打开心脏的外科手术时才采用。这类患者,因Maze手术增加了手术时间和操作的复杂性限制了其在外科的应用。现在的研发方向是创伤性较小的术式,包括胸腔镜和导管心外膜操作技术。

Maze手术会造成明显的水肿,很可能与心房钠尿肽紊乱有关。这种情况可以通过术后最初4～6周使用醛固酮拮抗药,如螺内酯,得到有效缓解。所有试图使房颤患者恢复正常窦性心律的操作对恢复心房转运功能都有不同的效果,主要与操作前房颤持续的时间及操作后窦性心律维持的时间长短有关。术后是否需要长期抗凝治疗,通常根据患者个体风险分别进行评估。

二、期前收缩

期前收缩,亦称早搏、期外收缩或额外收缩,是起源于异位起搏点,而与当时的基本心律中其他搏动相比在时间上过早发生的心脏搏动,故实际上是"过早异位搏动"的简称。期前收缩按其起源部位可分为室性、房性和房室交界区性,其中以室性最为多见,房性次之。房性和房室交界区性统称为室上性。期前收缩是最普通的异位心律与不整齐的心律,也是所有心律失常中最常见的一种。期前收缩常发生于窦性心律中,也发生于心房颤动或其他异位心律的基础上;可偶发或频发,可以不规则或规则地在每一个或数个正常搏动后发生,形成二联律或联律性期前收缩。

根据期前收缩发生的频度,一般将每分钟发作<5次的期前收缩称为偶发期前收缩,每分钟发作≥5次的期前收缩称为频发期前收缩。根据期前收缩的形态可分为单形性和多形性期前收缩。依据发生部位分为单源性和多源性期前收缩:单源性期前收缩是指期前收缩的形态和配对间期均相同,而多源性期前收缩的形态和配对间期均不同。期前收缩与主导心律心搏成组出现称为"联律";每个主导心律心搏后出现一个期前收缩称为二联律;每两个主导心律心搏后出现一个期前收缩称为三联律;每三个主导心律心搏后出现一个期前收缩称为四联律。两个期前收缩连续出现称为成对的期前收缩,3～5次期前收缩连续出现称为成串或连发的期前收缩。一般将≥3次连续出现的期前收缩称为心动过速。

(一)诊断要点

1.病因与诱因

期前收缩可发生于正常人,但心脏神经官能症与器质性心脏病患者更易发生。情绪激动、精神紧张、疲劳、消化不良、过度吸烟、饮酒或喝浓茶等均可引起发作；冠心病、心肌炎、晚期二尖瓣病变、甲亢性心脏病、二尖瓣脱垂等常易发生期前收缩。洋地黄、钡剂、奎尼丁、拟交感神经类药物、氯仿、环丙烷麻醉药等毒性作用，缺钾以及心脏手术或心导管检查均可引起。亦可无明显诱因。

2.临床表现特点

期前收缩可无症状，亦可有心悸或心跳暂停感。频发的期前收缩可致乏力、头晕等症状（因心排血量减少所致），原有心脏病者可因此而诱发或加重心绞痛或心力衰竭。听诊可发现心律不规则，期前收缩后有较长的代偿间歇。期前收缩的第一心音多增强，第二心音多减弱或消失。期前收缩呈二或三联律时，可听到每两次或 3 次心搏后有长间歇；期前收缩插入两次正规心搏间，可表现为 3 次心搏连续。脉搏触诊可发现间歇脉搏缺如。

3.心电图特点

(1)房性期前收缩：房性期前收缩是指起源于窦房结以外心房的任何部位的心房激动。正常成人进行 24h 心电检测，大约 60% 有房性期前收缩发生。其 ECG 特点：①提早出现的 P′波，其形态与窦性 P 波略有不同（须注意辨别隐藏在 T 波中的 P′波）。②P′R 间期>0.12s，若 P′波后不继以 QRS 波群即为房早未下传（阻滞性房性期前收缩）。需与窦性心律不齐或窦性静止鉴别；在前一次心搏 ST 段或 T 波上找到畸形提早 P′波的，可确诊为阻滞性房性期前收缩。③期前收缩后的 QRS 波与正常窦性相同或因伴差异传导而变形，需与室性期前收缩鉴别。④房性期前收缩激动常侵入窦房结，使后者提前除极，窦房结自发除极再按原周期重新开始，形成不完全性代偿间歇，偶见房性期前收缩后有完全性代偿间歇。

(2)房室交界区性期前收缩：房室交界区性期前收缩激动起源于房室交界区，可前向传导激动心室和逆向传导激动心房。其特点：①提早出现的 QRS 波群形态与窦性 QRS 波相同，亦可伴差异性传导而发生畸形。②逆行 P′波可出现在 QRS 波群之前、之中、之后，其 P′-R 间期<0.12s 或 R-P′间期<0.20s；但若交界性期前收缩兼有逆向或前向传导阻滞时，P′-R 间期或 R-P′间期时间延长。③交界性期前收缩逆向和前向同时出现完全性传导阻滞时，心电图上无 P′-QRS-T 波群而表现为一长间歇，称为传出阻滞型交界性期前收缩。该次期前收缩可发生隐匿性传导，使其后的窦性搏动 P-R 间期延长或 P 波不能下传。④期前收缩激动侵入窦房结的形成不完全性代偿间歇，不干扰窦房结自发除极的则形成完全性代偿间期。

(3)室性期前收缩：室性期前收缩是由希氏束分叉以下的异位起搏点提前激动产生的期前收缩。其特点：①提早出现的畸形 QRS 波群，其时限大多>0.12s，其前后无相关的 P 波，T 波与 QRS 波主波方向相反，ST 段随 T 波方向而移位；发生束支近端处的室性期前收缩，其 QRS 波群可不增宽；②室性期前收缩后大多有完全性代偿间歇；③室性期前收缩与基本心律的关系可呈配对型，平行收缩型和间位型。配对型：即所有期前收缩和其前一个 QRS 波有固定距离，此型多见。单源性室性期前收缩，其配对间期恒定，若配对间期恒定，仅 QRS 波形状不同，谓之多形性室性期前收缩；若同一导联上有两种以上形态的室性期前收缩且配对间期不同，谓之多源性室性期前收缩；夹在连续两个窦性搏动之间的，不打乱窦性节律的室性期前收缩谓之间位性室性期前收缩（插入性期前收缩），通常在窦性心律缓慢和期前收缩发生过早时出现；若室性期前收缩的配对间期不恒定，且室性期前收缩彼此间的间距相等或有恒定的整倍数关系，为平行收缩型室性期前收缩,常出现室性融合波。若室性期前收缩的激动逆传到心房,在室性期前收缩 QRS 波群之后出现一个逆行 P′波,此 P′波又再次传入心室产生 QRS 波,形成 QRS-P′-QRS 的组合,称为心室回头心搏。若室性期前收缩发生在前一次心搏的 T 波上,称为 R-on-T 型室性期前收缩,既往认为此型室性期前收缩落在心室易损期,易诱发室速或室颤;发生在舒张晚期重叠在 P 波上的室性期前收缩,称为R-on-P型室性期前收缩。

室性期前收缩具有下列特征者提示器质性心脏病的存在:①体力活动时室性期前收缩变频者;②频发室性期前收缩形成二联律或三联律者;③室性期前收缩的配对间期愈短者;④起源于左心室的室性期前收缩;⑤室性期前收缩的 QRS 波时间>0.18s;⑥室性期前收缩后第一个正常窦性搏动的 ST 段下降 T 波倒置者;⑦在左胸前导联出现 QR 或 QR 型室性期前收缩,称梗死型室性期前收缩;⑧多源性、多形性室性期前收缩;⑨平行收缩型室性期前收缩;⑩心电图上有心肌缺血表现者。

(二)治疗要点

应参考患者有无器质性心脏病,是否影响心排血量以及发展成为严重心律失常的可能性而决定治疗原则。无器质性心脏病基础的期前收缩,大多不需特殊治疗。有症状者宜解除顾虑,由紧张过度、情绪激动或运动诱发的期前收缩可试用镇静剂或 β 受体阻滞剂。频繁发作、症状明显或有器质性心脏病者,宜尽快找出期前收缩发作的病因和诱因,给予相应的病因和诱因治疗,同时正确识别其潜在的致命性,积极治疗病因和对症处理。

1.室上性期前收缩的治疗

一般不需要治疗,各种诱发因素如吸烟、焦虑、过度疲劳、情绪激动、消化不良等,尽量设法避免或消除。对见于风湿性心脏病二尖瓣狭窄、冠心病等器质性心脏病的患者,期前收缩增多时预示可能发展为复杂性或快速的室上性心律失常(即房颤、房扑或阵发性室上速)。对此类患者或虽无明显心脏病而有较重自觉症状者可选用以下药物治疗。①普罗帕酮 0.1~0.15g 口服,每日 2~3 次;莫雷西嗪 0.15~0.3g,每日 3 次口服。②β 受体阻滞剂:适用于劳动、情绪激动或心率增快时易发的期前收缩。常用普萘洛尔(心得安)10~20mg,口服,每日 2~3 次;美托洛尔 25mg,口服,每日 2 次。③维拉帕米(异搏定)40~80mg,口服,每日 2~3 次。④洋地黄制剂,适用于有心功能不全时。

2.室性期前收缩的治疗

应遵循以下原则。①无器质性心脏病者:室性期前收缩不会增加此类患者发生心脏性死亡的危险性,若无明显症状,不必使用抗心律失常药物治疗;若室性期前收缩频发引起明显症状,影响工作及生活者,治疗以消除症状为目的。对患者做好耐心解释,减轻患者焦虑与不安,避免诱发因素。药物可选用 β 受体阻滞剂(如美托洛尔)、美西律(0.15~0.2g,3~4 次/d,口服)、普罗帕酮、莫雷西嗪等。二尖瓣脱垂患者发生的室性期前收缩,首选 β 受体阻滞剂。②急性心肌缺血:若 AMI 发生窦性心动过速与室性期前收缩,早期应用 β 受体阻滞剂,减少 VF 的危险。③急性肺水肿或严重心力衰竭并发室性期前收缩,治疗应针对改善血流动力学障碍,同时注意有无洋地黄中毒或电解质紊乱(低钾、低镁)。有成对或成串室性期前收缩者,可选用胺碘酮或利多卡因静脉注射。④慢性心脏病变:心肌梗死后或心肌病患者常伴有室性期前收缩,应避免应用Ⅰ类抗心律失常药物。β受体阻滞剂对室性期前收缩的疗效不显著,但能降低心肌梗死后猝死发生率、再梗死率和总病死率。

三、室性心动过速

室性心动过速(VT),简称室速,为起源于希氏束分支以下的特殊传导系统或者心室肌的3个以上的异位心搏。

(一)诊断要点

1.病因与诱因

室速常发生于各种器质性心脏病患者,最常见为冠心病,其次是心肌病、心力衰竭、二尖瓣脱垂、瓣膜性心脏病等,其他病因包括代谢障碍、电解质紊乱与长QT综合征等。室速偶可发生在无器质性心脏病者。室速多由体位改变、情绪激动、突然用力或饱餐所诱发,亦可无明显诱因。

2.临床表现特点

室速的临床症状轻重视发作时心室率、持续时间、基础心脏病变和心功能状况不同而异。非持续性室速(发作时间短于30s,能自行终止)的患者通常无症状。持续性室速(发作时间>30s,需药物或电复律始能终止)常伴有明显血流动力学障碍与心肌缺血,临床症状常见的有心悸、气促、心绞痛、低血压、少尿和晕厥,严重者表现为心力衰竭和阿-斯综合征发作。听诊心律可轻度不规则,第一、二心音分裂,收缩期血压可随心搏变化。如发生完全性室房分离,第一心音强度经常变化,颈静脉间歇出现巨大a波。当心室搏动逆传并持续夺获心房,心房与心室几乎同时发生收缩,颈静脉呈现规律而巨大的a波。

3.心电图特征

室速的心电图特征:①3个以上的室性期前收缩连续出现。②心室率通常为100~250次/min,心律规则,亦可略不规则。③QRS波群形态畸形,时限增宽(0.12~0.18s),约2/3的病例其QRS≥0.14s;约2/3的室速其QRS呈右束支阻滞图形(V₁呈rsR′、qR或单相R波),1/3呈左束支阻滞图形(V₁以负向波为主,V₆以正向波为主)。少数病例其QRS形态均不符合左、右束支阻滞图形。ST-T波方向与QRS波群主波方向相反。④心房独立活动与QRS波群无固定关系,形成室房分离;偶尔个别或所有心室激动逆传夺获心房。⑤心室夺获和室性融合波:室速发作时少数室上性冲动可下传心室,产生心室夺获,表现为在P波之后,提前发生一次正常的QRS波群。室性融合波的QRS波群形态介于窦性与异位心室搏动之间,其意义为部分夺获心室。心室夺获和室性融合波的存在对确立室速诊断提供重要依据。⑥发作和终止:一般而言,室速发作突然。室速的第一个搏动通常是提前的,其形态与随后的QRS波相似,也可略有不同。如无治疗,持续性室速或自行终止或蜕变为室颤。自行终止前,往往有几个搏动或几秒室速的频率和形态发生改变,蜕变为室颤前,常有室速频率的加快。

4.室速的分类

(1)根据室速发作持续时间的长短分类:①持续性室速。室性搏动频率>100次/min,时间持续30s以上,不能自行终止或虽持续时间<30s,但已出现血流动力学障碍而需立即电复

律者。还有少见的持续性室速,反复发作持续时间长,抗心律失常药物不能有效终止者,称为无休止性室速。②非持续性室速(NSVT)。室性搏动频率>100次/min,30s内自行终止者。

(2)根据有无器质性心脏病分类:①器质性室速:在器质性心脏病基础上发生的室速;②特发性室速:即无明确器质性心脏病的室速。

(3)根据室速发作形式的不同可分为:①阵发性室速:室速突然发生和终止,节律可整齐也可不整齐,心室率160~250次/min,QRS波形可为单形性、双向性和多形性。②非阵发性室速。又称加速性室性自主心律、室性自搏性心动过速、缓慢型室速。其起始往往缓慢而非突然,是由于心室异位节律点的兴奋性高于窦房结所致。心室率通常为60~110次/min(偶有快达140次/min者),与窦性心律的频率接近,差异常在5~10次/min之内。常呈短阵发作,多以3~20个心动为一阵,与窦性心律交替出现,常见心室夺获及室性融合波。当窦性频率增快时,室性自主心律便被替代,反之,又出现室性自主心律。常见病因是急性下壁心肌梗死、急性心肌炎、高血钾、洋地黄中毒等,也可见于无器质性心脏病的患者。临床过程相对良好,常自动消失,罕见转为室颤,且不影响心功能。治疗以针对原发病为主,如必要,可首选阿托品以消除窦性心律不齐并加快窦性心律。通常无须抗心律失常治疗。电复律无效。

(4)根据室速发作时QRS波群形态分类:①单形性室速。室速发作时,QRS波群形态一致,呈右束支传导阻滞或左束支传导阻滞图形。②多形性室速。室速发作时,QRS呈两种或两种以上形态。血流动力学不稳定的多形性室速应按心室颤动处理;血流动力学稳定者或短阵发作者,应鉴别是否有QT间期延长,分为QT间期延长的多形性室速(尖端扭转性VT,TdP)、QT间期正常的多形性室速和短QT间期多形性室速,给予相应治疗。

5.诊断注意事项

室速虽然是宽QRS心动过速的最常见原因,但后者亦见于室上性心动过速(SVT)伴差异传导或在原有束支传导基础上发生的SVT或经旁道前向传导的房室折返型心动过速。支持室速诊断的ECG表现:①心室融合波;②心室夺获;③室房分离;④全部心前区导联QRS波群主波方向呈同向性,即全部向上或向下;⑤发作时QRS波形态与原有束支传导阻滞的QRS波形态不一致。有利于SVT的表现:①心动过速反复发作而无器质性心脏病基础;②兴奋迷走神经的手法或药物使心动过速中止;③发作开始均可见提早的P波(室上性期前收缩);④发作时ECG示P波与QRS波间有固定关系,且心室活动依赖心房活动下传(如伴二度Ⅰ型AVB);⑤发作时QRS形态在V_1为rsR′型(三相)而V_6为qRS或Rs型,QRS起始向量与窦性心律时一致。此外,心动过速在未用药物治疗前,QRS时限>0.20s,宽窄不一,心律明显不规则,心室率>200次/d,应怀疑为预激综合征合并房颤。

(二)治疗要点

室速治疗一般遵循的原则:有器质性心脏病或有明确诱因应首先给予针对性治疗;无器质性心脏病患者发生非持续性短暂室速,如无症状或血流动力学影响,处理原则与室性期前收缩相同;持续性室速发作,无论有无器质性心脏病,应给予治疗。

1.终止室速发作

1)药物治疗

(1)胺碘酮:首选尤其是伴有心功能不全的室速患者。用法:静注负荷量150mg(3~5mg/kg),

10min注入,10～15min后可重复,随后1～1.5mg/min静滴6h,以后根据病情逐渐减量至0.5mg/min。若使用了胺碘酮数次负荷量后室速未能很快转复,应考虑电复律。

(2)利多卡因:只在胺碘酮不适用或无效时或合并心肌缺血时作为次选药。负荷量:50～100mg于2～3min内静脉注射,必要时每隔5～10min可重复,但最大量不超过3mg/kg。负荷量后继以1～4mg/min的速度静脉滴注,稳定后改用口服药物。老年人、心力衰竭、心源性休克和肝肾功能不全者应减少用量。禁忌证有严重房室传导阻滞与室内传导阻滞、利多卡因过敏等。

(3)普鲁卡因胺:100mg静注(3～5min内),每隔5～10min重复1次,直至心律失常被控制或总量达1～2g或用普鲁卡因胺0.5～1.0g加入5%葡萄糖液100mL中持续静滴(1h内),无效者1h后再给1次。在静脉应用过程中,应行血压和心电图监测,若血压明显下降或心电图QRS波群增宽时或心律恢复后,应立即停止注射。主要副作用有低血压,窦房、房室传导阻滞,尖端扭转型室速等。禁忌证有严重低血压、心衰、二度以上房室传导阻滞、束支传导阻滞、肝肾功能不全等。

(4)苯妥英钠:适用于洋地黄中毒患者。可用0.125～0.25g加入注射用水20～40mL中缓慢静注(5min以上),必要时重复静注0.125g,一日量不超过0.5g。禁忌证有低血压、高度房室传导阻滞(洋地黄中毒例外)、严重心动过缓等。

(5)普萘洛尔:适用于心肌梗死伴交感神经张力增高、甲亢、二尖瓣脱垂、梗阻性心肌病、肾上腺素能依赖性尖端扭转性室速的患者。用法为0.15mg/kg稀释后缓慢静注(<1mg/min)。主要副作用有心动过缓、低血压等;禁忌证有心力衰竭、低血压、高度房室传导阻滞、心动过缓、哮喘等。

(6)维拉帕米:适用于梗阻性心肌病、"维拉帕米敏感性室速"的患者。用法为每次5～10mg稀释后缓慢静脉注射(>5min)。主要副作用有低血压、过缓性心律失常、诱发心力衰竭、便秘等。禁忌证有心力衰竭、低血压、心源性休克、房室传导阻滞等。

(7)室速继发于严重过缓性心律失常(如病窦综合征、完全性房室传导阻滞)者,静脉滴注异丙肾上腺素或心室起搏的疗效较心肌抑制药物治疗更好;锑剂中毒引起者,还可用大剂量阿托品治疗。

2)电学治疗

紧急情况下,可用同步直流电复律、食管调搏、超速起搏抑制终止其发作。心脏直流电复律指征:①有血流动力学明显障碍者如低血压、心力衰竭伴心源性休克,首选直流电复律;②用药物治疗未能迅速终止者;③室速持续时间长>2h者。同步直流电复律可迅速、可靠而安全地终止持续性室速发作,是终止伴严重血流动力学障碍或药物治疗无效的持续性室速的主要手段,即时成功率达98%左右。但电复律不能预防发作,不适用于能自动终止但反复发作的非持续性室速。初次复律的电能量可用100～200J,以期1次电击复律成功。转复成功后尚需静脉滴注抗心律失常药物,以预防复发。洋地黄引起的室速宜先试用苯妥英钠或利多卡因静注,无效时再用低能量直流电复律。

2.预防复发

(1)病因与诱因治疗:应努力寻找和治疗诱发及使室速持续的可逆性病变,例如缺血、低血压及低血钾等。治疗充血性心力衰竭有助于减少室速发作。窦性心动过缓或 AVB 时,心室率过于缓慢时有利于室速的发生,可给予阿托品治疗或应用人工心脏起搏。

(2)药物预防:目前除了 β 受体阻滞剂、胺碘酮外,尚未能证实其他抗心律失常药物能降低心脏性猝死的发生率。维拉帕米(240~360mg/d)可用于"维拉帕米敏感性室速"的患者,此类患者通常无器质性心脏病基础,QRS 波群呈右束支传导阻滞伴有电轴左偏。

(3)射频消融术:对于无器质性心脏病的特发性单源性室速导管射频消融根除发作疗效甚佳。

(4)置入式心脏复律除颤器(ICD):对心搏骤停后复苏存活的猝死高危患者及药物治疗无效的、有严重症状的室速反复发作患者,可显著降低猝死率和心血管总病死率,但其价格昂贵,尚不能为大多数患者所接受。

(5)外科手术治疗:已设计多种外科手术方法以治疗室壁瘤或右室发育不良所致室速。手术方式包括心内膜环行心室肌切断术、心内膜切除术、冷冻外科手术等。

3.QT 间期正常的多形性室速诊治要点

QT 间期正常的多形性室速较 QT 间期延长的多形性室速多见,常见于器质性心脏病。合并缺血、心力衰竭、低氧血症及其他诱发因素的患者出现短阵多形性室速,常是出现严重心律失常的征兆。诊治要点:①应积极纠正病因和诱因,如对急性冠状动脉综合征患者纠正缺血,有利于室性心律失常控制。②偶尔出现的短阵多形性室速,没有严重血流动力学障碍,可观察或口服 β 受体阻滞剂治疗,一般不需静脉抗心律失常药物。③纠正病因的同时,若室速发作频繁,可应用 β 受体阻滞剂,静脉注射胺碘酮或利多卡因。

4.伴短联律间期的多形性室速诊治要点

伴短联律间期的多形性室速少见,通常无器质性心脏病,有反复发作晕厥和猝死家族史,可自行缓解。无论单一或诱发多形性室速的室性期前收缩均有极短联律间期(280~300ms)。发作室速时心率可达 250 次/min,可发展为心室颤动。血流动力学稳定者首选静脉应用维拉帕米终止发作。使用维拉帕米无效者,可静脉注射胺碘酮。血流动力学不稳定或发展为心室颤动者即刻电复律。口服维拉帕米或普罗帕酮、β-受体阻滞剂预防复发。建议置入 ICD。

5.Brugada 综合征诊治要点

Brugada 综合征患者的窦性心律心电图表现为右束支传导阻滞图形和 V_1~V_3 导联 ST 段马鞍形抬高,QT 间期正常,有多形性室速或心室颤动发作,室速呈短联律间期。心脏超声等其他检查无异常。主要表现为晕厥或猝死,多在夜间睡眠中发生。Brugada 综合征患者发生多形性室速伴血流动力学障碍时,首选同步直流电复律。异丙肾上腺素可选用。植入 ICD 是预防心源性猝死的唯一有效方法,抗心律失常药治疗效果不好。

6.儿茶酚胺敏感性多形性室速诊治要点

儿茶酚胺敏感性多形性室速是指无器质性心脏病患者在应激情况下发生的多形性室速,典型者呈双向性室性心动过速,导致发作性晕厥,可进展为心室颤动。多见于青少年,静息心电图正常。发作伴血流动力学障碍时,首选同步直流电复律。血流动力学稳定者,首选 β 受体阻滞剂。置入 ICD 是预防心源性猝死的有效方法。

7.室性心动过速/心室颤动风暴诊治要点

室性心动过速/心室颤动风暴是指 24h 内自发的室性心动过速/心室颤动≥2 次,并需紧急治疗的临床症候群。诊治要点如下。

(1)纠正诱因、加强病因治疗。

(2)室性心动过速风暴发作时,若血流动力学不稳定,尽快行电复律。

(3)抗心律失常药物应用:①首选胺碘酮。快速胺碘酮负荷,可终止和预防心律失常发作。但需注意胺碘酮充分发挥抗心律失常作用,需要数小时甚至数天。②抗心律失常药的基础上联合使用 β 受体阻滞剂(美托洛尔、艾司洛尔)。③胺碘酮无效或不适用时可考虑利多卡因。④抗心律失常药物联合治疗,如胺碘酮联合利多卡因。在心律失常控制后,首先减利多卡因,胺碘酮可逐渐过渡到口服治疗。

(4)对持续单形性室速,频率<180 次/min 且血流动力学相对稳定者,可置入心室临时起搏电极,在发作时进行快速刺激终止室速。

(5)应给予镇静、抗焦虑等药物,必要时行冬眠疗法。

(6)必要时予以循环辅助支持,如主动脉内球囊反搏、体外肺氧合循环辅助支持。

(7)若患者已安装 ICD,应调整 ICD 的参数,以便能更好地识别和终止心律失常发作。必要时评价射频消融的可能性。

第四节 心肌炎

一、定义及分类

心肌炎是指心肌组织的炎症伴有心肌细胞损伤(坏死或变性)。

心肌炎的术语较混乱,但心肌炎一般根据其病程特点描述,如"暴发性""急性"或"慢性"。随着心内膜活检技术的出现,病理学家们确定了一种技术(组织学)分类,具体如下。

(1)达拉斯标准(1987),根据淋巴细胞浸润的数量和分布方式,将心肌炎分为三大类:①心肌炎(伴或不伴纤维化);②临界心肌炎;③非心肌炎。

根据第 2 次随访活检可进一步分层为"进展中心肌炎""恢复中(或康复中)心肌炎"或"已痊愈心肌炎"。

(2)世界心脏基金会 Marburg 标准(1996),根据淋巴细胞密度的定量估计分层(分界点为 14 细胞/mm²)。

(3)最近建议用免疫组化发现的免疫活性浸润和细胞黏附分子表达来定量和定性心肌炎。

二、发病机制

该病发病机制包括宿主自身免疫介导性损害、病原的直接细胞毒性作用和心肌细胞因子表达造成的伤害等,但确切机制并不明确。感染性或非感染性介质可导致心肌炎,肠道病毒可导致>50%的心肌炎事件,急性心肌炎最常见病因是柯萨奇 B 病毒感染。临床上,心肌损害遵循以下炎症反应过程。

(一)急性期(0~3d)

特点是肌细胞破坏,作为细胞因子表达和巨噬细胞活化产生的有毒介质直接的结果,导致细胞介导的细胞毒素和细胞因子释放,造成心肌损伤和功能不全。在病毒性心肌炎中,病毒血症常见,尽管有时检测较困难。

(二)亚急性期(4~14d)

亚急性期包括持续的细胞因子生成,加上由细胞毒性T细胞和B细胞及自然杀伤细胞非特异性自身免疫介导的损伤导致的心肌损害。

(三)慢性期(>14d)

慢性期包括修复过程,特点是纤维化,自身抗体持续存在,有时心肌内病毒基因持续存在,但没有明显的炎症(除非慢性活动性或持续性的亚型)。心脏扩大和心力衰竭可随之出现。

三、临床表现

心肌炎临床表现差别很大,可以完全无症状,也会突发心力衰竭均,还可表现为胸痛综合征,从急性心肌心包炎的轻度持续性胸痛到类似急性心肌梗死的严重症状。患者通常在发病前1~2周有早期的关节痛、不适、发热、出汗或寒战等病毒感染症状(咽炎、扁桃腺炎、上呼吸道感染)。急性或暴发性心肌炎的特征性症状为以往健康的人急性心力衰竭发作。

临床体征包括患者出现心律失常,表现为由心脏传导阻滞(Adams-Stokes发作)、室性心动过速导致的晕厥、心悸,甚至心脏性猝死。患者常出现急性失代偿性心力衰竭的征象,包括第三心音奔马律、中央型或周围型水肿、颈静脉扩张和心动过速。伴发心肌心包炎常可闻及心包摩擦音。

特殊种类的心肌炎常有其他的表现。肉芽肿性心肌炎患者中,淋巴结病和心律失常多见(>70%的感染个体)。Chagas心肌病也表现为心律失常和心脏阻滞。急性风湿热患者伴随症状包括结节红斑、多关节痛、舞蹈病和皮下结节(风湿热的Jones标准)。巨细胞心肌炎患者的典型表现包括持续性室性心动过速或传导阻滞,快速进行性加重的心力衰竭导致心源性休克。过敏性或嗜酸性细胞性心肌炎常有瘙痒的斑丘疹(伴不良用药史),血标本检验见嗜酸性粒细胞增多。尽管这些特点特异性低,但可作为心肌炎的诊断依据。

四、辅助检查

炎症是心肌炎的特点。临床上,早期发生的发热、低血压、心动过速、右心室功能减退、心肌酶增高(CK-MB/肌钙蛋白)、急性炎症反应物升高(血沉或高反应性C反应蛋白)和白细胞增高是心肌炎的前兆。嗜酸性粒细胞增多提示过敏性(嗜酸性粒细胞性)心肌炎。一些异常的炎症标记物仍在研究中,包括肿瘤坏死因子α(TNF-α)、白细胞介素、血浆可溶性Fas和Fas配体水平。尽管在临床上很少应用,这些标记物的升高提示预后更差。血清病毒抗体滴度通常为原来的4倍,在恢复期快速逐渐回落,但是病毒抗体滴度的测定很少应用。由于低特异性,抗心肌抗体滴度的测定没有太大意义(仅 62％的心肌炎患者滴度≥1∶40)。抗核抗体和类风湿因子的筛查常用于除外一般的风湿性疾病。当怀疑特殊的情况例如系统性红斑狼疮、多发性肌炎、Wegner 肉芽肿或硬皮病时,就需要相关疾病特异性的检查。

心电图常改变,通常为窦性心动过速伴非特异性 ST 段改变或 T 波异常。某些病例会出现束支传导阻滞或房室传导异常及室性心动过速,甚至急性心肌梗死样改变。可疑心肌炎的患者应该行完整心脏超声检查。目的:①除外心力衰竭的其他病因;②检测心脏内血栓和相关的瓣膜病;③确定左心功能不全的分级以监测治疗反应。

有时,局部室壁运动异常和心包积液提示需进一步检查和干预。暴发性心肌炎常表现为近似正常的舒张容积和室间隔的增厚,而急性心肌炎常为增大的心脏舒张容积和正常的室间隔厚度。暴发性心肌炎比急性心肌炎预后好。由于心肌炎的临床表现可类似于心肌梗死,尤其是存在局部室壁运动异常和心电图局部改变时,冠状动脉造影可予以鉴别。

五、诊断

心内膜心肌活检(EMB)仍为心肌炎诊断的"金标准"。然而,心内膜活检敏感性不高且有风险,由于淋巴细胞较少获得、细胞种类难以鉴别、测量值变异较大,因此假阳性率较高(即使是多部位活检)。EMB 阳性可诊断为心肌炎,阴性不能排除心肌炎。在可疑心肌炎的病例中,心内膜活检仅用于可能是巨细胞性心肌炎的患者,如那些经传统治疗仍表现为快速进展性心力衰竭症状或新出现频发室性心动过速和传导异常者。在"特发性"扩张型心肌病的患者中,＞25％的活检样本中有慢性活动性炎症或病毒基因依据,预示着先前的心肌炎为其可能的病因。因此,临床上除了少数情况下,组织学标准仅提供确定诊断和一些提示预后的信息。从起病到活检的时间越长,活检样本的意义越小。

六、治疗

一旦急性事件发生,心肌炎的处理没有必须严格遵守的法则。一般而言,患者的治疗模式同慢性心力衰竭一样。由于持续的慢性炎症可能导致扩张型心肌病,因此需要密切临床随访(最初的药物和逐步的物理康复应间隔 1～3 个月)。应该经常进行系列的心脏超声评价心室结构和功能,但目前随访尚无一致认同的频率。应该建议心肌炎患者几个月内避免剧烈活动以控制心肌需求。根据临床表现,标准的心力衰竭治疗,包括利尿药、血管紧张素转化酶抑制药(ACEI)、β 受体阻滞药和(或)醛固酮拮抗药,可用于延缓或逆转心功能不全的疾病进程。因有致心律失常作用,应该避免应用地高辛。抗凝由于可以避免血栓栓塞事件,因此通常推荐用于室壁瘤伴血栓(如 Chagas 心肌病)、心房颤动和发生过栓塞事件的患者。持续性传导阻滞或缓慢性心律失常者应置入永久起搏器。置入式心脏复律除颤器(ICDs)仅用于慢性期用药稳定后,仍有持续的心功能不全或药物治疗难以控制的室性心动过速。强心治疗常用于出现严重血流动力学紊乱者(尤其是暴发性心肌炎)。有时主动脉内球囊反搏可用于血流动力学支持和减轻后负荷以避免进一步恶化。机械辅助装置(LVADs)甚至是体外膜肺氧合(ECMO)用于有希望康复的和(或)准备移植的暴发性心肌炎患者。严重的、进展性的、活检证实为巨细胞性心肌炎的或围生期心肌病者应考虑早期心脏移植。常规的免疫抑制治疗(包括类固醇)、抗病毒疗法和非类固醇抗心律失常药不建议在一般心肌炎治疗中应用,但可用于难以控制的慢性心肌炎或活检证实的巨细胞性心肌炎。暴发性心肌炎患者不应常规免疫抑制治疗,而应积极进行支持治疗。

很多患者能够达到临床完全自然痊愈,甚至是经过数周的药物和机械支持(包括主动脉内球囊反搏和机械辅助装置)。在心肌炎治疗研究中,1年病死率为20%,4年病死率为56%。需安装永久起搏器的严重传导阻滞出现于1%的患者中。生存的不利因素包括年龄极端(太老或太年轻)、心电图异常(QRS变化、房颤、低电压)、晕厥和特殊病因(围生期心肌病、巨细胞性心肌炎)。另一方面,生存的有利因素包括心功能保留、临床病史较短或暴发起病的幸存者。暴发性心肌炎的幸存者长期结果好于急性心肌炎。成年人在最初出现心肌炎事件的数年后,可出现心力衰竭。>50%的心肌炎患者在3个月到13年后发展成为扩张型心肌病(DCM)。

七、特殊类型心肌炎

(一)Chagas 心肌病

在美国南部和中部,有1 600万~1 800万人感染锥形虫。尽管大多数人从感染的急性炎症期恢复,心脏受累通常出现于初次治疗后的数十年后,是流行地区年龄30~50岁人口的第一位死因。Chagas 心肌病的特点是心律失常,症状常表现为心悸、晕厥、胸痛以及随后出现心力衰竭。频发的复杂异位心搏和室性心动过速发生率占被感染者的40%~90%。心脏性猝死发生率占55%~65%。束支传导阻滞也很常见。有时伴需安装起搏器的缓慢性心律失常和高度房室传导阻滞。心力衰竭主要影响右侧,占被感染者的25%~30%,有时伴脑或肺血栓栓塞。尸检中还常发现左心室心尖部室壁瘤、心室扩张和心脏纤维化。

几种血清学检查可确诊锥形虫感染。心脏病灶可通过活检样本的原位聚合酶链反应确定。超声心动图的表现包括左心室室壁瘤伴或不伴血栓,后壁基部运动消失或运动减退而间隔收缩功能保留和舒张功能不全。无特效治疗办法,重在预防。双苯达唑和硝呋替莫治疗有助于减轻寄生虫血症和防止并发症。

(二)巨细胞性心肌炎

巨细胞性心肌炎(也被称作恶性心肌炎、FiedLer 心肌炎、肉芽肿性心肌炎或特发性间质性心肌炎)是一种病因不明的罕见疾病。特点是在淋巴细胞弥漫的心肌内炎症浸润中,存在组织细胞来源的融合的、多核的(>20个核)、上皮样"巨细胞"。巨细胞心肌炎常表现为急进性病程,持续数天至数周。快速进行性心力衰竭发生率75%,持续室性心动过速>50%。巨细胞心肌炎常对标准药物治疗无效,尽管一些小型观察提示免疫抑制治疗有一定作用。早期心脏移植可以考虑(移植成功者5年生存率为71%)。经常需要机械辅助作为恢复和移植前的过渡。没有心脏移植等干预的患者,预后通常较差(1年死亡率>80%,症状出现后的中位生存时间仅5.5个月)。因此,早期通过心内膜活检鉴别巨细胞性心肌炎,可快速推荐心脏移植。

(三)过敏性(嗜酸性粒细胞性)心肌炎

嗜酸性粒细胞性心内膜病是作为特发性高嗜酸性粒细胞综合征的主要并发症发生,是由心脏内嗜酸颗粒蛋白的直接毒性损害导致。药物诱导的嗜酸性粒细胞性心肌炎与治疗的疗程和累积剂量无关,常见的药物包括儿茶酚胺、化疗药、氨苄西林和破伤风类毒素。若没有外周的嗜酸性粒细胞增多,并不能排除嗜酸性粒细胞性心肌炎。尽管系列观察提示皮质类固醇治疗可能有一定临床效果,最佳的治疗策略是一旦被识别立即去除致病药物。

(四)心脏结节病

孤立的心脏结节性病变可导致室性心动过速、传导阻滞或充血性心力衰竭。EMB 发现特征性的非干酪样肉芽肿即可做出诊断。但心脏以外的组织出现肉芽肿且有不明原因的心肌病患者,也应考虑此病的可能。心脏结节病非心脏移植患者的生存率与淋巴细胞性心肌炎相似,但其晕厥、置入起搏器和放置置入式自动复律除颤器的可能性较高。

(五)围生期心肌病

围生期心肌病(PPCM)定义为既往无心功能不全病史的女性,从妊娠末月到产后最初 5 个月期间发生的特发性左心室收缩功能不全(超声心动图证实)。据估计美国 PPCM 的发病率为活胎产的 1/4000~1/3000。PPCM 的病因未明,然而以下情况被认为是其危险因素:年龄>30 岁、经产妇、多胎、先兆子痫、子痫或产后高血压病史。

PPCM 的药物治疗与其他病因的心肌病相似。地高辛和利尿药用于妊娠期和哺乳期是安全的。β 受体阻滞药可改善心肌病患者的左心室功能和预后。β 受体阻滞药用于妊娠被认为是安全的,尽管有胎儿心动过缓和生长迟缓的个案报道。ACE I 类和 ARB 类药物因对新生儿有不良反应被严禁使用。肼屈嗪可有效降低心脏后负荷,尽管目前只列为 C 级药物(因为尚无针对孕妇的适当的对照研究数据,只有在确定预期益处大于对胎儿的潜在危害之后方可使用)。严重左心室扩大和心功能不全者,在怀孕 12 周后可考虑使用华法林抗凝。药物治疗效果不佳的 PPCM 患者最终需要行心脏移植。

PPCM 的预后变异性很大。50%~60%的妇女通常会在产后 6 个月内完全恢复心脏大小和功能。其余的或者保持相对稳定的左心室功能或者临床情况继续恶化。最终有 1/3 的 PPCM 患者需要心脏移植。据估计孕母的死亡率为 10%~50%。PPCM 患者试图再次妊娠者,发生并发症的风险很高,包括左心室功能恶化、有症状的充血性心力衰竭及死亡。因此,即使初次妊娠后心室功能正常者也建议其避免再次妊娠。

第三章　神经系统疾病

第一节　三叉神经疾病

一、三叉神经解剖

三叉神经是最大的脑神经,为一般躯体感觉和特殊内脏运动两种纤维混合神经,主要是感觉神经。

三叉神经半月神经节位于颞骨岩部尖端,由假单级神经元胞体组成,其中枢突聚集成粗大的三叉神经感觉根,由脑桥基底部与小脑中脚交界处入脑,止于三叉神经中脑核(深感觉)、三叉神经感觉主核(部分触觉)及三叉神经脊束核(痛觉、温觉及粗触觉)。换神经元后发出纤维交叉至对侧,组成三叉丘系上升至丘脑腹后内侧核,换神经元后,纤维经内囊,终止于中央后回的下 1/3 区。

三叉神经的周围突在颞骨岩部尖端的三叉神经压迹处,颈内动脉外侧,海绵窦的后方分出三条分支,传导痛觉、温觉、触觉等浅感觉。第 1 支为眼神经,第 2 支为上颌神经,第 3 支为下颌神经。

眼神经是三条分支中最小的一支,在半月神经节处与上颌神经及下颌神经分开后,穿入海绵窦外侧壁,在动眼神经和滑车神经下方经眶上裂进入眶部。眼神经又有三条分支,即泪腺神经、额神经、鼻睫神经。它分布于头顶前部、前额、鼻根及上睑的皮肤以及眼球、泪腺、角膜、结膜及一部分鼻黏膜和额窦。

上颌神经从三叉神经节出发后同样进入海绵窦外侧,在圆孔处出颅后进入翼腭窝上部,经眶下裂进入眶部,延续为眶下神经。它的主要分支有眶下神经、颧神经、翼腭神经、上牙槽神经。它分布于下睑、颧部、面颊及上唇的皮肤以及上颌的牙齿、硬腭、上颌窦和鼻黏膜。

下颌神经是三条分支中最粗大的分支,为混合神经,包括了三叉神经运动支。下颌神经离开半月神经节并从卵圆孔出颅后,在翼外肌深面分为前、后两干。前干细小,发出颊神经;后干粗大发出耳颞神经、舌神经、下牙槽神经、咀嚼肌神经(运动性神经)。它支配面部以及下颌皮肤、下颌的牙齿、舌和口腔黏膜。这三支神经都有返支发出,分布于脑膜。

特殊内脏运动纤维始于脑桥的三叉神经运动核,其轴突组成三叉神经运动根,自脑桥腹侧面与小脑中脚移行处出脑,位于三叉神经下颌支的下内侧,纤维并入下颌神经,经卵圆孔出颅,随下颌神经分布至咀嚼肌、颞肌、翼状内肌、翼状外肌、鼓膜张肌和腭帆张肌。

二、三叉神经痛

三叉神经痛(TN)是面颊部三叉神经供应区内的一种特殊的阵发性剧烈疼痛。由于发作时多数伴有面肌抽搐,故称之为"痛性抽搐"。有学者曾对面部的运动与感觉神经分布做了详尽的研究,清楚地分清了三叉神经主司面部感觉,面神经主司面部运动,使本病得以正名为三叉神经痛。

(一)病因与病理

三叉神经痛可分为原发性与继发性,以原发性者居多数。

多数研究认为原发性三叉神经痛病变位于三叉神经的外周,包括三叉神经的后根、半月神经节及其周围分支,在这些部位存在的异常或损伤导致三叉神经痛。可能的病因:①感染。如病毒感染,三叉神经后根切断后,常有该神经供应区内的单纯疱疹出现,表明该神经根有疱疹病毒的感染。②压迫。三叉神经可受到缩窄的神经外膜、较高的岩骨嵴、床突间纤维索带的压迫。③颈动脉管顶壁的缺陷。三叉神经后根、半月节及各分支的腹面与颈动脉接触,受到动脉搏动的影响而产生疼痛。这些损伤导致轴突的高兴奋性,发作性放电产生疼痛,在感觉神经中尤为明显。感觉神经的高兴奋性导致了"后放电"现象。"后放电"由各种内源性刺激诱发,并延伸至刺激间期后,在邻近的神经元间传递,导致电活动的叠加,产生一次阵发性的疼痛。由于神经纤维之间的隔离消失,伪突触形成,伪突触之间电流传递进一步将其放大。三叉神经痛的特征是发作性突发的闪电样疼痛。

一次三叉神经痛发作后存在数秒至数分钟的不应期,此时刺激不能促发疼痛发作,有学者认为每次发作后钾离子内流,细胞复极化,产生下一次兴奋的不应期。另外,神经纤维脱髓鞘将导致不应期延长,神经根受压后神经内膜缺血,使得线粒体产生ATP障碍,导致一次电冲动发生后细胞内外离子浓度的恢复时间延长,在邻近脱髓鞘区域的神经纤维细胞外液离子电流缺乏,产生电流抵抗。

以前一直认为在TN中,没有明显的病变可见。近年的研究发现三叉神经感觉纤维的脱髓鞘和髓鞘再生是主要的病理变化。大多数患者三叉神经根脱髓鞘发生在神经近端或神经根的中枢神经系统部分,为该部位被邻近的动脉或静脉压迫所致。受压迫部位局部发生脱髓鞘,脱髓鞘后的轴索互相靠近,由于没有胶质细胞隔离,形成伪突触。伪突触之间电流传递进一步将神经冲动放大。在伴有三叉神经痛的多发性硬化患者及血管压迫的患者中,常有三叉神经根受累。这提示了传导轻微触觉的纤维和产生疼痛的纤维在神经根这个区域相距很近,当这个区域的这两种纤维发生脱髓鞘时即可形成伪突触,并传递电冲动。

由于TN发作历时短暂,出现突然,没有预兆,停止亦突然,有明显的阵发性,在间歇期间完全正常,用抗癫痫药如卡马西平等均能有效控制或减少发作,很类似癫痫病发作,故有人认为这是一种感觉性癫病,其病变应在中枢。触碰三叉神经分布区域以外的部位,有时甚至是灯光或者噪声偶尔也可促发疼痛的发生,亦表明中枢传导也可能参与其中。有学者曾在TN患者发作时成功地记录到在脑干(中脑)有痫样放电。但是目前证据尚不足。

继发性TN的病因是三叉神经节和后根受到邻近病变的侵犯所造成。常见的如下。①脑桥小脑角内的占位病变,如上皮样囊肿(最为常见)、前庭神经鞘瘤、三叉神经鞘瘤、脑膜瘤、血管畸形等。②邻近结构的炎症,如三叉神经炎、蛛网膜炎、岩尖炎、结核等。③颅底骨质的病变,如骨软骨瘤、颅底部转移瘤、颅底骨纤维结构不良症等。④鼻咽癌、中耳癌的转移。⑤多发性硬化症等。

(二)临床表现

TN 常见于 40 岁以上女性,发病率有随年龄增长而增长的趋势。TN 只影响三叉神经的感觉部分,除疼痛外没有其他感觉或运动的障碍。

1.疼痛的性质

疼痛是阵发性的,起病很快,没有先兆症状而且很严重。痛被描述为如电击、尖锐的刺痛、像被烧烫的针刺一样,痛区犹如刀割或如撕裂。疼痛的范围可以很广,但从不超出三叉神经分布区域,也不会有面部感觉障碍。严重发作时面肌可因疼痛而抽搐。有的患者常以手掌或毛巾紧按痛区,并用力擦面,以求得缓解。亦有在疼痛发作时不断作咀嚼动作。疼痛历时短暂,仅数秒至 1~2min 而即骤然停止。每次发作中均有数阵这样的剧痛,随以短暂的间歇。有时候疼痛之间间隔很短导致患者很难区分每次发作,患者常诉说为持续性疼痛。一般晚间发作较少较轻,但偶亦有通宵达旦,不能入眠者。病的初期发作较少.发作一阵后可有数天至数月甚至数年的缓解期。在此期内患者如常人。随着病程的迁移,发作次数逐渐增多,发作时间延长而发作间歇期缩短,从而严重影响患者的生活、饮食、营养。许多患者的发作周期与气候有关,春冬季节发病较多,低气压、风雨天发作亦多。尽管 TN 有时有较长的间歇期,但没有自愈的可能。

2.诱发因素及触发点

TN 患者在间歇期,其患侧面部常较敏感,特别是患侧的鼻翼、上唇、下唇、口角、眶下、牙根,上下犬齿等处。这些部位稍加触摸,即可引起一阵闪电般的发作,称之为"触发点"。另外,患者在咀嚼、大声说话、张大口、擤鼻、刷牙、洗脸、饮食、冷热风吹时亦容易引起发作,为避免发作,患者不敢洗脸、刷牙,进食亦有困难。长期如此,患者的个人卫生状况每况愈下,营养状况亦受影响。

3.疼痛的分布

TN 大多为单侧,偶有双侧者,但起病往往不在同时,发作亦有先后。单侧 TN 以下颌支最多,约占 60%,上颌支次之,占 30%,第 1 支受累者最少见。多支同时发病者以 2、3 支合并疼痛者为多,约占 80%,三支合并发病者很少见。一般患者都能用手指正确地将疼痛范围圈出。在患者手指时手指不触及脸部皮肤,唯恐引起发作。这与不典型面痛患者不同,后者常以手指紧紧点压脸部,以表明疼痛位于脸的深部。

4.体征

TN 患者的体征很少,一般都为疼痛剧烈使其生活不便。主要有以下各点。①患者因恐惧发作,不敢洗脸、刷牙、剃须、进食,使面部积垢较多,口腔卫生较差,营养不良,精神萎靡,情绪低落。②长期发作病例,由于发作时经常以手抹擦面部,导致面部局部皮肤粗糙、眉毛脱落。③由于起病初期常疑为牙痛,多数患者就诊于牙科,并有多枚磨牙被拔除。④神经系统检查常无阳性体征发现。但病程中如曾做过封闭或射频治疗者,患侧面部可发现有浅感觉的轻度减退、角膜反射减弱或消失。应注意与继发性 TN 作区别。

(三)诊断与鉴别诊断

原发性 TN 凭其典型的面部疼痛发作,疼痛局限于三叉神经分布范围内,面部有触发点,神经系统检查无阳性发现等诊断应无困难。但仍需与下列疾病作鉴别。

1.不典型面痛(Sluder 病)

疼痛位于面的深部,为持续性钝痛,程度不如 TN 那么剧烈,范围超出三叉神经分布区域,可集中于面部的中央区、眼眶、头后部,甚至背部。发作时有鼻塞、流涕。患者常有精神因素。采用 TN 的药物治疗常不起作用,有的甚至更加重。用棉片蘸以 1% 丁卡因或 4% 可卡因填塞于鼻中甲后部,可获得止痛效果,对鉴别有帮助。

2.鼻咽癌

可自鼻咽部延伸至颅底,影响三叉神经而引起面痛。但疼痛常为钝性,持续性。在三叉神经区域内可查到有感觉障碍,并伴有其他脑神经如眼球运动神经障碍。面部无"触发点"。颅底 X 线片可见有骨质破坏,蝶鞍被侵蚀及鼻咽腔有肿块。鼻咽镜检查将有助于鉴别诊断。

3.牙痛

TN 早期常被误为牙痛引起。很多患者都曾就诊于牙科,甚至有将正常的磨牙拔除。但牙痛为持续性疼痛,有牙病根源可见。疼痛性质不像 TN 那么剧烈,脸部没有触发点,一般可以鉴别。

4.疱疹性疼痛

疱疹初期尚未出皮疹时,有时难以识别。但疼痛为持续性且无明显的间歇期。一旦出现疱疹则可明确诊断。一般疱疹较多影响三叉神经的第一支区。

5.颅内肿瘤

脑桥小脑(CP)角内的上皮样囊肿、前庭神经鞘瘤、脑膜瘤及血管畸形等常为继发性 TN 的主要病因,疼痛的性质可以与原发性 TN 非常相似。但患者均有神经系统的体征可见,如患侧听力减退、角膜反射消失、面部浅感觉减退、眼球震颤、前庭功能不正常等。头部 CT 或 MRI 检查可以明确诊断。

6.舌咽神经痛

痛的性质与 TN 十分相似。呈闪电般突然发作,为短暂的阵发性剧烈疼痛伴有短暂的间歇。痛的消失也很突然。但痛的部位主要在咽喉部、舌根、扁桃体窝,有时可累及外耳道。发作与讲话、吞咽等动作有关。用 1% 丁卡因喷涂于咽喉壁可获得暂时缓解,对鉴别诊断有助。

7.三叉神经病

病史中有近期上呼吸道感染史或鼻窦炎病史。疼痛为持续性,并不剧烈。在三叉神经分支处可有压痛点,面部感觉检查可有减退或过敏。有时可见三叉神经的运动支亦被累及。

(四)治疗

原发性三叉神经痛首选药物治疗,无效时可用封闭、神经阻滞或手术治疗。

1.药物治疗

(1)卡马西平:为抗惊厥药,作用于网状结构-丘脑系统,可抑制三叉神经系统的病理性多神经元反射。初始剂量为 0.1g,2 次/d,以后每天增加 0.1g,分 3 次服用,最大剂量为 1.0g/d,疼痛停止后,维持治疗剂量 2 周左右,逐渐减量至最小有效维持量。不良反应有头晕、嗜睡、走路不稳、口干、恶心、皮疹等。少见但严重的不良反应是造血系统功能损害,可发生白细胞减少,甚至再生障碍性贫血。罕见的有剥脱性皮炎等。

(2)苯妥英钠:初始量为 0.1g,3 次/d,可每天增加 50mg,最大剂量为 0.6g/d,疼痛消失 1 周后逐渐减量。不良反应有头晕、嗜睡、牙龈增生及共济失调等。

(3)治疗神经病理性疼痛的新型药物有加巴喷丁、普瑞巴林、奥卡西平等,具有疗效肯定、较少不良反应等优势,可结合患者病情、经济情况及个人意愿选用。

(4)辅助治疗可应用维生素 B_1、维生素 B_{12},疗程 4~8 周。

2.封闭治疗

将无水乙醇或其他药物如甘油、维生素 B_{12}、泼尼松龙等注射到三叉神经分支或半月神经节内,可获镇痛效果。适应证为药物疗效不佳或不能耐受不良反应;拒绝手术或不适于手术者,疗效可持续 6~12 个月。

3.半月神经节射频热凝治疗

在 X 线或 CT 导向下,将射频电极经皮插入半月节,通电加热 65~80℃,维持 1min,适应证同封闭治疗。不良反应有面部感觉障碍、角膜炎和带状疱疹等。疗效可达 90%,复发率为 21%~28%,重复应用仍有效。

4.手术治疗

用于其他治疗方法无效的原发性三叉神经痛,手术方式如下。①三叉神经显微血管减压术;近期疗效可达 80% 以上,并发症有面部感觉减退,听力障碍,滑车神经、外展神经或面神经损伤等。②三叉神经感觉根部分切断术。③三叉神经脊髓束切断术。

5.γ 刀或 X 线刀治疗

药物与封闭治疗效果不佳,不愿或不适于接受手术的,也可以采用 γ 刀或 X 线刀治疗,靶点是三叉神经感觉根。起效一般开始于治疗后 1 周。由于靶点周围重要结构多,毗邻关系复杂,定位需要特别精确。

三、三叉神经麻痹

(一)先天性三叉神经麻痹

先天性三叉神经麻痹非常罕见。主要症状为婴儿、幼儿时出现严重角膜溃疡,需要给予眼罩或缝合眼睑。角膜溃疡可随年龄增长好转。本病主要有三个亚型,即单独三叉神经麻痹、三叉神经麻痹伴随间质发育异常、三叉神经合并其他脑神经麻痹。

单独三叉神经麻痹患儿,多为双侧三叉神经受累,具有常染色体显性遗传特征。角膜溃疡发生在 10~12 个月龄。推测病因为三叉神经核团发育不全,但缺少病理证实。

三叉神经麻痹伴随间质发育异常为先天性三叉神经麻痹合并 Goldenhar 综合征或 Mobius 综合征。Goldenhar 综合征又名眼-耳-脊椎发育异常综合征,患儿出生后即有程度不等的听力障碍、半侧颜面短小、口面裂、颌发育不良以及皮样瘤、视力障碍等眼部表现。男性新生儿多见,多为散发病例,偶可表现常染色体显性遗传特征。Mobius 综合征包括先天性面神经麻痹和水平凝视障碍。尸检发现患者脑神经核团正常,肌肉异常,提示间质发育不良可能是主要病理改变。

先天性三叉神经麻痹合并其他脑神经麻痹者非常罕见,往往提示脑桥内部局灶性损伤。

(二)继发性三叉神经麻痹

外伤、肿瘤、中毒、外科手术等众多原因均可导致继发性三叉神经麻痹。主要表现为面部感觉减退、角膜反射迟钝和(或)伴有嚼肌、颞肌无力或萎缩。临床表现依据病损原因和部位不同有所差别,有助于定位和定性。最常见病因为带状疱疹病毒感染和外伤,其他常见病因包括桥小脑角肿瘤、颈部肿瘤、麻风病等。鼻咽癌转移浸润三叉神经感觉支可导致剧烈持续性的神经痛,经常合并有其他相邻部位的脑神经麻痹。下颌麻木综合征(NCS),以单侧下颌麻木为主要表现,如排除下颌骨损伤、牙囊肿等齿科疾病,常常提示转移性肿瘤,以淋巴瘤和乳腺癌常见。治疗黑热病的二脒替、麻醉药三氯乙烯等均能引起双侧三叉神经感觉支为主的受累,偶可伴有运动支受累。化疗药奥沙利铂可导致与剂量相关的急性口周感觉异常、神经性肌强直,可演变为感觉性神经病。

不同部位损伤的临床表现如下所述。

1.三叉神经核损伤

病因为脑干出血、脑干梗死、多发性硬化及延髓空洞症、炎症以及肿瘤。不同核团损伤可出现相应感觉和咀嚼功能障碍。三叉神经感觉主核,位于中脑中部被盖的背外侧区,主司触觉和两点辨认觉,如损伤三叉神经感觉主核可引起触压觉丧失而痛温觉正常;三叉神经脊束核位于中脑到脊髓上段,主司痛温觉;若病变损及脊束核则出现痛温觉丧失而面部触压觉正常。脊束核与面部感觉分布呈"洋葱皮状"。三叉神经中脑核,主司颞肌和嚼肌的本体觉;三叉神经运动核,位于中脑,主司咀嚼肌,还支配腭帆张肌和鼓膜张肌。三叉神经运动核受对侧皮质支配,核上性损害不产生咀嚼功能障碍,如核性损害则影响同侧咀嚼功能。

2.三叉神经根部损伤

指三叉神经离开脑干到进入半月神经节段。如完全损伤可出现损伤侧面部感觉消失和咀嚼障碍,如不全损伤可出现面部相应区域感觉障碍,运动支不受累时则无咀嚼障碍。

3.半月神经节损伤

半月节完全损伤可使三叉神经的功能全部丧失,即同侧颜面部、口腔的感觉及咀嚼肌的功能。由于半月节内三叉神经纤维排列顺序由里到外,即第 1 支纤维靠内,其次为第 2 支,第 3 支纤维靠外。因此,根据三叉神经分布区的感觉检查可判定半月节损伤的部位和程度。

4.三叉神经外周支损伤

第 1 支损伤,可出现同侧额部、角膜的感觉减退或消失。如第 1 支完全损伤,由于角膜不能感觉外来刺激产生角膜反射及瞬目反应,多会发生角膜溃疡而导致失明,需予注意。第 2 支损伤后主要产生同侧面颊部感觉减退或消失。第 3 支损伤则发生同侧颏部感觉减退或消失。第 2 支、第 3 支损伤后还可出现口腔内相应区域感觉减退或消失。外伤造成三叉神经外周支损害,如未完全离断,多数患者可在数月后恢复三叉神经功能。离断后如三叉神经对位良好,相当一部分患者的功能也能得到恢复。

诊断时需根据临床表现、详细的三叉神经功能检查，结合相关辅助检查，明确三叉神经损伤的部位和程度，继而甄别引起继发性三叉神经麻痹的病因，如肿瘤、炎症、血管病变、损伤等，从而选择进行手术或药物治疗。继发性三叉神经麻痹的治疗效果，主要取决于损伤原因和程度以及解除病因的措施是否及时和有效。

如各种病变压迫三叉神经根、半月节或外周分支，解除压迫后三叉神经能在一定程度上恢复功能。可辅以采用神经生长因子、B族维生素、理疗、针刺及血管扩张剂等，有助于神经再生和功能恢复。核性、神经根及半月节的完全性损害造成的三叉神经功能障碍多为不完全损害，较难恢复，需解除病因并进行积极相关治疗，以保留或恢复三叉神经的功能。由于三叉神经外周支再生能力较强，三叉神经外周支损伤，特别是外周支离断，多数在半年和1年时间左右其功能可有不同程度的恢复。

（三）特发性三叉神经病

特发性三叉神经病是一种少见疾病。临床上表现为一侧面部仅限于三叉神经分布区域的感觉障碍，不伴有其他神经障碍。良性病程，大多慢性。经数月或数年趋向恢复正常。偶见双侧性病变。

多数病例发病缓慢，出现一侧面部进行性感觉丧失，在感觉丧失之前可有感觉异常症状；时常伴发同侧一半舌头的烧灼感。感觉丧失通常从上唇及鼻孔周围开始，然后缓慢扩展，多在数月内波及面颊、下颚及口腔内部。痛觉障碍可较触觉障碍更为严重。第2支与第3支的发病率大致相等，第1支较少被累及。鼻孔与上唇可以发生无痛性溃疡。

少数病例急性起病，有的伴发面部疼痛，咀嚼肌很少被累及；可能出现眼睑下垂或颈交感神经麻痹综合征。一部分病例在5个月之内完全恢复，但亦有经2年之久毫无恢复者。

本病的病因和病理不明。有研究发现全身性红斑狼疮等结缔组织病中出现三叉神经病，亦有提出血管压迫半月神经节。个别患者起病前有牙源性败血症或进行过牙科治疗、有鼻窦炎史，怀疑局灶轻度慢性炎症上调了组织相容性抗原Ⅱ，导致半月神经节炎症所致，但缺少病理证实。

诊断时需排除导致三叉神经感觉支受累的任何继发性因素，如鼻咽癌、三叉神经节或神经根的神经鞘瘤、脑膜瘤、脑桥肿瘤与脑桥部小的梗死以及多发性硬化等。

本病无特效治疗方案，可考虑予以对症治疗，如大量B族维生素、局部按摩、理疗及针刺疗法。亦有报道阿米替林可有效改善麻木症状。

（四）三叉神经节肿瘤

三叉神经半月节肿瘤约占颅内肿瘤的0.2%。起源于三叉神经髓鞘的施万细胞，生长缓慢，诊断时多数直径已达2.5cm以上。常见囊性变和出血坏死，有包膜，属脑外肿瘤，但易与硬膜或海绵窦粘连。半数起源于三叉神经半月节，居颅中窝的硬膜外，生长缓慢，可向海绵窦及眶上裂扩展。四分之一起源于三叉神经根，居颅后窝的硬膜内，可侵犯周围脑神经。另四分之一为哑铃形生长，位于颞骨岩部尖端，跨越颅中窝、颅后窝的硬膜内外。除三叉神经鞘瘤，其他常见的有神经节细胞瘤、脊索瘤以及神经纤维瘤病2型。

多见于中年患者。临床表现多样,首发症状均为三叉神经分布区疼痛、麻木等,其中三叉神经痛常不典型,持续时间长。肿瘤侵犯海绵窦出现相应症状。肿瘤位于后颅窝,导致听力下降、耳鸣、共济失调等症状。晚期出现颅高压和视盘水肿。

影像学表现主要为颅中窝和颅后窝交界处可见卵圆形或哑铃形肿块;有强化,较小的实性者呈均一强化,囊性变者呈环状强化;周围一般无脑水肿;中颅窝三叉神经瘤压迫鞍上池与海绵窦,后颅窝三叉神经瘤压迫桥小脑角与第四脑室;可有颞骨岩部尖端破坏。需与听神经瘤以及脑膜瘤相鉴别。

一旦明确诊断需要手术。在临床和影像学上难以鉴别是否恶性,需要病理证实。如为神经纤维瘤病2型,则不宜手术。

第二节　脊神经疾病

一、桡神经麻痹

桡神经可在腋部受压("拐杖麻痹"),但下部受累更常见,桡神经在肱骨中下1/3处贴近骨干,此处切割伤,捆缚过久或应用压力过大的止血带,肱骨骨折骨痂生长过多,钢板固定与去除的不当等,易使桡神经受损。桡骨头前脱位可压迫牵拉桡神经深支,手术不慎也可伤及此神经。

(一)临床表现

1.畸形

由于伸腕、伸拇、伸指肌瘫痪,手呈"腕下垂"畸形。由于旋后肌瘫痪,前臂旋前畸形。肘以下平面损伤时,由于支配桡侧腕伸肌的分支未受损,故腕关节可背伸,但向桡偏,仅有垂拇、垂指不能和前臂旋前畸形。

2.感觉

损伤后在手背桡侧、上臂下半桡侧的后部及前臂背侧虎口背侧感觉减退或消失。

3.运动

桡神经在腋部损伤后,出现肱三头肌、肱桡肌、旋后肌和腕指伸肌无力,出现伸腕、伸拇、伸指不能。由于肱二头肌的作用,前臂旋后能够完成,但力量明显减退,拇指不能作桡侧外展。如桡神经损伤平面在肘关节以下,主要表现为伸拇、伸指不能。

(二)诊断

1.典型的外伤史

如肱骨干中下1/3骨折,桡骨小头脱位等。

2.典型的症状

与体征腕下垂、伸拇、伸指不能。

3.肌电图检测

可明确损伤部位性质。

（三）治疗

1.非手术治疗

非手术治疗包括药物、理疗及功能训练,适合于轻度损伤或病程短者。

2.手术治疗

手术治疗适合于经保守治疗 3 个月无恢复或开放性神经损伤。根据损伤性质选择不同手术方式。骨折所致神经损伤一般先保守治疗,观察 1～2 个月后再决定治疗方案。

二、尺神经麻痹

在肘部,尺神经可直接受外伤或骨折脱臼合并损伤。严重肘外翻畸形及尺神经滑脱可在损伤数年后引起尺神经损伤,又称慢性尺神经炎,同样,肘关节炎形成的腱鞘囊肿、脂肪瘤、Charcot 肘、肱尺腱膜韧带的肥厚、滑车上肘肌的压迫也可造成慢性尺神经炎。尺侧腕屈肌的纤维变性增厚,造成尺神经在肘管入口处受压,所引起的尺神经病较为常见,称为肘管综合征。在尺骨髁上的尺神经沟中延伸的尺神经,可因其位置表浅而易受压迫性损害,如经常长时间地屈肘并置于硬物表面,如课桌、扶手椅等可造成慢性的尺神经受压。颈肋或斜角肌综合征时,尺神经最容易受累,造成不全损伤。在腕部,尺神经易受切割伤,卡压性疾病较肘部少见,腕关节退行性变、类风湿关节炎、远端畸形的血管或长时间用手紧握工具可发生该部位的损伤。

（一）临床表现

1.畸形

尺神经损伤后可出现手部爪状畸形(大多限于环、小指),低位损伤爪状畸形较高位损伤明显。手内肌广泛瘫痪,小鱼际肌萎缩,掌骨间隙明显凹陷,由此继发掌指关节处过伸和指间关节屈曲。

2.运动

尺神经在肘损伤时.前臂尺侧腕屈肌和指深屈肌尺侧半瘫痪,不能向尺侧屈腕及屈环指、小指远侧关节。各手指不能内收外展。小指处于外展位,拇指和示指不能对掌成"O"形。由于拇内收肌及第一背侧骨间肌瘫痪,故拇指和示指夹纸试验显示无力;而为弥补这种无力,夹纸时拇长屈肌、正中神经支配的肌肉会无意中愈加灵活,并屈拇指远端指节(Froment's 征)。骨间肌的无力是因手内肌瘫痪,手的握力减少约 50%,手失去灵活性。

3.感觉

手掌尺侧、小指全部及环指尺侧半感觉障碍。不完全损伤可出现典型的烧灼性疼痛。

（二）诊断

1.外伤史

有腕部、肘部外伤史。

2.典型症状和体征

小指爪形手,第一背侧骨间肌萎缩,手肌不能内收外展,小指感觉障碍。

3.电生理检查

可明确损伤部位及性质。

4.MRI

肘部损伤 MRI 可发现局部占位性病变及结构异常，并可显示神经增粗及信号增强，特别适用于电生理检查未发现局灶性病变者。腕部损伤 MRI 若发现尺骨管结构性损害者需手术探查。

5.超声检测

肘部的高分辨率超声可发现尺神经的增厚。

（三）治疗

保守治疗包括避免屈肘和肘部压迫、使用护肘等。外科手术前需接受至少 3 个月的保守治疗。外科手术包括尺神经干前移位、尺侧腕屈肌腱膜松解术及内上髁切除术等。尺神经干前移位的并发症高于松解术，而手术的获益取决于手术的方式、神经病变的持续时间及严重程度。一般症状持续 1 年内的患者或电生理检查示脱髓鞘者预后较好，超声显示神经增厚明显者预后较差。

三、正中神经麻痹

腕部的正中神经位置表浅，易被锐器伤，并常伴有屈肌腱损伤。肱骨髁上骨折与月骨脱位，常合并正中神经损伤，多为挫伤或挤压伤。继发于肩关节、肘关节脱位者为牵拉伤。此外，正中神经可因腕部骨质增生、腕横韧带肥厚或旋前圆肌的肥大，而产生慢性神经压迫症状。

（一）临床表现

1.腕部正中神经损伤

（1）畸形：早期手部畸形不明显，1 个月后可见大鱼际肌萎缩、扁平、拇指内收呈猿掌畸形。伤后时间越长，畸形越明显。

（2）运动：大鱼际肌即拇对掌肌、拇短展肌及拇短屈肌浅头瘫痪，拇指不能对掌，不能与手掌平面成 90°，不能用拇指指腹接触其他指尖。大鱼际肌萎缩形成猿手畸形。拇短屈肌有时为尺神经支配。

（3）感觉：正中神经损伤对手部感觉影响最大。在掌侧，拇指、示指、中指及环指桡侧半，在背侧，示指、中指远节均有感觉障碍，由于感觉障碍，手功能受到严重影响，如无实物感，拿东西易掉，容易受到外伤及烫伤等。

（4）营养改变：手部皮肤、指甲均有显著营养改变，指骨萎缩、指端变得小而尖，皮肤干燥不出汗。

2.肘部正中神经损伤

（1）运动改变：除上述改变外，尚有旋前圆肌、旋前方肌、指浅屈肌、指深屈肌桡侧半、拇长屈肌及掌长肌瘫痪，故拇指和示指不能屈曲，握拳时拇指和示指仍伸直。部分患者的中指仅能部分屈曲，示指和中指的掌指关节部分屈曲，但指间关节仍伸直。

（2）感觉与营养改变：腕部正中神经断裂、正中神经损伤常可能合并灼性神经痛。

3.正中神经的卡压综合征

（1）腕管综合征：为最常见的卡压性神经病变，多由于过度用手和反复的职业损伤所致，诱发因素还包括妊娠、糖尿病、肥胖、高龄、类风湿关节炎、甲状腺功能减退、淀粉样变性、痛风、肢端肥大症、黏多糖增多症、动静脉分路术、腕部骨折史以及腕部肌腱或结缔组织的炎性病变。偶有家族性。常见症状为夜间神经痛和感觉异常,主要累及拇指、示指和中指,疼痛常放射到前臂,甚至到达肩部,患者常因此而从睡眠中转醒。客观体征主要以正中神经分布区的感觉障碍为主,涉及两点辨别觉、针刺觉及轻触觉的减弱,偶有拇指、示指及大鱼际肌的感觉过敏,若压迫持续存在,则可出现大鱼际肌的无力和萎缩。腕管综合征一般是双侧的,但优势手更重。查体时叩击腕管处可引起腕关节远端正中神经分布区的感觉异常,称作 Tinel's 征,在腕管综合征患者中的阳性率约为 60%,但特异性低。患者屈腕关节持续 1min(哈伦手法)或者过伸腕关节(反哈伦手法)均可诱发上述症状。电生理检查可以明确诊断。治疗方面,症状较轻者可用夹板固定腕部,避免手腕屈曲,使用 NSAIDs 类药物或腕管内注射皮质类固醇。严重的感觉障碍或鱼际肌的萎缩提示需进行外科腕管松解术。

(2)旋前圆肌综合征:肘部的正中神经在肥大的旋前圆肌两头间易受压或被二头肌腱膜压迫而产生旋前圆肌综合征。有时反复从事前臂旋前动作也可引起,外伤性因素包括肘关节脱位、前臂骨折等。患者常出现前臂或肘部掌侧不明原因的疼痛,抓握或前臂旋前动作可加重或诱发,亦可有类似腕管综合征的手掌麻木或感觉异常,但一般无夜间加重现象。查体时可以发现拇长屈肌和拇短展肌无力,触诊时旋前圆肌可有触痛,在肘部亦可引出 Tinel's 征。电生理检查可发现肘腕间的正中神经传导速度减慢,和腕管综合征不同的是腕部远端的正中神经运动和感觉潜伏期均正常。治疗方面可以通过在旋前圆肌内注射皮质类固醇,使用 NSAIDs 类药物或者将手臂肘屈 90°并轻度旋前位进行固定,均可缓解症状。

(二)诊断

1.外伤史

在腕部、肘部有明显外伤史。

2.典型症状和体征

有典型的猿手畸形,桡侧 3 个半手指感觉障碍,拇指对掌功能丧失,拇、示指末节屈曲不能(肘部受损时)。

3.肌电图检查

可明确损伤部位及性质。

(三)治疗

1.非手术治疗

非手术治疗包括药物、理疗及功能训练,适合于轻度损伤或病程短者。

2.手术治疗

手术治疗适合于经保守治疗 3 个月无恢复者或开放性神经损伤。根据损伤性质选择不同手术方式。

四、腓总神经麻痹

腓总神经源自 $L_4 \sim S_3$ 神经根,在大腿下 1/3 从坐骨神经分出,是坐骨神经的两个主要分支之一。其下行至腓骨头处转向前方,分出腓肠外侧皮神经支配小腿外侧面感觉,在腓骨颈前分为腓深和腓浅神经,前者支配胫骨前肌、趾长伸肌、姆长伸肌、姆短伸肌和趾短伸肌,后者支配腓骨长肌和腓骨短肌及足背2～5趾背面皮肤。

(一)病因

腓总神经麻痹的最常见原因为各种原因的压迫,如两腿交叉久坐、长时间下蹲位、下肢石膏固定不当及昏迷、沉睡者卧姿不当等;也可因腓骨头或腓骨颈部外伤、骨折等引起;糖尿病、感染、酒精中毒和铅中毒也是致病的原因。在腓骨颈外侧,腓总神经位置表浅,又贴近骨面,因而最易受损。

(二)临床表现

腓总神经麻痹的临床表现包括足与足趾不能背屈,足下垂并稍内翻,行走时为使下垂的足尖抬离地面而用力抬高患肢,并以足尖先着地呈跨阈步态。不能用足跟站立和行走,感觉障碍在小腿前外侧和足背。

(三)治疗

治疗除针对病因外,可用神经营养药、理疗等。

五、胫神经麻痹

胫神经由 L_4～S_3 神经根组成。在腘窝上角自坐骨神经分出,在小腿后方下行达内踝后方,分支支配腓肠肌、比目鱼肌、腘肌、跖肌、趾长屈肌和姆长屈肌以及足底的所有短肌。其感觉分支分布于小腿下1/3后侧与足底皮肤。

(一)病因

胫神经麻痹多为药物、酒精中毒、糖尿病等引起,也见于局部囊肿压迫及小腿损伤。当胫神经及其终末支在踝管处受压时,可引起特征性表现——足与踝部疼痛及足底部感觉减退,称为踝管综合征。其病因包括穿鞋不当、石膏固定过紧、局部损伤后继发的创伤性纤维化以及腱鞘囊肿等。

(二)临床表现

胫神经损伤的主要表现是足与足趾不能屈曲,不能用足尖站立和行走,感觉障碍主要在足底。

(三)治疗

治疗除针对病因外,可用神经营养药、理疗等。

六、枕神经痛

枕大神经、枕小神经和耳大神经分别来自 C_2、C_3 神经,分布于枕部、乳突部及外耳。

(一)病因

枕神经痛可由感染、受凉等引起,也可为颈椎病、环枕畸形、枕大孔区肿瘤等引起。

（二）临床表现

其分布区内的发作性疼痛或持续性钝痛,伴阵发性加剧为枕神经痛。多为一侧发病,可为自发性疼痛,亦可因头颈部的运动、打喷嚏、咳嗽诱发,部位多起自枕部,沿神经走行放射,枕大神经痛向头顶部放射,枕小神经痛、耳大神经痛分别向乳突部、外耳部放射,重时伴有眼球后疼痛感。枕大神经的压痛点位于乳突与第 1 颈椎水平后正中点连线的 1/2 处(相当风池穴)。枕部及后颈部皮肤常有感觉减退或过敏。

（三）治疗

治疗主要是针对病因,对症处理可采用局部热敷、封闭,局部性理疗等。药物可口服镇痛药、B 族维生素。疼痛较重时局部封闭效果较好。

七、臂丛神经痛

臂丛由 $C_5 \sim T_1$ 脊神经的前支组成,包含运动、感觉和自主神经纤维,主要支配上肢的运动和感觉。5 个脊神经前支经反复组合与分离在锁骨上方形成上干、中干和下干,在锁骨下方每个干又分成前股、后股,之后由上、中干的前股合成外侧束,下干的前股自成内侧束,三个干的后股汇合为后束。外侧束先分出一支组成正中神经,而后延续为肌皮神经,内侧束也有部分纤维参与正中神经,而后延续为尺神经。后束则分成一较细小的腋神经和一较粗大的桡神经。一些重要的神经分支起源于臂丛的最近端,靠近神经根的水平,如 C_5、C_6 和 C_7 的前根发出胸长神经支配前锯肌;C_5 发出的肩胛背神经支配菱形肌。

（一）病因

常见的病因是臂丛神经炎、神经根型颈椎病、颈椎间盘突出、颈椎及椎管内肿瘤、胸出口综合征、肺尖部肿瘤以及臂丛神经外伤。

（二）临床表现

臂丛神经痛是由多种病因引起的臂丛支配区的以疼痛、肌无力和肌萎缩为主要表现的综合征。

1.臂丛神经炎

也称为原发性臂丛神经病或神经痛性肌萎缩,多见于成年人,男性多于女性。约 50% 患者有前驱感染史如上感、流感样症状或接受免疫治疗、外科手术等。因而多数学者认为是一种变态反应性疾病。少数有家族史。

起病呈急性或亚急性,主要是肩胛部和上肢的剧烈疼痛,常持续数小时至 2 周,而后逐渐减轻,但肌肉无力则逐渐加重。大多数患者的无力在 2～3 周时达高峰。颈部活动、咳嗽或喷嚏一般不会使疼痛加重,但肩与上肢的活动可明显加重疼痛。肌无力多限于肩胛带区和上臂近端,臂丛完全损害者少见。数周后肌肉有不同程度的萎缩及皮肤感觉障碍。部分患者双侧臂丛受累。

2.继发性臂丛神经痛

主要由于臂丛邻近组织病变压迫,神经根受压有颈椎病、颈椎间盘突出、颈椎结核、颈髓肿瘤、硬膜外转移瘤及蛛网膜炎等。神经干受压有胸出口综合征、颈肋、颈部肿瘤、结核、腋窝淋巴结肿大及肺尖部肿瘤。主要表现：颈肩部疼痛，向上臂、前臂外侧和拇指放射，臂丛神经分布区内有不同程度的麻痹表现，可伴有局限性肌萎缩、上肢腱反射减弱或消失。病程长者可有自主神经障碍。神经根型颈椎病是继发性臂丛神经痛最常见的病因。主要症状是根性疼痛，出现颈肩部疼痛，向上肢放射。感觉异常见于拇指与示指，可有肌力减弱伴局限性肌萎缩、患侧上肢腱反射减弱或消失。

（三）辅助检查

为判定臂丛损伤的部位和程度，可根据患者情况选择脑脊液化验、肌电图与神经传导速度测定、颈椎摄 X 线片、颈椎 CT 或 MRI 检查可为诊断与鉴别诊断提供重要依据。

（四）治疗

臂丛神经炎急性期治疗可用糖皮质激素，如泼尼松 $20\sim40mg/d$，口服，连用 $1\sim2$ 周或地塞米松 $10\sim15mg/d$，静脉滴注，待病情好转后逐渐减量。应合用 B 族维生素，如维生素 B_1、维生素 B_{12} 等。可口服非甾体消炎药，也可应用物理疗法或局部封闭疗法止痛。恢复期注意患肢功能锻炼，给予促进神经细胞代谢药物以及针灸等。约 90% 患者在 3 年内康复。

颈椎病引起的神经根损害大多数采用非手术综合治疗即可缓解，包括卧床休息、口服非甾体抗炎药，如布洛芬、双氯芬酸钠等。疼痛较重者，可用局部麻醉药加醋酸泼尼松龙 25mg 在压痛点局部注射。理疗、颈椎牵引也有较好效果。有以下情况可考虑手术治疗：①临床与放射学证据提示伴有脊髓病变；②经适当的综合治疗疼痛不缓解；③受损神经根支配的肌群呈进行性无力。

八、肋间神经痛

（一）病因

肋间神经痛是肋间神经支配区的疼痛，分原发性和继发性。原发性者罕见，继发性者可见于邻近组织感染（如胸椎结核、胸膜炎、肺炎）、外伤、肿瘤（如肺癌、纵隔肿瘤、脊髓肿瘤）、胸椎退行性病变、肋骨骨折等。带状疱疹病毒感染也是常见原因。

（二）临床表现

主要临床特点：①由后向前沿一个或多个肋间呈半环形的放射性疼痛。②呼吸、咳嗽、打喷嚏、打哈欠或脊柱活动时疼痛加剧。③相应肋骨边缘压痛。④局部皮肤感觉减退或过敏。带状疱疹病毒引起者发病数天内在患处出现带状疱疹。

（三）辅助检查

胸部与胸椎影像学检查、腰穿检查可提示继发性肋间神经痛的部分病因。

（四）治疗

1.病因治疗

继发于带状疱疹者给予抗病毒治疗，阿昔洛韦 $5\sim10mg/kg$ 静脉滴注，8h 1 次或更昔洛韦 $5\sim10mg/(kg \cdot d)$，分 $1\sim2$ 次静脉滴注，连用 $7\sim14d$。肿瘤、骨折等病因者按其治疗原则行手术、化学药物治疗及放射治疗。

2.镇静镇痛

可用地西泮、布洛芬、双氯芬酸钠、曲马朵等药物。

3.B 族维生素与血管扩张药物

维生素 B_1、维生素 B_{12}、烟酸、地巴唑。

4.理疗

可改善局部血液循环,促进病变组织恢复,但结核和肿瘤患者不宜使用。

5.封闭

局部麻醉药行相应神经的封闭治疗。

九、股外侧皮神经病

股外侧皮神经病也称为感觉异常性股痛、股外侧皮神经炎。股外侧皮神经由 $L_{2\sim3}$ 脊神经后根组成,是纯感觉神经,发出后向外下斜越髂肌深面达髂前上棘,经过腹股沟韧带下方达股部。在髂前上棘下 $5\sim10cm$ 处穿出大腿阔筋膜,分布于股前外侧皮肤。

(一)病因

股外侧皮神经病的主要病因是受压与外伤,如穿着紧身衣,长期系硬质腰带,盆腔肿瘤、妊娠子宫等均是可能的因素。其他如感染、糖尿病、酒精、药物中毒以及动脉硬化等也是常见病因。部分患者病因不明。

(二)临床表现

起病可急可缓,多为单侧;大腿前外侧面皮肤感觉异常,包括麻木、针刺样疼痛、烧灼感,可有局部感觉过敏,行走、站立时症状加重,某些患者仅偶尔发现局部感觉减退。查体可有髂前上棘内侧或其下方的压痛点,股外侧皮肤可有局限性感觉减退或缺失。

(三)辅助检查

对症状持续者应结合其他专业的检查及盆腔 X 线检查,以明确病因。

(四)治疗

治疗除针对病因外,可给予口服 B 族维生素,也可给予镇痛药物。局部理疗、封闭也有疗效。疼痛严重者可手术切开压迫神经的阔筋膜或腹股沟韧带。

十、坐骨神经痛

坐骨神经痛是指沿坐骨神经通路及其分布区的疼痛,即在臀部、大腿后侧、小腿后外侧和足外侧的疼痛。这是多种疾病所引起的一种症状。在诊断坐骨神经痛时应进一步查出引起坐骨神经的疾病。

(一)病因

坐骨神经痛的病因有原发性和继发性(症状性)两大类。原发性坐骨神经痛即坐骨神经炎,临床上少见。主要是坐骨神经的间质炎,多由牙齿、鼻窦、扁桃体等病灶感染,经血液而侵及神经外膜引起,多和肌炎及纤维组织炎伴同发生。寒冷、潮湿常为诱发因素。继发性坐骨神经痛是因坐骨神经通路中遭受邻近组织病变影响引起。按照病理变化的部位又可分为根性和干性坐骨神经痛两种。根性神经痛的病变主要位于椎管内如腰椎间盘突出、椎管内肿瘤等(特别是硬脊膜外的转移癌和硬脊膜下髓外的神经鞘膜瘤)。此外,脊椎本身的疾病,如脊椎骨关节病、骨肿瘤、骨结核、损伤以及蛛网膜炎等也可在椎间孔区压迫神经根,引起根性坐骨神经痛。干性坐骨神经痛的病变主要位于椎管外,常见的为腰骶神经丛及神经干邻近的病变,如骶髂关节炎、骶髂关节半脱位、骶髂关节结核、髂内淋巴结的转移癌、腰大肌脓肿、髋关节炎、盆腔内子宫附件炎、肿瘤、妊娠子宫的压迫、各种损伤、神经本身的肿瘤等。某些代谢疾病如糖尿病和下肢的动脉内膜炎亦可有坐骨神经痛的表现。

(二)临床表现

坐骨神经痛以单侧性为多,中年男性多见。起病常急骤,但也有缓起的。急性起病的坐骨神经炎常先为下背部酸痛和腰部僵直感,数日后即出现沿坐骨神经通路的剧烈疼痛。亦有在起病前数周已在步行或运动而牵伸神经时会引起短暂的疼痛,并逐步加重而发展为剧烈的疼痛。疼痛多由臀部或髋部向下扩散至足部。在大腿部大转子内侧、髂后坐骨孔、大腿后面中部、腘窝、小腿外侧和足背外侧最为严重。疼痛呈持续性钝痛并有发作性加剧,发作性疼痛可为烧灼和刀刺样,常在夜间更剧。

为了减轻疼痛,患者常采取各种特殊的减痛姿势,例如在睡眠时喜向健侧侧卧,病侧髋关节和膝关节微屈。如果要求仰卧的患者起坐时,病侧的膝关节弯曲,这是保护性的反射性弯曲,称为起坐症状。当坐下时,首先是健侧臀部着力。站立时身体略向健侧倾斜,病侧下肢在髋、膝关节处微屈,造成脊柱侧凸,多数凸向病侧,即躯干向健侧倾斜以减轻椎间孔处神经根的压力。少数亦可凸向健侧,以减轻神经干的张力。俯拾物件时,患者先屈曲患侧膝关节,以免牵拉坐骨神经。

根性坐骨神经痛在咳嗽、喷嚏和屏气用力时疼痛加剧并呈放射痛的性质。腰椎棘突和横突的压痛最为明显,而沿坐骨神经通路各点的压痛则较轻微或无疼痛。直腿高举试验也呈阳性,但以下两种试验阳性常反映根性坐骨神经痛的特点。①颏胸试验:患者仰卧,检查者将其头颈被动前屈使下颏触及胸壁,如激发或加剧下肢疼痛称颏胸试验阳性。②压迫两侧颈静脉至头内出现发胀感时,如激发或加剧下肢疼痛亦提示为根性神经痛。

干性坐骨神经痛时,可在下列各点测出明显压痛。①坐骨孔点:在坐骨孔的上缘,相当于针灸穴位的秩边穴。②转子点:在坐骨结节和转子之间,相当于环跳穴。③腘点:在腘窝内,相当于委中穴。④腓点:在腓骨小头之下。⑤踝点:在内踝之后,胫神经的外显神经处。⑥跖中央点:在足底的中央。移动患肢使神经牵伸或要求患者仰卧做患肢直腿高举时均可引起疼痛。坐骨神经所支配的肌肉张力松弛和轻微萎缩,常见的有腘绳肌群及腓肠肌等。肌肉压痛以腓肠肌、比目鱼肌肌腹处最为明显。小腿外侧和足背区可有针刺、烧灼和麻木等感觉异常,但客观的感觉障碍较少见。膝反射有时可稍增强,这是由于腘绳肌群(对股四头肌有对抗作用)的肌张力减低的缘故。如果 L_4 神经根受损,膝反射可能减低。踝反射多数减低,在严重和慢性期则可消失,这是由于 S_1 神经根受损所致。

坐骨神经痛的病程依病因而异。疼痛的严重程度和时间长短亦各不相同。一般患者在病后经卧床休息可使疼痛迅速缓解或消失。坐骨神经炎在最初 5～10d 疼痛最为剧烈,此后逐渐减轻,在恰当的治疗措施下,一般在 6～8 周内恢复。有些病例会变为慢性,时好时坏,常持续至数月。一般说来,急性发作而疼痛剧烈的,其复发机会较亚急性或缓慢性发病者为少。

(三)诊断

根据疼痛的分布与性质做出坐骨神经痛的诊断一般不难。但为了确定其原因,需详细询问有关感染、受冷、损伤和肿瘤等方面的病史。检查时应重点注意感染病灶及脊柱、骶髂关节、髋关节等的情况。为排除盆腔内器官疾患所引起的坐骨神经痛常需作肛指检查,有时需请妇科医生协助检查。仔细的神经系检查可区分是神经根还是神经干受损。根性神经痛应考虑腰椎间盘突出、椎管内肿瘤、腰骶神经根炎、脊椎关节炎和肥大性脊椎骨关节病等。干性坐骨神经痛在坐骨神经的通路上有压痛,有明显的肌肉压痛,直腿高举试验阳性。病因方面应多注意感染性坐骨神经炎、骨盆内疾病、髋关节病以及臀部肿瘤或损伤等。脑脊液检查在干性坐骨神经痛时无变化,而在根性坐骨神经痛时可有异常。臀部纤维织炎及腰腿部肌肉劳损可引起腿部的牵涉痛,应注意鉴别。两者均无感觉障碍,腱反射不受影响,在臀部或腿部压痛点上作普鲁卡因封闭后,局部及牵涉痛均可消失。X 线检查对查明坐骨神经痛的病因有重要意义,常可发现脊柱、椎间盘、骶髂及髋关节的病变。必要时可进行 CT、MRI 或椎管造影以明确有无椎间盘突出、肿瘤压迫或蛛网膜的粘连性病变。

(四)治疗

应针对病因进行治疗。坐骨神经炎的急性期需要卧床休息,卧硬板床更为适宜,一般需 3～4 周。止痛药物如阿司匹林、氨基比林、抗炎松、保泰松、安乃近等可选择使用。镇静剂及维生素(维生素 B_1、维生素 B_{12})亦可作辅助应用。坐骨神经炎的急性期可用肾上腺皮质激素治疗,理疗、热敷、红外线、短波透热等方法能消除神经肿胀。坐骨神经干普鲁卡因封闭疗法以及骶骨内硬脊膜外封闭疗法可使疼痛缓解。碘离子透入法亦可应用。推拿和针灸疗法也均有良效。

第三节 脑梗死

脑梗死是指局部脑组织由于血液供应缺乏而发生的坏死。由于其高发病率、高残障率,目前已经是引起痴呆的第二大原因,是引起老年癫痫的最常见原因,也是引起抑郁的常见原因。

一、病理生理机制

(一)造成脑组织缺血损伤的血管壁及血管内病理

造成脑组织缺血损伤的血管壁及血管内病理改变包括动脉粥样硬化、小动脉玻璃样变(也称小动脉硬化)、其他原因的血管壁改变以及血栓形成。颅外颈部动脉的粥样硬化好发于主动脉弓、颈内动脉起始处、椎动脉起始和锁骨下动脉起始处。颅内动脉粥样硬化好发生于大脑中动脉、颈内动脉虹吸、椎动脉颅内段、基底动脉和大脑后动脉起始处。发出穿支的载体动脉的粥样斑块可堵塞穿支动脉。穿支动脉口也可发生微小粥样斑块并会堵塞穿支动脉。高血压引起的脂质玻璃样变或纤维玻璃样变主要累及穿支动脉,造成中膜增生和纤维样物质沉积,致使原本很小的管腔更加狭窄。还可以有其他原因导致的血管壁改变,如外伤性或自发性血管壁撕裂引起的动脉夹层、动脉炎、肌纤维营养不良(内膜与中膜过度增生)、烟雾病(内膜层状增厚中层变薄)、感染等。

血栓形成发生在血管壁和血管内,损伤血管的表面可继发血栓形成,如上述提到的动脉粥样硬化性、动脉夹层、动脉炎、肌纤维营养不良、烟雾病、感染等所致的动脉病变处都可继发血栓形成;血管明显狭窄或收缩会继发血栓形成(极度狭窄处血流紊乱,可引起血流缓慢,尤其在系统性低灌注时,局部血流更加缓慢,更易导致血栓形成);血管局部扩张也会导致血栓形成(局部扩张处血流缓慢);凝血系统改变可继发血管内血栓形成(红细胞增多症、血小板增多症或全身高凝状态)。

动脉粥样硬化性血管损害是最常见的血管壁损害类型,其基本损害是大中型动脉内膜局部呈斑块状增厚,由于动脉内膜积聚的脂质外观呈黄色粥样,因此称为动脉粥样硬化。脑动脉粥样硬化的进展是一个动态的病理过程,从内中膜增厚、粥样斑块形成、血管重塑、斑块破裂、斑块表面或腔内血栓形成、斑块体积间断增加至最终形成重度狭窄。动脉粥样硬化斑块有稳定和易损斑块两种类型,易损斑块指的是将会变成"罪犯斑块"的斑块。颈动脉易损斑块的病理特点主要包括薄纤维冒大脂核、斑块表面溃疡、破裂、血栓形成、斑块内出血、炎症浸润等。管腔狭窄、大脂核以及斑块内新生血管床形成可能是颅内动脉粥样易损斑块的病理特点。

(二)导致脑组织损伤的心脏病理

心脏的很多疾病都有导致脑栓塞的风险,临床上称作心源性栓塞或心源性卒中。心源性栓塞是来源于心脏的栓子或经过心脏异常分流的栓子随血流进入脑循环阻塞脑动脉而导致梗死。可能已经存在的心脏疾病:①心律失常,特别是心房颤动和病态窦房结综合征;②心脏瓣膜疾病,特别是二尖瓣狭窄、人工心脏瓣膜、感染性心内膜炎和非细菌性心内膜炎;③心肌疾病或心内膜病,特别是心肌梗死、心内膜炎和扩张性心肌病;④心内病变如黏液瘤、左心室室壁瘤、左心室附壁血栓;⑤右向左分流,特别是房间隔缺损和卵圆孔未闭,来源于深静脉的栓子可经此通道进入体循环引起反常栓塞。

(三)导致脑组织缺血损伤的机制

导致脑组织缺血损伤的机制有栓塞及低灌注。栓塞可来源于心脏(心源性)和动脉(动脉源性)。心脏的栓子脱落后随血循环进入到脑动脉,栓塞了脑部的某一条或多条动脉导致脑组织损伤。起源于大动脉的栓子,譬如主动脉弓、颅外颈部动脉、颅内大动脉的栓子,顺血流脱落到远端堵塞脑部的一条或多条动脉导致脑组织损伤。栓塞还可来源于静脉系统,但静脉系统的血凝块常在心脏有由向左分流,譬如房间隔缺损或卵圆孔未闭时才有可能入脑。由于栓塞而堵塞的脑动脉本身可以没有病变,如心源性栓塞堵塞了右侧大脑中动脉导致大面积梗死,被栓塞的大脑中动脉本身没有病变。如由于颈内动脉或大脑中动脉粥样硬化斑块表面形成的血栓、斑块碎片、胆固醇结晶等脱落堵塞了同侧大脑中动脉分支导致该分支供血区梗死,被堵塞的这条大脑中动脉分支本身没有病变。还有一些比较少见的栓子,譬如空气、脂肪、肿瘤细胞等进入心脏然后栓塞到脑动脉。不同大小、性质和来源的栓子可堵塞不同动脉。来源于心脏的大栓子可栓塞颅外大动脉,来源于心脏或外周血管中形成的较小栓子以及来自主动脉弓和颈动脉的较小栓子常栓塞颅内主干动脉和(或)其分支,如大脑中动脉、大脑前动脉、大脑后动脉、椎动脉和基底动脉。最常栓塞的动脉是大脑中动脉及其分支。来源于颅内主干动脉如大脑中动脉、椎动脉和基底动脉的较小栓子可栓塞其远端的分支动脉。更微小的栓子可栓塞小穿支动脉、眼动脉及视网膜动脉。

低灌注性脑缺血包括两种,一种是系统性低灌注,即全身灌注压下降导致脑组织的血流减少,常见的原因为心脏泵衰竭(心肌梗死或严重心律失常)和低血压。另一种是颈部或颅内大动脉严重狭窄或闭塞后低灌注导致的脑缺血。动脉支配的交界区低灌注更明显,因此,低灌注梗死常发生在上述区域,称为分水岭梗死。

在动脉粥样硬化性狭窄导致脑梗死的发病机制中,斑块不稳定导致的动脉到动脉栓塞较单纯低灌注导致的梗死更常见。在一些发生在分水岭区的梗死灶还有可能是微小栓子栓塞与低灌注协同作用所致。

对于颈内动脉起始和椎动脉颅外段病变而言,斑块表面的血栓形成会加重狭窄程度,继而可能导致完全闭塞。颈动脉粥样硬化血栓形成性狭窄或闭塞有以下几个特点:①如果斑块碎片或血栓形成不脱落,而且 Willis 环侧支代偿良好的话,则不出现梗死灶;②如果斑块碎片或血栓形成不脱落,但 Willis 环侧支代偿不好,在血压下降等诱发血流灌注不足因素存在的情况下,可能会导致分水岭梗死;③如果斑块碎片或血栓形成脱落至远端,则可能导致该动脉供血区域内各种梗死类型的发生,包括皮质、区域性梗死、分水岭区梗死或多发梗死。椎动脉病变梗死的发病机制类似颈内动脉颅外段。

对于颅内大动脉而言,譬如大脑中动脉,斑块表面形成的血栓会加重狭窄程度,继而可能导致完全闭塞。大脑中动脉粥样硬化血栓形成性狭窄或闭塞有以下几个特点:①如果斑块碎片或血栓不脱落,也没有堵塞穿支动脉,而且皮质软脑膜侧支代偿良好,供应穿支动脉区的新生侧支血管丰富,整个大脑中动脉供血区经历了长时间缺血耐受,因此,即使完全闭塞,在其供血区可以不出现梗死灶。②如果斑块碎片或血栓不脱落,也没有堵塞穿支动脉,但侧支代偿不够丰富,在血压下降等诱发血流灌注降低因素存在的情况下,可能会导致分水岭区梗死。③如果血栓形成堵塞穿支动脉口,则造成穿支动脉区梗死灶。④如果斑块碎片或血栓脱落到远端,则可能导致该动脉供血区域内各种梗死类型的发生,包括皮质、区域性梗死、分水岭区梗死或多发梗死。基底动脉病变梗死的发病机制类似大脑中动脉。

(四)脑组织缺血损伤的组织病理

1.梗死灶病理改变

当局部脑组织血流下降时,受累脑组织能否存活取决于缺血的程度、持续时间和侧支循环的代偿能力。动物实验提供了以下脑缺血阈值:CBF 降至 $20mL/(100g \cdot min)$ 脑组织时脑电活动开始受到影响,降至 $10mL/(100g \cdot min)$ 脑组织以下时,细胞膜与细胞正常功能受到严重影响,降至 5mL/(100g·min)脑组织以下时,神经元会在短时间内死亡。脑组织缺血后会发生一系列代谢改变,钾离子到细胞外,钙离子进入细胞内并导致线粒体功能衰竭,缺氧导致的氧自由基生成可使细胞内或细胞膜中的脂肪酸发生过氧化。缺氧还会使葡萄糖发生无氧代谢,从而导致乳酸堆积而引起酸中毒,进一步损伤细胞的代谢功能。此外,缺血脑组织中兴奋性神经递质活性增高加大细胞死亡风险。上述代谢改变引发恶性循环,最终使神经元损伤程度不断加重甚至死亡。当达到某一个阈值时,即使缺血脑组织得到富含氧气和葡萄糖的血液再灌注,缺血脑组织损伤也是不可逆的了。在某些情况下,缺血程度不足以引起神经元坏死,但有可能引起细胞凋亡。

　　某一动脉供血区血流量下降发生脑缺血后,在供血区域内的不同部位缺血程度不同。血流量最低部位缺血损伤最严重,成为梗死核心。而在梗死核心的周围,由于侧支循环的存在和建立,血流量尽管已经降低到可能导致脑细胞膜电衰竭,但未达到神经元死亡的阈值,此区域称为“缺血半暗带”。

　　2.影响缺血事件严重程度有以下因素

　　血管堵塞的速度、侧支代偿能力、责任动脉或被栓塞动脉内局部变化、血糖、血氧含量、全身灌注情况等。

　　(1)如果血管闭塞(无论颅外还是颅内动脉)是逐渐缓慢形成的,则往往已建立丰富的侧支循环,接受其供血的脑组织可能不发生严重缺血。如果血管堵塞是突然的,尤其是颅内动脉突然堵塞,往往导致其供血区严重缺血。

　　(2)Willis 环侧支代偿不足(先天发育不良或参与代偿的动脉有病变)、皮质软脑膜侧支建立不好以及穿支小动脉代偿不足(侧支不足或小动脉玻璃样变)会影响缺血程度。

　　(3)无论责任动脉壁(如动脉粥样硬化或动脉夹层)的血栓形成还是来自近心端(心源性或动脉源性)的血栓栓塞都可能沿管腔向近端或远端进一步生长,尤其是血栓栓塞不会一直黏附于血管壁,血栓会溶解,如果顺血流继续脱落到远端则造成更多血管床的缺血,进一步生长的血栓还有可能堵塞了潜在的侧支,加重缺血程度。管腔突然被堵塞还可能引起反应性血管痉挛,进一步加重狭窄程度。

　　(4)高血糖会对缺血脑组织造成损伤,但低血糖也会增加脑细胞死亡的风险。

　　(5)低氧血症可使脑损害加重。

　　(6)全身灌注不足,如心力衰竭、低血容量以及血黏度增高均可能降低脑血流量。

二、临床表现

　　从症候学角度出发,急性脑梗死可以导致运动障碍(如偏瘫)、语言功能障碍(包括各种类型的失语以及构音障碍)、感觉异常、共济失调、头痛、眼动障碍、视物异常、眩晕、不自主运动、癫痫和意识障碍等。急性起病的上述症状需要警惕脑梗死的可能性。反复脑梗死或者慢性期患者可以出现痴呆,精神行为异常及步态异常等症状。

　　与其他非血管性疾病不同的是,脑梗死的临床表现多数符合血管分布区特点。以下分别从不同供血动脉梗死角度出发,以血管解剖综合征形式描述脑梗死的症状。

(一)大脑中动脉供血区梗死

1.皮质支梗死

完全的皮质支闭塞典型表现为突发起病的偏侧面瘫及肢体瘫痪(上肢重、远端重)、偏身感觉障碍,优势半球可出现失语(混合型失语或者运动型失语)、角回综合征(左右失认、手指失认、失算和书写困难),非优势半球可出现视空间障碍。此外可以出现对侧偏盲、象限盲或者凝视障碍等。根据受累分支不同,上述症状可以单独或者合并出现。

2.豆纹动脉梗死

也称深穿支动脉梗死,豆纹动脉主要的供血区域包括内囊前肢的上半部、整个内囊和放射冠的上半部、外囊、豆状核以及尾状核头和体的上半部分。因此相应的穿支闭塞可以导致以下腔隙综合征的表现,如纯运动偏瘫、偏身感觉运动障碍、构音障碍——手笨拙综合征、构音障碍——面瘫综合征,少见的还有失语、偏侧忽视以及结构性失用等,后者有时与皮质支梗死不好鉴别,一般来说出现这些症状往往提示病灶范围较大。如果病变位于尾状核,还可以出现舞蹈症等不自主运动。

(二)大脑前动脉供血区梗死

肢体瘫痪是 ACA 梗死最常见的症状,下肢突出,上肢症状相对轻,一般不出现面瘫。如果 ACA 的分支 Heubner 动脉梗死累及尾状核头、壳核以及内囊前部时,临床症状也有面瘫和上肢瘫痪突出,不同于常见的 ACA 梗死。亦可出现偏身感觉异常,此外皮质分支受累尚可以表现额叶的部分症状,如无动性缄默症、精神行为异常、遗忘、病理性抓握现象以及言语障碍等,后者临床上因为无肢体瘫痪等症状,急性起病时常需要与脑炎等其他疾病鉴别。此外 ACA 梗死可以累及旁中央小叶,从而导致尿失禁或尿潴留。

(三)脉络膜前动脉梗死

起源及解剖走行和供血区域变异较大,常见供血区域包括视束、视放射、外侧膝状体、内囊后肢的后 2/3、苍白球以及大脑脚的中 1/3 部分。另外也供应侧脑室后角旁的放射冠区域。经典的临床症状三联征包括偏瘫、偏身感觉障碍和同向偏盲,但是多数患者仅表现为上述症状的一部分,临床并无特异性,以不伴失语、意识改变等与 MCA 梗死鉴别。尽管不多见,有时还可以表现皮质受累的症状。多数脉络膜前动脉梗死,临床仅表现单一的腔隙综合征。少见的症状包括偏瘫对侧的上睑下垂,眼球上下视障碍等(累及中脑)。

(四)大脑后动脉及分支梗死

临床症状依赖于 PCA 闭塞部位。PCA 起始部闭塞可以累及中脑、颞顶枕叶及丘脑,临床表现为不同程度的意识改变、不自主运动、动眼神经麻痹,对侧偏瘫、偏身感觉障碍和偏盲,后者如果单独出现似 MCA 梗死,临床需要鉴别。PCA 后交通动脉发出以远闭塞时。临床常无偏瘫出现(因中脑未受累),以此与近端病变鉴别。大脑后动脉远端闭塞累及皮质时最常见的症状是对侧视野缺损,多为同向偏盲,亦可为象限盲,症状轻重取决于梗死范围,黄斑区保留,因此视力常不受累。双侧 PCA 梗死临床少见,表现为双侧颞枕叶症状如皮质盲,言语障碍或者认知行为异常等。

丘脑梗死临床常见,血供主要来源于 PCA。外侧丘脑梗死最常见(丘脑膝状体动脉梗死),临床常表现 3 组征:单纯对侧偏身感觉障碍,症状较轻;偏身感觉(包括深感觉)及运动障碍;症状广泛时可以同时出现异常运动如舞蹈——手足徐动症及共济失调(累及锥体外系及小脑束),但是认知和行为能力相对保留。丘脑旁中央梗死(丘脑穿动脉供血),临床表现急性起病的意识障碍、精神异常及眼球垂直凝视障碍。脉络膜后动脉梗死常见的症状是累及外侧膝状体所致的视野缺损。

(五)椎-基底动脉及其分支梗死

后循环梗死特征性的临床症状包括眼球垂直运动障碍、复视、脑神经症状及交叉瘫等。急性椎-基底动脉闭塞可表现意识障碍、四肢瘫痪、共济失调、高热及眩晕呕吐等,临床出现上述症状时要高度警惕危及生命的后循环梗死可能。

1.基底动脉穿支闭塞可以出现中脑或脑桥梗死

中脑旁中央动脉梗死临床常出现动眼神经麻痹或者眼球垂直运动障碍,可表现以下综合征:①Weber 综合征表现为同侧动眼神经麻痹和对侧肢体的偏瘫。②Claude 综合征表现为同侧动眼神经麻痹和对侧小脑症状。③Benedikt 综合征表现为同侧动眼神经麻痹和对侧不自主运动(震颤或者舞蹈症)。脑桥旁中央梗死,常累及皮质脊髓束,皮质—桥—小脑束以及皮质—核束,临床表现包括构音障碍—手笨拙综合征、纯运动偏瘫、共济失调性偏瘫、凝视障碍(双眼凝视向偏瘫侧)等。脑桥梗死可出现以下综合征:①Millard-Gubler 综合征表现为同侧外展和面神经瘫痪,对侧偏瘫;②Foville 综合征表现为同侧凝视麻痹、周围性面瘫和对侧偏瘫。针尖样瞳孔是脑桥病变特征性的体征。

2.基底动脉尖端综合征

1980 年 Caplan 首次报道,基底动脉末端分出双侧小脑上动脉和大脑后动脉。基底动脉尖端综合征临床症状与累及部位(包括中脑、小脑上部、丘脑、颞叶内侧及枕叶)有关,可表现为眼球垂直运动障碍及瞳孔异常、动眼神经麻痹、核间性眼肌麻痹、意识水平下降,病变对侧偏盲或者皮质盲以及严重的记忆障碍。临床上急性出现上述部分症状时需要高度警惕基底动脉尖端综合征的可能性,及时的诊断有利于及时的治疗。

3.小脑及其供血动脉梗死

小脑上动脉梗死,常同时合并脑干受累,常见症状包括同侧辨距不良、同侧 Horner 征、对侧偏身痛温觉减退及对侧滑车神经麻痹;小脑前下动脉供应脑桥背侧、小脑和小脑中脚等,可表现眩晕、呕吐、耳鸣和构音障碍,查体可发现同侧面瘫、听力减退、三叉神经感觉障碍、Horner 征、辨距不良和对侧躯干肢体痛温觉减退。小脑后下动脉闭塞综合征,也称延髓背外侧综合征,临床最常见表现为眩晕、呕吐和眼球震颤(前庭神经核)、交叉性感觉障碍(三叉神经脊束核及交叉过来的脊髓丘脑束)、同侧 Horner 征(下行的交感神经纤维受累)、饮水呛咳、吞咽困难和声音嘶哑(疑核)、同侧小脑性共济失调。但是临床常见的多为不全延髓背外侧综合征,因为小脑后下动脉解剖变异很多。

三、卒中的评估

卒中患者的评估是个体化治疗干预的基础,应该在卒中患者来就诊后立即进行。

(一)临床评估

详细的病史询问和神经病学查体是建立卒中诊断的基础。对于已经疑诊卒中的患者要注意心血管系统的查体,包括双侧血压测量、颈部血管听诊和心脏听诊。此外,要进行神经功能缺损评分,常用的为 NIHSS 评分。由于后循环的临床评估在现有评分系统中欠敏感,对疑诊后循环的卒中要进行包括脑干和小脑的体征的尽可能详尽的检查。

(二)卒中专科评估

1.危险因素

在人群范围内,常见的卒中高危因素包括年龄、高血压、糖尿病、高脂血症、心脏疾病(如心房颤动)、不良的生活方式(如吸烟)等。除了年龄以外,这些高危因素均可以进行有效干预。因此,仔细地逐项排查这些卒中高危因素非常重要。在常规检查的同时,部分基础疾病只有通过一定的监测才能诊断,如阵发性心房颤动。我国的患者中,夜间孤立性高血压并不少见(10%),通过 24h 血压监测可以明确诊断。

2.血液化验

卒中患者常规的血液化验包括血常规、肝肾功能、电解质、血糖、血脂和凝血检查。对于有心源性卒中可能、冠心病病史的患者可考虑补充心肌酶谱的检查。作为少见卒中原因的筛查,可以进行血沉、同型半胱氨酸、免疫、感染等相关指标的检测。

3.脑结构影像

所有疑诊 TIA 或卒中患者应尽快完成诊断性脑结构影像学检查。头颅 CT 是国内最普及的影像学手段,可以迅速排除脑出血,但是它对于后循环的脑梗死缺乏敏感度。有条件的医院可以做头 MRI(T_1、T_2、Flair、DWI 和 SWI/T_2),其中弥散成像(DWI)最重要。与 CT 和常规 MRI 相比,DWI 的主要优点:①最快可以在梗死后数分钟内显示超急性期缺血病灶;②能发现 T_2 加权像无法识别的小的皮质梗死或脑干梗死,结合常规 MRI 区别新旧梗死灶。SWI 或 T_2 能够敏感探测微量出血的存在,它与高龄、高血压、脑小血管病等因素相关。

脑梗死病灶图案的分类有助于分析判断导致脑梗死的源头,从而有助于最终的病因诊断。譬如,若梗死灶同时累及双侧颈内动脉系统或者前后循环系统,通常考虑来源于心脏或主动脉弓的栓塞;若仅限于一侧颈内动脉系统,表现为多发梗死,则来源于大脑中动脉、颈内动脉可能性大,但是主动脉弓以及心脏也有可能;若为单发基底节病灶,则穿支动脉病变或其载体动脉病变堵塞穿支的可能性最大。

4.血管评估

卒中患者的直接血管评估包括颈部和颅内动脉,少数患者需要评估主动脉弓;作为患者全身粥样硬化评估的一部分,在必要时,下肢血管和冠状动脉也可以进行评估。常见评估方法有数字减影血管造影(DSA)、常规 MRA、CTA、增强 MRA(CEMRA)、颈动脉超声和 TCD。

DSA 仍然是诊断颅内外动脉狭窄的金标准,传统的 DSA 只包括正位、侧位,新一代的 DSA 则可以进行三维旋转成像和重建图像,从而提供更多的测量信息,并且提高了探测狭窄血管的敏感性。但是,DSA 是有创的,通常不作为一线检查方法。只有在考虑可能进行介入治疗或者无创血管检查不能充分建立诊断时才进行。

　　磁共振血管成像(MRA)是一种无创的检查颅内外血管的高敏感度的手段,先进的 MRA 可以通过增强剂提高敏感性,并辨别血管内血流的方向。MRA 的缺点是有可能会高估狭窄程度,一些血流速度缓慢或弯曲的血管部位有可能被误认为是病理狭窄。

　　CTA 是近年来发展很快的一项血管评估手段。通过静脉注入造影剂,CTA 可以同时显示心脏、主动脉弓、颈动脉系统、颅内动脉系统的病变,并且可以三维重建。

　　颈动脉超声是一种快速、无创、可床旁操作并便于动态随访的检查手段。它可以准确地判断颈部血管狭窄或闭塞,敏感度和特异度可达 94% 和 77%,已成为颈动脉内膜剥脱术术前决策的重要部分。彩色超声通过形态学、斑块回声形状,可以对斑块成分做出判断,因此它也是评价颈部血管粥样斑块稳定性的常用手段。彩超的局限性在于它在很大程度上依赖操作者的技术水平,因此,不同的医学中心其准确性有可能不同。

　　经颅多普勒超声(TCD)是一项无创性脑动脉狭窄的检测方法,同颈动脉超声一样具有快速、可床旁操作,并便于动态随访的优点,但对操作者依赖性强。TCD 可以判断颅底 Willis 环大部分管径减少超过 50% 的颅内血管狭窄。TCD 也是唯一能检测脑血流中微栓子的方法,该微栓子信号在大动脉病变中尤为常见,在颈内动脉狭窄患者,微栓子信号是再发卒中和 TIA 的独立危险因素。颞窗狭小或缺失是限制 TCD 的主要瓶颈,在后循环的评价上,TCD 的特异性也相对较低。

　　对于具有熟练超声技术的医院,联合颈动脉彩超和 TCD 可作为卒中患者血管病变的一线评估方法。对于有条件的医院,在超声血管评价基础上的脑灌注成像和血管管壁成像可以为临床决策提供更多的信息。

　　5.心脏评估

　　无论是否有心脏病史,所有缺血性卒中患者都应进行至少一次心电图检查,有条件的医院也可将 24h Holter 检查作为常规检查,以期望发现更多的心房颤动患者。超声心动图有助于发现器质性心脏疾病。经胸超声心动图 TTE 能很好地检测到附壁血栓,尤其位于左心室心尖部;对心肌梗死后室性附壁血栓的患者,该检查敏感性和特异性均 >90%。经食管超声(TOE)比 TTE 具有更高的检测敏感度。对于不明原因的卒中患者,TOE 是卵圆孔未闭(PFO)诊断的金标准,此外,PFO 还可以由 TCD 盐水激发试验来诊断。

　　6.危险分层的评估

　　危险因素的不同决定了患者卒中再发的风险也有所差别。目前临床上应用危险因素进行分层的有以下工具:Essen 卒中危险评分(ESRS)主要用来评价非心源性卒中的危险评分,AB-CD2 则主要用来对 TIA 卒中复发进行风险评估,见表 3-3-1,表 3-3-2。

表 3-3-1　Essen 卒中危险评分(ESRS)

危险因素或疾病	分数
年龄 65～75 岁	1
年龄 >75 岁	2
高血压病	1
糖尿病	1

续表

危险因素或疾病	分数
既往心肌梗死	1
其他心血管病(除心肌梗死和心房颤动)	1
周围血管病	1
吸烟	1
除本次事件之外的既往 TIA 或缺血性卒中	1

注:低危,0~2分;高危,3~6分;极高危,7~9分。

表 3-3-2　小卒中/TIA 危险评分

特点	ABCD2 评分
年龄≥60 岁	1
血压≥140/90mmHg	1
临床特点	
无力	2
言语障碍	1
持续时间	
≥60min	2
10~59min	1
糖尿病	1
总分	0~7

注:高风险,6~7分,2天内卒中发生风险 8.1%;中度风险,4~5分,2天内卒中发生风险 4.1%;低风险,0~3分,2天内卒中发生风险 1.0%

四、诊断和鉴别诊断

脑梗死的诊断主要依据临床表现和影像检查两方面。急性起病,迅速达高峰的局灶性神经功能缺损,后者符合血管分布特征,头颅 CT 未见出血改变或者出现典型的低密度责任病灶,除外其他疾病,基本可以诊断。头颅磁共振+弥散加权成像(DWI)对于早期脑梗死的诊断具有特异性,即 DWI 显示病灶处高信号,相应地表观弥散系数(ADC)值减低的影像特征。因此临床表现不典型或疑诊后循环脑梗死时,及时进行 DWI 成像检查非常必要。

需要分析梗死灶类型及关注受累血管分布,并最终做出脑梗死的病因诊断。梗死灶类型:皮质梗死或区域性梗死、分水岭梗死和穿支动脉区梗死。梗死灶还应区分为单一或多发梗死。头颅 CT 对皮质微小梗死灶以及某些内分水岭区梗死灶不敏感,因此,头颅 CT 仅发现穿支动脉区梗死灶,未必表示其他部位没有梗死灶,因为梗死灶类型和分布对于造成梗死灶的源头及最终的病因诊断很重要。受累血管分布是否仅限于前循环、仅限于后循环或前后循环均累及。受累血管分布不同也往往有提示病变源头的价值。

　　脑梗死不是一种病,而是由多种疾病导致的综合征,因此,对于每一个脑梗死患者,都应尽可能找到导致卒中的病因。病因学分型中应用最广的依然是 TOAST 分型以及在此基础上的改良分型。脑梗死病因区:大动脉粥样硬化性、心源性栓塞、小动脉闭塞、其他病因和病因不明。以下从不同病因学角度出发,分析不同病因导致脑梗死的临床特点、梗死灶分布特点、诊断依据、注意要点等。

(一)大动脉粥样硬化性脑梗死

　　因主动脉弓和颅内外大动脉粥样硬化性狭窄或粥样硬化斑块不稳定而导致的脑梗死,是缺血性卒中最常见的亚型。以下分别阐述主动脉弓、颈内动脉、大脑中动脉和椎-基底动脉粥样硬化性脑梗死的诊断。

　　1.主动脉弓粥样硬化

　　主动脉弓相关脑梗死有时容易忽视,临床表现无特异性,有时表现同颈部或颅内动脉粥样硬化性梗死,症状出现在一侧颈内动脉供血区或仅限于后循环,有时表现同心源性栓塞,可同时出现前后循环受累的临床表现。如果影像学检查病灶仅累及单一系统动脉的分布区,譬如仅累及一侧颈内动脉分布区或仅累及后循环分布区,梗死灶为皮质、流域性或多发梗死,但其近端相应颅内外大动脉未发现能解释病灶的严重狭窄性病变,且已排除心房颤动等心源性栓塞的潜在原因,此时应高度怀疑主动脉弓病变或者病灶同时累及双侧前循环或前后循环均累及,而且已排除心房颤动等心源性栓塞的潜在原因,此时也应高度怀疑主动脉弓病变。经食管超声、高分辨磁共振及多排 CT 发现主动脉弓粥样硬化易损斑块(斑块≥4mm 或有血栓形成)可以帮助诊断。研究发现隐源性卒中患者主动脉弓发现溃疡斑块的概率明显高于已知病因的卒中及对照组,提示临床上隐源性卒中患者需要注意主动脉弓的筛查。

　　2.颈内动脉粥样硬化性狭窄导致脑梗死

　　临床可表现为累及该动脉供血区的 TIA 或脑梗死,临床表现多样,症状与被堵塞的颅内动脉有关,最常见的是累及大脑中动脉供血区的某个或数个分支供血区所导致的症状。影像学上梗死病灶的分布可以是大脑中或大脑前动脉的皮质或流域性梗死、分水岭区梗死(内分水岭、前分水岭或后分水岭)或包括穿支动脉区梗死在内的多发梗死灶。在基底节区(深穿支动脉区)出现孤立梗死灶也有,但相对较少。当同侧 PCA 属于胚胎型时,即 PCA 起源于颈内动脉,病灶尚可位于同侧 PCA 分布区,此时就可能表现为前后循环都有梗死病灶,临床需要注意与心源性栓塞鉴别。此外如果病史中存在偏瘫肢体对侧单眼发作性黑矇时,需要高度警惕 ICA 狭窄可能,及时的血管评估非常必要。颈动脉超声、CTA、MRA 或 DSA 等检查发现病灶同侧的 ICA 狭窄或有明确的易损斑块,结合上述症状及梗死灶分布基本可以诊断。当病灶仅分布于 MCA 供血区且合并存在同侧 MCA 狭窄时则需要鉴别责任动脉是 ICA 还是 MCA。如果梗死灶仅位于深穿支动脉区,则 MCA 为责任动脉的可能性比较大,如果梗死灶为其他类型,ICA 与 MCA 斑块部位的高分辨磁共振及 TCD 多深度微栓子监测(如果 MCA 狭窄前和狭窄后都有微栓子信号则提示 ICA 是责任动脉,如果仅在狭窄后监测到微栓子信号而狭窄前没有微栓子信号,则 MCA 是责任动脉的可能性更大)可能有助于鉴别,但有时鉴别还是非常困难。

　　3.大脑中动脉粥样硬化狭窄导致脑梗死

　　临床主要表现为该供血区某一分支或某几个分支受累的症状。病灶分布有以下多种可能:基底节区或侧脑室旁的单发梗死灶(穿支动脉区梗死)、半卵圆中心或放射冠的内分水岭梗死,还可以出现前分水岭和后分水岭梗死,也可以出现上述类型混合的多发梗死灶,但一般不会出现包括整个大脑中动脉供血区的大面积脑梗死,以区别于近端栓塞源如颈内动脉、主动脉弓或心源性所致的大脑中动脉主干栓塞。血管影像检查证实梗死病灶同侧 MCA 粥样硬化性狭窄,结合以上特征可以考虑 MCA 狭窄所致脑梗死。在大脑中动脉粥样硬化性病变所致脑梗死中,穿支动脉孤立梗死灶是 常见类型,未做血管影像检查之前根据梗死病灶的大小是无法与穿支动脉自身病变所导致的梗死(也称作小动脉闭塞或腔梗)鉴别的,因此,即使梗死灶仅发生在穿支动脉区,即使头颅 CT 或 MRI 或 DWI 报告"腔梗",也不能因此而不做血管检查,因为这样的梗死灶完全有可能是这条深穿支动脉的载体动脉(大脑中动脉)粥样病变所致。另外需要注意的是,当病灶位于内囊后肢外侧时,需要与脉络膜前动脉梗死鉴别。

4.椎-基底动脉脑梗死

临床表现为椎或基底动脉的某一分支或数个分支或主干闭塞的症状和体征。影像学病灶符合以下情况:双侧中脑、丘脑,枕叶及颞叶内侧多发梗死;单侧枕叶皮质大面积梗死;单侧或双侧丘脑梗死;单侧或双侧小脑半球梗死、脑桥梗死等。血管检查发现相应的 BA 或 VA 动脉粥样硬化性狭窄可以诊断。但如果仅为一侧椎动脉闭塞,对侧椎动脉和基底动脉都正常,而梗死灶发生在基底动脉供血区,则需要考虑是否为其他源头所致,譬如主动脉弓或心源性栓塞。与大脑中动脉粥样硬化性狭窄相似,基底动脉粥样硬化性狭窄也可导致穿支动脉孤立梗死灶(脑桥梗死),未做血管影像检查之前根据梗死病灶的大小是无法与穿支动脉自身病变所导致的梗死鉴别的,因此,即使梗死灶仅发生在脑桥,即使头颅 CT 或 MRI 或 DWI 报告"腔梗",也不能因此而不做血管检查,因为这样的梗死灶完全有可能是这条深穿支动脉的载体动脉(基底动脉)粥样病变所致。锁骨下动脉狭窄及椎锁骨下动脉盗血现象的存在,有可能会导致后循环 TIA,但不容易导致后循环梗死,当患者发生后循环梗死,但后循环动脉检查如果仅仅发现一侧锁骨下动脉狭窄而椎及基底动脉均正常时,该狭窄动脉未必是导致梗死灶的原因,尚需要进一步查找其他源头,譬如主动脉弓或心源性。

(二)心源性栓塞

因心脏的各种疾病而导致的脑梗死。起病急骤,病情相对重。临床表现为累及一侧前循环、累及一侧后循环或前后循环均累及的相应症状和体征。影像学病灶分布:多为 MCA 供血区流域性梗死,易出现梗死后出血;皮质多发小梗死灶亦可见到;如果出现整个大脑中动脉区域的大面积梗死或双侧半球/前后循环同时出现多发病灶时,要高度怀疑心源性栓塞。如果同时伴随其他部位的栓塞,则心源性栓塞的可能性更大。患者既往有心房颤动病史或病后心电图发现心房颤动,根据临床表现及上述梗死灶影像学检查,基本可以诊断为心房颤动所致心源性栓塞。心源性栓塞的梗死灶也可仅累及一侧颈内动脉或仅限于后循环分布区,此时需要与颈内动脉系统或后循环系统大动脉病变所致脑梗死鉴别。如果梗死灶的供血动脉无明确狭窄性病变,则倾向于心源性栓塞。由于心源性栓塞除最常见的心房颤动之外,还有其他原因以及心源性栓塞还要与主动脉弓栓塞鉴别,因为两者在梗死灶分布上并无区别,因此当疑诊心源性栓塞,常规心电图又未发现有心房颤动,此时进行以下检查有助于检出更多潜在的心源性栓塞疾病或主动脉弓病变:心电监测、延长心电监测时间、经胸超声心动图、经食管超声心动图等。

(三)小动脉闭塞

因为小动脉或深穿支动脉自身病变导致的梗死。临床多表现各种类型的腔隙综合征,如偏瘫、偏身感觉障碍、构音障碍——手笨拙综合征及共济失调性轻偏瘫等,影像学病灶单发,常位于 MCA、ACA、PCA 及 BA 穿支动脉供血区,如基底节、脑桥和丘脑等,血管检查显示发出该穿支动脉的载体动脉无狭窄或无动脉粥样硬化斑块,可以考虑小动脉闭塞的诊断。颈内动脉狭窄有可能导致同侧基底节孤立梗死灶,椎动脉狭窄也有可能导致脑桥孤立梗死灶或心源性栓塞也有可能导致上述孤立梗死灶,但这样的机会不大。当临床上反复刻板发作的一侧肢体无力且大血管检查完全正常时,需要警惕内囊或脑桥预警综合征的可能,因为进一步内囊单发梗死的概率高。

(四)其他病因

这类疾病的特点是种类繁多,发病率低,治疗上缺少循证医学证据,但却是儿童和青年人卒中的重要原因。由于种类繁多,各种疾病又都有其特殊性,难以一一描述。以下仅对动脉夹层和烟雾病的特点进行简单描述。动脉夹层:急性起病,近期有外伤史,伴头痛或颈痛的局灶性神经功能缺损,尤其无高危因素的青年患者,需要高度警惕夹层所致梗死的可能。颈内动脉夹层常见大脑中动脉分布区梗死,椎动脉夹层常见延髓梗死,多表现延髓背外侧综合征,急性期 CTA 和 DSA 可以辅助诊断。烟雾病:儿童、青年和成年人都可发病,血管造影显示双侧颈内动脉末端/大脑中/前动脉狭窄或闭塞,伴颅底烟雾血管形成,临床可表现为缺血,也可表现为出血,诊断主要依据特征性的血管影像改变,DSA、MRA 和 CTA 均有助于诊断。

尽管经过了详细的心脏、血管、血液化验等一系列检查,仍然有一部分脑梗死的病因得不到诊断,属于病因不明的脑梗死。

脑梗死急性期需要与其他急性起病,表现类似的疾病进行鉴别,如脑出血、脑肿瘤、脑炎、代谢性脑病等,尤其当临床症状以皮质受累为主时需要注意,如脑梗死以癫痫发作、精神症状或者头痛起病时,有时临床很难与脑炎等疾病鉴别,需要详细询问病史,包括既往史及进一步的影像检查来鉴别。另外,心脏疾病如阿-斯综合征,严重心律失常如室上性心动过速、室性心动过速、多源性室性期前收缩、病态窦房结综合征等,可以因为阵发性全脑供血不足,出现意识丧失,有时需要与急性后循环梗死鉴别,后者常常伴有神经系统局灶性症状和体征,行心电图和超声心动图检查有助于鉴别。

五、治疗

缺血性卒中经过多年的实践已经形成了"时间就是大脑"的紧急救治观念,多个大型临床试验的结果也确立了一些有效的治疗方式,包括溶栓治疗和手术及介入治疗,随之的二级预防乃至一级预防的原则和方式也已经明确,这一疾病的治疗已经进入循证治疗的时代。

(一)院前急救和处理的原则

对于疑似缺血性卒中的患者,院前急救措施会影响后续处理的效果。应采取的措施:管理气道、呼吸和循环,监测心脏,建立静脉通道,吸氧(当氧饱和度<92%时),评估有无低血糖,禁食,预先告知接收急诊室,快速转运到最近的能治疗急性卒中的恰当场所。应该避免的处理:给予非低血糖患者含糖液体、过度降低血压、过量静脉输液。

(二)快速诊断和评估

首先,对疑似卒中的患者需要进行评估,判断是否有需要紧急处理的状况,其次,使用NIHSS评分量表对患者进行神经科检查,并判断病情的严重程度和可能的血管分布,随后立即进行影像学检查和相关的实验室检查。由于溶栓治疗时间窗窄,所以要尽快完成上述评估和检查,尽快给予治疗。

首选的检查是头部CT或者MRI(应包括DWI),TIA、轻微卒中或早期自发恢复的患者尽快进行血管影像检查,包括颈部超声、CT血管成像(CTA)或MR血管成像(MRA)在内的诊断性筛查。所有急性卒中和TIA患者均需进行血常规、生化检测、凝血功能检测和12-导联心电图(ECG)检查。

(三)治疗

1.药物治疗

1)静脉溶栓治疗

目前公认的静脉溶栓的时间窗为发病4.5h内或6.0h内(不同发病时间选用的溶栓药物不同)。4.5h内使用重组组织型纤溶酶原激活物(rtPA,0.9mg/kg,最大剂量90mg)进行溶栓治疗,可以显著改善急性缺血性卒中患者预后,治疗开始越早,患者的结局越好。

(1)3h内rt-PA(重组组织型纤溶酶原激活剂)静脉溶栓的适应证、禁忌证、相对禁忌证。

适应证:①有缺血性脑卒中导致的神经功能缺损症状。②症状出现时间<3h。③年龄≥18岁。④患者或家属签署知情同意书。

禁忌证:①颅内出血(包括脑实质出血、脑室内出血、蛛网膜下腔出血、硬膜下/外血肿等)。②既往颅内出血史。③近3个月有严重头颅外伤史或脑卒中史。④颅内肿瘤、巨大颅内动脉瘤。⑤近期(3个月内)有颅内或椎管内手术。⑥近2周内有大型外科手术。⑦近3周内有胃肠或泌尿系统出血。⑧活动性内脏出血。⑨主动脉弓夹层。⑩近1周内有在不易压迫止血部位的动脉穿刺。⑪血压升高。收缩压≥180mmHg或舒张压≥100mmHg。⑫急性出血倾向,包括血小板计数<100×10⁹/L或其他情况。⑬24h内接受过低分子肝素治疗。⑭口服抗凝剂且INR(国际标准化比值)>1.7或PT>15s。⑮48h内使用凝血酶抑制剂或Xa因子抑制剂,或各种实验室检查异常[如APTT(活化部分凝血酶时间)、INR、血小板计数、ECT(蛇静脉酶凝结时间)、TT(凝血酶时间)或Xa因子活性测定等]。⑯血糖<2.8mmol/L或>22.22mmol/L。⑰头CT或MRI提示大面积梗死(梗死面积>1/3大脑中动脉供血区)。

相对禁忌证:下列情况需谨慎考虑和权衡溶栓的风险与获益(即虽然存在一项或多项相对禁忌证,但并非绝对不能溶栓)。①轻型非致残性脑卒中。②症状迅速改善的脑卒中。③惊厥发作后出现的神经功能损害(与此次脑卒中发生相关)。④颅外段颈部动脉夹层。⑤近2周内严重外伤(未伤及头颅)。⑥近3个月内有心肌梗死史。⑦孕产妇。⑧痴呆。⑨既往疾病遗留较重神经功能残疾。⑩未破裂且未经治疗的动静脉畸形、颅内小动脉瘤(<10mm)。⑪少量

脑内微出血(1～10 个)。⑫使用违禁药物。⑬类脑卒中。

(2)3.0～4.5h 内 rt-PA 静脉溶栓的适应证、禁忌证和相对禁忌证。

适应证:①缺血性脑卒中导致的神经功能缺损。②症状持续 3.0～4.5h。③年龄＞18 岁。④患者或家属签署知情同意书。

禁忌证:同 3h 内 rt-PA 静脉溶栓的禁忌证。

相对禁忌证:在 3h 内 rt-PA 静脉溶栓相对禁忌证基础上还有使用抗凝药物且 INR≤1.7 或 PT≤15s;严重脑卒中[NIHSS 评分＞25 分]。

rtPA 剂量与给药方法:①rt-PA 0.9mg/kg(最大剂量为 90mg)静脉滴注,其中 10％在最初 1min 内静脉推注,其余 90％药物持续静脉滴注 1h,用药期间及用药 24h 内应严密监护患者。②收入卒中单元监护。③定时进行神经功能检查,在输注 rtPA 过程中每 15min 一次,此后每 30min 一次检查6h,然后每小时一次直至 rtPA 治疗后 24h。④如果患者出现严重头痛、急性高血压、恶心或呕吐,需停药,急查头部 CT。⑤定时测量血压,最初 2h 每 15min 一次,随后的 6h 每 30min 一次,最后每小时一次直至 rtPA 治疗后 24h。⑥如果收缩压≥180mmHg 或舒张压≥105mmHg,要提高测血压的频率;给予降压药以维持血压等于或低于此水平。⑦推迟放置鼻胃管、导尿管或动脉内测压导管。⑧使用 rtPA 后 24h,在开始使用抗凝剂或抗血小板药前,复查 CT。

2)尿激酶

如没有条件使用 rtPA,且发病在 6h 内,可参照以下述适应证和禁忌证严格选择患者考虑静脉给予尿激酶。使用方法:尿激酶 100 万～150 万 IU,溶于生理盐水 100～200mL,持续滴注 30min,用药期间严密监护患者。

6h 内尿激酶静脉溶栓的适应证及禁忌证如下。

适应证:①有缺血性脑卒中导致的神经功能缺损症状。②症状出现＜6h。③年龄 18～80 岁。④意识清楚或嗜睡。⑤脑 CT 无明显早期脑梗死低密度改变。⑥患者或家属签署知情同意书。

禁忌证:同 3h 内 rt-PA 静脉溶栓禁忌证。

3)动脉溶栓治疗

对严重的神经功能缺损(NIHSS 评分≥10)、症状出现在 3～6h、近期有大手术以及主要的颈部和(或)颅内血管发生闭塞,这些不能进行静脉溶栓的卒中患者进行动脉 rtPA 溶栓的效果是可能有益。但是不能作为常规治疗的首选,不能妨碍静脉溶栓治疗。而且必须在有经验的卒中中心进行。不管何种溶栓治疗,均有出血风险。

导致溶栓治疗出血风险增加的因素:①血糖升高。②糖尿病病史。③基线症状严重。④高龄＞80 岁。⑤治疗时间延迟。⑥既往有阿司匹林服药史。⑦既往有充血性心力衰竭病史。⑧纤溶酶原激活物抑制剂活性降低。⑨违背溶栓适应证。

溶栓治疗严重出血的风险是 6％左右。

4)抗凝治疗

目前临床仍在广泛应用,但就药物的选择、用药常规、开始治疗时团注的剂量、抗凝的水平以及治疗持续的时间存在分歧。

抗凝适应证和禁忌证如下。

适应证：①心源性栓塞。②抗心磷脂抗体综合征。③脑静脉窦血栓形成。④合并下肢深静脉血栓和（或）肺栓塞。⑤颈动脉夹层和严重大动脉狭窄手术前准备。

禁忌证：①大面积脑梗死，如超过 50% MCA 供血区的梗死。②未控制的严重高血压（＞180/110mmHg）。③严重的脑白质疏松或怀疑为脑淀粉样血管病（CAA）的患者。④其他，如颅内出血、溃疡病、严重肝肾疾病。

特殊情况：患者如果有出血性卒中合并症状性深静脉血栓形成或肺栓塞，为防止血栓的进展，应该使用抗凝治疗或深静脉放置血栓过滤器。

用药方法：①普通肝素。根据 2002 年 Toth 在其"TIA 和卒中急性期肝素治疗试验"提出的方案，肝素先团注 5000U，然后以 10～12U/（kg·h）的剂量加入生理盐水中持续 24h 静滴，使用 6h 后抽血测量 APTT，24h 内使 APTT 达到对照值的 1.5～2.5 倍（或 APTT 达到 60～109s），然后每日监测 APTT，待病情稳定可改为华法林口服。②低分子肝素。低分子量肝素皮下注射 5000IU，每日 2 次，治疗 2～3 周，然后口服抗凝药治疗。③华法林。由于华法林起效需要 3～5d，故应该在停用肝素和低分子肝素前 3d 开始同时给以华法林治疗，起始剂量为 5～10mg/d，连用 2d，然后改为维持量，INR 目标值为 2～3，如果有心脏机械瓣置换术史，INR 需达到 2.5～3.5。未达治疗范围前每日测量一次，当其剂量合适，监测指标稳定后，可改为每周一次，长期应用者至少每月一次；每日应在同一时间服药。发热、气候热、腹泻、营养不良可使凝血时间延长导致出血。高脂饮食和富含维生素 K 的食物（如卷心菜、花菜、菠菜、洋葱、鱼肉、肝）可干扰华法林的疗效。某些抗生素、镇痛剂、降糖药、调脂药、抗癌药、抗癫痫药和口服避孕药均能影响其抗凝效果。华法林可通过胎盘致畸，孕妇不宜使用华法林，可使用肝素和低分子肝素。

5）抗血小板治疗

原则：对于不能溶栓和抗凝治疗的患者，均建议给予抗血小板治疗。至于抗血小板药物的选择，目前主张根据卒中的危险因素进行分层，然后选择合适的药物。可联用阿司匹林和双嘧达莫或单独应用氯吡格雷，也可选择单独应用阿司匹林。近期发生缺血性卒中的患者，不建议联合使用氯吡格雷和阿司匹林，但有特定指征（例如不稳定型心绞痛，无 Q 波心肌梗死或近期支架植入术）者例外。治疗应持续到事件发生后 9 个月。应用抗血小板治疗仍发生卒中的患者，建议重新评价其病理生理学和危险因素。

阿司匹林用法：初始剂量为 300mg，维持量 50～300mg/d，大剂量（＞150mg/d）长期使用不良反应增加。协会建议卒中后前 2 周使用 300mg/d，然后改为小剂量维持，如果既往有因为阿司匹林导致的胃部疾患，应同时使用质子泵抑制剂。

氯吡格雷用法：初始剂量为 300mg，维持量 75mg/d。与阿司匹林相比，氯吡格雷在预防血管性事件发生方面略优，但对于高危患者（例如，曾发生卒中、外周动脉疾病、症状性冠状动脉疾病或糖尿病的患者），其效果可能更加明显。

双嘧达莫和阿司匹林联用：与单独应用阿司匹林相比，联合应用阿司匹林（38～300mg/d）和双嘧达莫（缓释片 200mg，每日 2 次）能够降低血管疾病死亡、卒中或心肌梗死的危险。双嘧达莫能够引起头痛,通过逐渐增加剂量可以降低该情况发生率。

氯吡格雷和阿司匹林联用:MATCH 研究和 CHARISMA 研究发现,与单独应用氯吡格雷相比,联合应用阿司匹林和氯吡格雷并不能降低发生缺血性卒中、心肌梗死、血管疾病导致死亡或再住院的风险,并且两者联合应用增加了危及生命或严重出血的风险。但对于 12 个月内曾发生急性冠脉事件或行冠脉支架置入术的患者,联合应用氯吡格雷和阿司匹林能够降低新发血管事件的风险。后续的研究发现,联合治疗能够减少颈动脉狭窄程度 50% 以上患者的栓塞信号和卒中的复发,也能减少症状性颅内动脉狭窄患者的栓子信号以及 CEA 术前的栓子信号。但由于样本量小,仍需进一步验证。

6)扩容治疗

血流动力学性 TIA,除抗血小板聚集、调脂治疗外,应停用降压药物及血管扩张剂,必要时给以扩容治疗,病情稳定后需考虑血管内治疗或 CEA 以解除血管狭窄。

7)神经保护剂的应用

脑缺血后神经保护治疗的环节包括抑制兴奋性氨基酸(如谷氨酸)的毒性作用、跨膜钙离子流、细胞内蛋白酶的激活、凋亡、自由基损伤、炎症反应及膜损伤。虽然很多干预措施在实验性研究中具有发展前景,但在临床试验中,结果非常令人失望,联合溶栓治疗和神经保护治疗具有一定的前景。

2.介入和手术治疗

1)颈动脉内膜剥脱术和支架介入术

TIA 和卒中发作后,应该尽早进行脑供血血管的评估,如果发现颈动脉和颅内动脉狭窄,可以行颈动脉内膜剥离术(CEA)和血管成形术和支架术(CAS)治疗。首先,应该根据北美 NASCET 标准确定动脉狭窄的程度,然后根据不同的狭窄程度等因素选择不同的干预方法。

介入治疗的选择时间:缺血性事件发生后,尽早进行 CEA,最理想是在 2 周内。

(1)颈动脉狭窄

①CEA 的选择:a.狭窄 70%～99% 的患者首选 CEA。b.CEA 只能在围手术期并发症(所有卒中和死亡)发生率≤6% 的医学中心进行。c.狭窄 50%～69% 的某些患者,可考虑 CEA 治疗,新发病的男性患者,最有可能获益。此类 CEA 只能在围手术期并发症(所有卒中和死亡)发生率<3% 的医学中心进行。d.狭窄率<50% 的患者不建议实施 CEA。e.CEA 术前及术后继续抗血小板治疗。

②血管成形术和(或)支架术的选择。

a.限用于有严重症状性颈动脉狭窄的患者。CEA 禁忌、狭窄处于手术不能到达的部位、早期 CEA 后再狭窄、放疗后狭窄。b.支架植入术前即给予氯吡格雷和阿司匹林联用,持续至术后至少 1 个月。

③CEA 与 CAS 的比较。Meta 分析提示≥70 岁的老人支架术后 120d 内发生卒中或死亡的风险高于行 CEA 术的患者;<70 岁的 CEA 和 CAS 的效果相似。

(2)颅内血管狭窄:2005 年美国 FDA 批准自膨胀式 Wingspan 支架用于 50%～99% 的粥样硬化性颅内血管狭窄患者的治疗。

但是 2011 年的报道提示,对于严重颅内血管狭窄(70%～99%)的患者,积极的药物治疗

(控制危险因素和联合使用阿司匹林 325mg/d＋氯吡格雷 75mg/d,持续 90d)效果明显优于支架术和积极药物治疗联合应用的疗效,原因是支架术组围术期的卒中发生率明显增高,而且 6个月内再狭窄的比例也高达 25%～30%。

2)机械性碎栓或取栓治疗

美国 FDA 已经批准使用 MERCI 装置实现颅内动脉的再通,但该方法的临床效果需进一步验证。机械血栓消融技术可增加血管的再通,但均因研究规模的限制,目前尚未推荐作为常规治疗。

3.综合治疗

1)体位和运动

大多数患者发病后需卧床休息,病情稳定后要尽早开始活动。早期活动可减少肺炎、深静脉血栓形成、肺栓塞及压疮等并发症的发生。

2)营养和补液

脱水及营养不良的患者病情恢复较慢,同时脱水也是下肢深静脉血栓形成的潜在原因。所有患者均需进行吞水试验,了解吞咽功能。多数患者最初需接受静脉输液治疗,如有必要,应置入鼻胃管或经鼻十二指肠管,以提供营养及药物。经皮内镜下胃造瘘(PEG)置管常用于那些需要长时间通过管道进行喂养的患者。

3)感染的控制和预防

肺炎和泌尿道炎症是常见的并发症,严重的卒中患者可能需要预防性应用抗生素,其他患者仅需要密切观察和采取预防措施即可。

4)深静脉血栓形成及肺栓塞

卒中后大约 10% 的患者死于肺栓塞,可发现 1% 的卒中患者存在该并发症。肺栓塞的栓子通常来源于下肢静脉血栓,不能活动的患者及严重卒中的老年人发生深静脉血栓的风险最高。预防措施包括早期活动、使用抗栓药物以及使用外部加压装置。对病重患者要使用抗凝药物预防深静脉血栓形成及肺栓塞。首选低分子肝素皮下注射,每日 2 次。长期治疗通常需要口服抗凝药,如华法林,低强度的抗凝就可以起到预防作用,但具体的抗凝水平仍未确定。

5)血压的管理

原则:卒中患者血压升高是常见的现象,IST 研究发现 54% 的患者SBP＞160mmHg,高血压可能与近期和远期预后不良相关,也可能导致水肿扩大和出血,但是由于大多数患者在发病后 4～10d 内血压会自动下降,所以降压治疗存在影响半暗区灌注和脑血流量的可能,而且一些研究也提示升压治疗可能有益。目前的观点是应根据不同的卒中亚型选择对血压的处理方式和药物。

高血压急症的处理:在存在下述情况时,应该使用降压治疗,并严密监测血压变化。卒中急性期降压治疗的适应证:①高血压脑病;②高血压肾病;③高血压性心力衰竭/心肌梗死;④主动脉夹层;⑤先兆子痫;⑥脑出血收缩压＞200mmHg。

溶栓患者的血压管理:在溶栓之前,患者的血压要≤185/110mmHg,如果不能达到这个指标,就不能进行溶栓治疗,溶栓后 24h 内,血压要保持在 180/105mmHg 以下。

静脉 rtPA 或其他急性再灌注治疗患者的血压管理:①溶栓前的控制。a.血压水平,

SBP＞185mmHg 或 DBP＞110mmHg。拉贝洛尔 10～20mg,iv,持续 1～2min,可以重复一次。b.尼卡地平静滴,5mg/h,滴速每隔 5～15min 增加 2.5mg/h,最大滴速 15mg/h,当达到目标血压值,减少到 3mg/h。②溶栓中及其治疗后的管理。治疗中每 15min 测一次血压,治疗后继续监测 2h,然后每 30min 测一次,监测 6h,然后每小时测一次,监测 16h。a.血压水平。SBP 180～230mmHg 或 DBP 105～120mmHg。拉贝洛尔 10mg,iv,可以每 10～20min 重复一次,最大剂量 300mg 或拉贝洛尔 10mg,iv,继以静脉点滴 2～8mg/min。b.血压水平:SBP＞230mmHg 或 DBP 121～140mmHg。拉贝洛尔 10mg,iv,可以每 10～20min 重复一次,最大剂量 300mg 或拉贝洛尔 10mg,iv,继以静点 2～8mg/min。c.尼卡地平静脉滴注,5mg/h,滴速每隔 5min 增加 2.5mg/h,最大滴速 15mg/h,直到达到目标效果。

如果血压得不到控制,考虑使用硝普钠。舌下含服硝苯地平会引起血压迅速下降,必须禁用。

一般患者的血压管理:缺血性卒中治疗指南建议在患者血压＞220/120mmHg 时给予降压治疗,且发病最初 24h 内,血压的下降幅度为 15%～25%。患者病情稳定后,仍存在高血压的患者要持续给予降压药物进行二级预防。Meta 分析表明抗高血压药物能够降低卒中或 TIA 后复发。但对于怀疑为血流动力学性卒中或双侧颈动脉狭窄的患者,血压不宜过度降低,在大动脉狭窄已经解除的情况下,可以考虑将血压逐渐控制到目标值以下。

低血压的处理:首先需要寻找低血压的原因,可以使用生理盐水纠正低血容量,并改善心律失常。

6)血糖的管理

急性缺血性卒中患者积极控制血糖是否能够改善预后的证据有限。大约有 60% 既往无糖尿病史的患者会发生卒中后的高血糖。大面积脑梗死或累及皮层的急性卒中,常并发高血糖,并提示预后不良。目前,不建议血糖中等程度升高时(≥7.6mmol/L)输注胰岛素。但是,当血糖＞10mmol/L 时,需应用输注胰岛素降低血糖。高血糖可能是卒中后的一个应激反应,一些患者血糖水平会自动下降,而且在卒中后首个 24h 内静脉应用生理盐水,并且避免使用葡萄糖溶液,就可以降低血糖水平。所以,即便是对血糖很高的患者,使用胰岛素治疗时,也应注意血糖的监测,以免发生低血糖。低血糖(＜2.8mmol/L)可引起类似急性梗死的症状,应予静脉团注葡萄糖或 10%～20% 葡萄糖输注。

7)血脂的管理

高血脂管理主要的目的是一级和二级预防,急性期应用降脂治疗,尤其是他汀类药物治疗是否能够改善预后仍未确定,而且如果患者存在吞咽困难等影响营养摄入的情况,血脂水平会自动下降,血脂对肝脏功能的影响也对急性期的应用产生影响。但如果病情稳定,应该尽早开始调脂治疗,尤其是因为动脉粥样硬化斑块脱落或者动脉粥样硬化性血管狭窄导致 TIA 或卒中发作者,应用他汀类药物对稳定斑块、减轻血管狭窄有益。LDL 的目标是低于 1.8mmol/L。此外,对于 TIA 或者卒中前已经使用他汀类药物治疗者,发病后如果用药中断,将导致 3 个月后死亡和依赖(mRS＞2)的比例明显升高。所以,有协会建议既往使用他汀类药物的患者,急性卒中发作后应该继续他汀类治疗。

4.恶性脑梗死的手术治疗

对于引起颅内压升高和脑干受压的恶性脑梗死除常规的降低颅内压的治疗以外,可以选择半侧颅骨切除术及切除颞叶的硬脑膜切除术。症状没有改善的年轻患者需要进行额外的手术,即切除部分额叶或颞叶的卒中脑组织的"切除术"。上述减压术的时机和指征仍然不清楚。脑室内导管引流脑脊液快速降低颅内压、枕骨下颅骨切除术可缓解小脑梗死导致的脑积水及脑干受压。

第四节　脑栓塞

脑栓塞是指血液中的各种栓子(如心脏内的附壁血栓、动脉粥样硬化的斑块、脂肪、肿瘤细胞、纤维软骨和空气等)随血流进入脑动脉而阻塞血管,当侧支循环不能代偿时,引起该动脉供血区脑组织缺血性坏死,出现局灶性神经功能缺损。脑栓塞常发生于颈内动脉系统,椎-基底动脉系统相对少见。脑栓塞占缺血性脑卒中的 15%～20%。

一、病因和病理

脑栓塞的栓子来源可分为心源性、非心源性、来源不明性三大类。

(一)心源性脑栓塞

其最常见原因如下。

1.风湿性心脏病

在发生脑栓塞的患者中,约一半以上为慢性风湿性心脏病伴二尖瓣狭窄。风湿性心脏病患者中发生脑栓塞占 14%～48%。不管有无临床表现,脑部病理检查发现有脑栓塞者达 50%。当二尖瓣狭窄时,左心房扩大以致血流缓慢淤滞而易于促使血液凝固和血栓形成,血流的不规则更易使它散落成栓子,导致脑栓塞。当心房颤动时,发生的机会更多。

2.心肌梗死

心肌梗死可使心内膜变质,以致血小板可黏附在上面发生血栓形成。心肌梗死范围越大,血栓形成机会越大。如果心肌梗死后发生充血性心力衰竭,血液循环淤滞,更易在增厚肥大的左心室内发生附壁血栓形成。心肌梗死后如果发生周围血管(脑、肾、脾、肢体等)栓塞,则绝大多数发生在心肌梗死后的第 4～20d,多发性栓塞时,诊断易明。

至于后期发生的脑栓塞,在老年患者中与脑动脉硬化性脑梗死不易鉴别。

3.亚急性细菌性心内膜炎

亚急性细菌性心内膜炎一般均在风湿性心脏瓣膜病或先天性心脏病的基础上发生。细菌附着在病变内膜上繁殖,并与血小板、纤维蛋白、红细胞等结成细菌性赘生物,脱落后即可循血流发生脑栓塞。亚急性细菌性心内膜炎发生脑栓塞者占 10%～50%,其中约 1/5 的患者在发生脑栓塞之前无临床症状或以往病史。有血栓形成的非细菌性心内膜炎,在脑栓塞的病因中约占 10%。这些病变包括风湿性心肌炎、红斑狼疮、癌症等慢性消耗性疾病。可能与凝血功能失常有关。

4.其他

近代心脏手术的发展,也增添了一部分心源性脑栓塞的发病。罕见的原发心脏肿瘤如黏液瘤、肉瘤引起脑栓塞也偶有报道。

(二)非心源性脑栓塞

由于心脏以外来源的栓子造成脑栓塞较心源性要少得多。但是在研究短暂脑缺血发作的发病原因的推动下,有关微栓塞的一系列研究可能使传统的非心源性脑栓塞发病率很低的看法逐渐改变。反常脑栓塞发生在体循环静脉内循行的栓子,由于心隔缺损,可不经肺循环直接穿过卵圆孔或室间孔到达体循环的动脉内而造成脑栓塞。在心脏中隔缺损时,平时心内血流的方向自左向右。当左心衰竭、肺动脉压增高或其他原因引起右心压力高于左心时,则心内血流的方向改变为自右向左,如血流中有栓子存在就发生反常栓塞。气栓塞可发生于胸外科手术、气胸、气腹、颈静脉或硬脊膜外静脉损伤、肾周围充气、右心导管、剧烈咳嗽等各种情况。潜水员或高空飞行员所发生的气栓塞又称减压病,在潜水员中又称潜水员病或潜水员麻痹。减压病主要由于大气压突然显著地减低以致体内氮气释放而造成气栓塞。脂肪栓塞见于长骨骨折与长骨手术、油剂注射等。

(三)来源不明的脑栓塞

有的脑栓塞虽经仔细检查也未能找到栓子来源。脑栓塞的病理改变大体上与动脉粥样硬化性脑梗死相似。脑动脉栓塞后造成该血管供应的脑组织发生梗死,可呈红色充血性梗死或白色缺血性或混合性梗死。红色充血性梗死常提示脑栓塞,此乃由于栓子一时堵塞稍大动脉造成血管壁破坏,而后栓子又分解流向远端较小动脉,在原先栓塞处,因血管壁受损而在血流恢复时发生出血。病理范围常较动脉粥样硬化性缺血性脑梗死要大,因此这种脑栓塞的发生比动脉粥样硬化所致脑梗死者来得突然,使侧支循环难以建立。

二、临床表现

脑栓塞的起病年龄不一。因多数与心脏病尤其是风湿性心脏病有关,所以发病年龄以中青年居多。起病急骤,大多数并无任何前驱症状。起病后常于数秒钟或很短时间内症状发展到高峰。个别患者可在数天内呈阶梯式进行性恶化,系由反复栓塞所致。脑栓塞可仅发生在单一动脉,也可广泛多发,因而临床表现不一。除颈内动脉栓塞外患者一般并不昏迷。一部分患者可在起病时有短暂的意识模糊、头痛或抽搐。神经系统局灶症状突然发生,并限于一支动脉的分布区。因栓塞约4/5发生在脑底动脉环前半部的分布区,因而临床表现是面瘫、上肢单瘫、偏瘫、失语、局灶性抽搐等颈内动脉大脑中动脉系统病变的表现。偏瘫也以面和上肢为重,下肢相对较轻。感觉和视觉可能有轻度影响。但一般不明显。抽搐大多数为局限性,如为全身性大发作,则提示栓塞范围广泛,病情较重。1/5的脑栓塞发生在脑底动脉环的后半部的分布区,可出现眩晕、复视、共济失调、交叉性瘫痪等椎-基动脉系统病变的表现。

三、诊断

可通过询问有关心脏病、骨折、气胸等栓子发源的病史而考虑脑部症状系由栓塞引起。患有静脉血栓性脉管炎或肺栓塞而突然发生偏瘫者需考虑脑反常栓塞的可能。心肌梗死发生脑栓塞的情况大多数在急性期,但有约 1/4 的患者在心肌梗死痊愈期发生脑栓塞。约 1/5 的亚急性细菌性心内膜炎患者以脑栓塞为该病的首先表现。老年人常患有动脉粥样硬化而使脑栓塞的诊断增加了困难。其他包括肾、脾、肠、肢体、视网膜等栓塞的存在有助于脑栓塞的诊断。心电图的异常有诊断参考意义。脑脊液检查一般无色透明,并无异常,但脑脊液镜检有红细胞者远较动脉硬化性脑梗死来得多见。亚急性细菌性心内膜炎伴发脑栓塞和发生感染性动脉瘤破裂时,可表现为蛛网膜下腔出血或脑内出血。脑成像检查对明确脑栓塞性梗死的部位、范围、数目和是否伴有出血有决定性意义。

四、治疗

防治心脏病是防治脑栓塞的一个重要环节。一旦发生脑栓塞,其治疗原则上与动脉硬化性脑梗死相同。患者应取左侧侧卧位。右旋糖酐 40、扩血管药物、激素均有一定作用。由于风湿性二尖瓣病变等心源性脑栓塞的充血性梗死区极易出血,故抗凝治疗必须慎用。即使使用也应待急性期例如 5～7d 过后较宜。近来,有专家主张即刻用抗凝治疗以防止脑栓塞的反复发生。但脑成像检查提示出血或蛛网膜下腔出血者,脑脊液中含红细胞者,伴有高血压者或由亚急性细菌性心内膜炎并发脑栓塞者,均禁忌用抗凝治疗。关于脂肪栓塞,有人主张应用小剂量肝素注射,如 10～50mg,每隔 6～8h 一次,右旋糖酐 40 以及二氧化碳混合气体吸入等扩张血管也有作用。5％碳酸氢钠注射液 250mL 静脉滴注,每日 2 次,有助于脂肪颗粒的溶解。气栓塞的治疗与心源性引起的脑栓塞治疗基本相仿。

星状神经节封闭可能有助于解除由栓子刺激所致的反射性脑血管痉挛,对脑栓塞有一定的疗效。应在起病后尽早采用,每日 1～2 次,10d 为 1 个疗程。具体操作方法为患者取卧位,颈部过伸位,常规消毒,于胸锁乳突肌内侧缘、胸锁关节上三横指水平进针,先以 1％的普鲁卡因注射呈皮丘,然后以 20 号针头垂直穿入,待针尖触及第 7 颈椎横突时,再将针头后退约0.5cm,然后向内向下再进 1cm 左右,以盐水或普鲁卡因滴入针头中,观察有无损伤胸膜,在证明无损伤后即可注入 0.5％～1.0％普鲁卡因 10mL。注射后即可出现注射侧的眼裂缩小、瞳孔缩小,眼球稍有内陷,同侧上肢及结合膜稍有充血(Horner 征)。

第五节　蛛网膜下腔出血

蛛网膜下腔出血(SAH)是指脑底部或脑表面血管破裂后,血液流入蛛网膜下隙引起相应临床症状的一种卒中,又称为原发性蛛网膜下腔出血。继发性蛛网膜下腔出血指脑实质内出血、脑室出血、硬膜外或硬膜下血管破裂流入蛛网膜下隙者。

该病症状严重程度与出血的速度、持续时间以及出血量有关。动脉瘤的破裂引起动脉内的血液在压力作用下进入蛛网膜下隙。颅内压的突然增高可暂时抑制活动性出血,并引起严重头痛及呕吐。血液的缓慢渗出引起颅内压缓慢增高。蛛网膜下隙中的血液会刺激脑膜,导致头痛、畏光以及颈强直。由于颅内压增高和脑膜受刺激,SAH 患者会出现意识混乱、躁动以及一过性或持续的意识水平下降。

蛛网膜下腔出血虽然只占脑卒中的5％，但该病的发病年龄较轻。动脉瘤性蛛网膜下腔出血的病死率约为50％。有10％～15％的蛛网膜下腔出血患者死在家中或转运途中。大部分患者死于再出血，所以治疗首要的目的是闭塞动脉瘤。患者入院时一般情况较差，可能由多种原因造成，包括最初的出血、再出血形成血肿、急性脑积水或大面积的脑缺血。

一、病因与发病机制

(一)颅内动脉瘤

大约85％的蛛网膜下腔出血是由脑基底部囊状动脉瘤引起的。这类动脉瘤不是先天就有的，而是后天形成的。在某些病例身上，动脉瘤有其特殊的病因，例如创伤、感染或结缔组织病。囊状动脉瘤多发生在动脉分叉处，通常在位于脑底面，所以动脉瘤不是在 Wills 环本身，就是位于 Wills 环附近的分叉部位。大多数颅内动脉瘤不会破裂。随着动脉瘤的增大，破裂的风险也增加，但临床上常见的绝大多数破裂的动脉瘤较小，尤其是大小<1cm；对此的解释是90％的动脉瘤较小，在这么多动脉瘤中，只要有一小部分发生破裂，其数量就会远远超过体积大的动脉瘤。对于蛛网膜下腔出血来说，可改变的危险因素包括高血压、吸烟、酗酒。目前不能完全解释囊状动脉瘤的起源、增大以及破裂的过程。正常的颅内动脉是由胶原组成的外膜、中间的肌层以及含有内皮细胞的内膜组成的。颅内动脉没有外弹力层，并且位于蛛网膜下隙中，周围缺乏支撑组织。关于动脉壁破坏的理论主要有以下几种：先天及基因的异常会导致动脉中层的缺陷；高血压及动脉粥样硬化引起的退行性变会改变血管壁的结构；动脉炎性增生；局部内弹力层的退化。一些学者强调动脉中层的先天缺陷导致动脉瘤产生。中层缺失肌性物质是导致缺陷的最常见原因。这种情况在动脉分叉处更容易发生。一些有颅内动脉瘤的患者Ⅲ型胶原产生量降低。同时人们还发现远离动脉瘤的动脉壁出现细胞外基质的结构蛋白异常。上述危险因素可使发病风险增加1倍。2/3患者有这些可改变的危险因素，而基因因素只占1/10。在有阳性蛛网膜下腔出血家族史的患者，患病的平均年龄要比散发病例早。然而，由于家族性蛛网膜下腔出血只占10％，所以体积大的、多发的动脉瘤更多地出现在散发病例中。在家族性蛛网膜下腔出血的患者之中，基因是很重要的因素。虽然对候选基因的认识还很不够，但可以确定的是，这其中包括了编码细胞外基质的基因。在常染色体显性多囊肾病的患者中，颅内动脉瘤出现的机会大约为10％，但是这一部分患者只占所有蛛网膜下腔出血患者总数的1％。虽然突然增加的动脉跨壁压突然增大是动脉瘤破裂的重要原因，但引起动脉瘤破裂的因素是很复杂的。据报道，在膜下出血之前有20％的患者存在过度用力(如剧烈体力活动等)，但没有证据表明它们是必要条件。

动脉瘤多位于动脉分叉处。动脉分支处形成的发育不全的小分支及动脉主干锐角发出的分支处特别容易形成动脉瘤。大约90％的动脉瘤位于前循环。常见的前循环好发部位：①两侧前交通动脉(AComA)连接处及与大脑前动脉(ACA)连接处；②大脑中动脉(MCA)分叉处；③颈内动脉(ICA)与眼动脉、后交通动脉(PComA)、脉络膜前动脉(AChA)及 MCA 连接处。基底动脉尖及椎动脉颅内段(特别是小脑后下动脉起始处)为后循环中最常见的部位。

（二）非动脉瘤性中脑周围出血

临床常见的蛛网膜下腔出血病因,约占 10%。这种蛛网膜下腔出血的危害性相对于动脉瘤性来说要小,目前出血原因尚不十分清楚,据推测是中脑周围的小静脉破裂所致出血。出血一般集中于中脑周围的脑池中。通常情况下,出血的中心位于中脑或脑桥的前面,但是有些患者的血局限于四叠体池。该类出血不会扩展到外侧裂,也不会扩展到纵裂的前部。某些情况下,血液会沉积在脑室系统,但是仅有脑室内出血或出血扩展到脑实质提示存在其他原因。确定该病因一是根据 CT 显示血液在蛛网膜下隙中的分布情况,二是血管造影(DSA)没有发现动脉瘤。值得注意的是:中脑周围出血并非全都是非动脉瘤性中脑周围出血。每 20~40 个此类患者中就有一个是基底动脉或椎动脉的动脉瘤破裂。高质量的 CT 血管造影就可有助于排除这种情况。CT 对诊断有较重要的意义,当血管造影没有发现动脉瘤,而 CT 显示的出血范围超过了上述范围,就要高度警惕动脉瘤的存在,可以加做 CTA 或在患者病情稳定后再次复查 DSA。一般会建议患者 3 个月后再次复查造影,若还没有发现动脉瘤,就可以基本排除存在动脉瘤的可能。有研究表明,第 2 次造影的阳性率比第 3 次的要高,也就是说,第 2 次没有发现动脉瘤,再进行血管造影的意义相对较小。

与动脉瘤性蛛网膜下腔出血相比,这类出血"突然"发生的头痛往往是逐渐加重的(在数分钟之内而非数秒内),并且患者在入院时一般是清醒的;少数患者有轻微的失定向。目前,尚无肯定证据表明该类出血会引起迟发性脑缺血。只有脑积水是早期并发症。引起出血的原因尚不明确。由于患者预后良好,所以很少能获得尸检结果进行病因学研究。临床症状轻微、头CT 上发现血液沉积较局限,脑血管造影正常都不支持存在动脉瘤,事实上,这种出血不支持所有的动脉源性的出血。相反,脑桥前或脚间池的静脉破裂可能是出血来源。另一个支持该理论的间接证据是这部分患者的中脑周围静脉经常直接注入硬脑膜窦,而不是 Galen 静脉,这也可以起到病因提示作用。

（三）动脉夹层

动脉夹层虽然不是蛛网膜下腔出血的主要病因,但在临床工作中还是要考虑到的,后循环动脉瘤夹层动脉瘤再出血的病死率也非常高。一般来说在颈动脉系统发生夹层的机会大于椎-基底动脉系统,但是由动脉夹层所引起的蛛网膜下腔出血绝大多数发生于椎动脉。目前尚无关于动脉夹层在所有蛛网膜下腔出血病因中所占比例的数据。椎动脉夹层造成的蛛网膜下腔出血伴随的神经功能缺损主要是舌咽神经及迷走神经的麻痹(外膜下夹层)或 Wallenberg综合征。有 30%~70% 的患者会出现再出血。再出血的时间短则数小时,长则数周。大约50% 的此类再出血会导致死亡。与椎动脉夹层相比,颈内动脉颅内段或其分支的夹层引起的蛛网膜下腔出血要少见得多。主要累及颈内动脉末端、大脑中动脉及大脑前动脉。

（四）脑内动静脉畸形（AVM）

脑凸面的蛛网膜下腔出血可能是由脑表面的 AVM 引起的,但是只有不到 5% AVM 破裂的积血仅局限在蛛网膜下隙之中。由于 AVM 内的血流量大,对动脉壁产生较大的张力,所以 10%~20% 的 AVM 供血动脉会出现囊状动脉瘤。这部分患者一旦发生出血,往往是由于动脉瘤破裂,只有少数情况是由血管畸形本身所引起。所以破裂动脉瘤所在的位置不是典型的囊状动脉的位置(位于 Willis 环),并且出血更多破入脑实质,而不是蛛网膜下隙。

(五)脓毒性动脉瘤

感染组织碎片通过血流可以进入脑内动脉壁,引起动脉瘤性扩张。过去所说的"真菌性动脉瘤"仅指真菌感染后引起的动脉瘤,但这一概念应该停止使用;细菌性心内膜炎造成的脓毒性动脉瘤较曲霉菌性动脉瘤更加常见。大多数感染性心内膜炎造成的卒中是出血性脑梗死或脑实质出血,而不是蛛网膜下腔出血。感染性心内膜炎引起的动脉瘤大多位于大脑中动脉分支的远端,但是仍有 10% 位于动脉近端。大多数情况下脓毒性动脉瘤引起脑内血肿,但是还可在 CT 上表现为脑基底部出血,非常类似于囊状动脉瘤破裂。此类动脉瘤也会发生再出血。一般情况下,患者先出现感染性心瓣膜炎的临床症状及体征,再出现蛛网膜下腔出血,但也有以脓毒性动脉瘤破裂为最初表现的感染性心内膜炎。可以使用外科手术夹闭或介入方法处理脓毒性动脉瘤,也有通过足量的抗生素进行治疗的报道。

(六)垂体卒中

垂体肿瘤引起组织坏死时累及垂体动脉,会引起动脉性出血。有一些因素参与垂体肿瘤的出血性梗死,如妊娠、颅内压增高、抗凝治疗、血管造影以及应用促性腺激素释放激素。垂体卒中的最初表现是突发的严重头痛,伴或不伴恶心、呕吐、颈强直或意识水平下降。垂体卒中的特征性表现是突发的视力下降。由于出血会压迫海绵窦内的动眼神经、滑车神经及展神经,所以大多数患者还会出现眼球运动障碍。头 CT 或 MRI 可以发现出血来自垂体窝,并且还可发现大部分垂体腺瘤。

(七)其他

其他少见病因:可卡因滥用、使用抗凝药物、链状细胞病、CNS 表面铁沉着症以及无法确定病因的蛛网膜下腔出血。

二、临床表现

SAH 是卒中引起猝死的最常见原因,许多患者死于就医途中,入院前病死率为 3% ～ 26%。死亡原因有脑室内出血、肺水肿以及椎-基底动脉系统动脉瘤破裂等。即使送至医院,还有部分患者在明确诊断并得到专科治疗以前死亡。文献报道,动脉瘤破裂后只有 35% 的患者在出现 SAH 症状和体征后 48h 内得到神经外科相应治疗。

(一)诱发因素

有 1/3 的动脉瘤破裂发生于剧烈运动中,如举重、情绪激动、咳嗽等。如前所述,吸烟、饮酒、高血压也是 SAH 的危险因素。

(二)先兆

单侧眼眶或球后痛伴动眼神经麻痹是常见的先兆,头痛频率、持续时间或强度改变往往也是动脉瘤破裂先兆,见于 20% 的患者,有时伴恶心、呕吐和头晕症状,但脑膜刺激征和畏光症少见。通常由少量蛛网膜下隙渗血引起,也可因血液破入动脉瘤夹层、瘤壁急性扩张或缺血。发生于真正 SAH 前 2h 至 8 周内。

(三)典型表现

多骤发或急起,主要有下列症状和体征。

1.头痛

见于 80%～95% 的患者,突发,呈劈裂般剧痛,遍及全头或前额、枕部,再延及颈、肩腰背和下肢等。Willis 环前部动脉瘤破裂引起的头痛可局限在同侧额部和眼眶。屈颈、活动头部和 Valsalva 试验以及声响和光线等均可加重疼痛,安静卧床可减轻疼痛。头痛发作前常有诱因:剧烈运动、屏气动作或性生活,占发病人数的 20%。

2.恶心、呕吐、面色苍白、出冷汗

3/4 的患者在发病后出现头痛、恶心和呕吐。

3.意识障碍

见于半数以上患者,可有短暂意识模糊至昏迷。17% 的患者在就诊时已处于昏迷状态。少数患者可无意识改变,但畏光、淡漠、怕响声和振动等。

4.精神症状

表现为谵妄、木僵、定向障碍、虚构和痴呆等。

5.癫痫

见于 20% 的患者。

6.自主神经系统过度反应

突然出血和迅速增高的颅内压会引起自主神经系统的过度反应,患者可表现为血压突然增高,心律不齐,心电图病理改变,如 T 波倒置、ST 段压低、QT 间期延长、U 波出现,其中 3% 的患者可出现心搏骤停,进一步可导致神经源性肺水肿。

7.体征

(1)脑膜刺激征。1/4 的患者可有颈痛和颈项强直。在发病数小时至 6d 出现,但以 1～2d 最多见。Kernig 征较颈项强直多见。

(2)单侧或双侧锥体束征。

(3)眼底出血(Terson 征),表现为玻璃体膜下片状出血,多见于前交通动脉瘤破裂,因 ICP 增高和血块压迫视神经鞘,引起视网膜中央静脉出血。此征见于 3%～13% 的 SAH 病例,在严重者中更为多见。其有特殊意义,因为在 CSF 恢复正常后它仍存在,是诊断 SAH 重要依据之一。视盘水肿少见,一旦出现则提示颅内占位病变。由于眼内出血,患者视力常下降。

(4)局灶体征:通常缺少,常在早期出现。可有一侧动眼神经麻痹(常提示同侧后交通动脉瘤破裂)、单瘫或偏瘫、失语、感觉障碍、视野缺损等。它们或提示原发病可能为血肿、脑血管痉挛所致。

(四)非典型表现

少数患者起病时无头痛,表现恶心、呕吐、发热和全身不适或疼痛,另一些人表现胸背痛、腿痛、视力和听觉突然丧失等。

老年人 SAH 特点:①头痛少(<50%)且不明显;②意识障碍多(>70%)且重;③颈硬较

Kernig 征多见。

儿童 SAH 特点：①头痛少，但一旦出现应引起重视。②常伴系统性病变，如主动脉弓狭窄、多囊肾等。

（五）分级

Botterell 最早对 SAH 患者进行分级，旨在了解不同级别进行手术的风险有无差异。目前临床分级作用不仅限于此，而且对各种治疗的效果评价、相互比较都有重要作用，应用也更加广泛。有多种分级方法，大多根据头痛、脑膜刺激症状、意识状态和神经功能损害等来分级，其中应用广泛的是 Hunt 和 Hess 分级。对 SAH 患者的预后判断较为准确。一般 Ⅰ～Ⅱ级 SAH 患者预后较好，而 Ⅳ～Ⅴ级的患者预后不佳。以哥拉斯格昏迷评分（GCS）为基础的世界神经外科联盟分级越来越受到人们重视，有利于各地区资料相互比较。有学者研究 765 例脑动脉瘤患者应用世界神经外科联盟分级表与预后的关系，发现患者术后预后与术前 GCS 有关（$P<0.001$），即术前 GCS 高分者，预后较好，特别是 GCS15 分与 14 分之间有显著差别（$P<0.001$）。但是 GCS13 分与 12 分，7 分与 6 分之间差别不明显，影响 Ⅲ级与 Ⅳ级、Ⅳ级与 Ⅴ级患者预后的评估的准确性。可见，任何一种分级方法不可能十全十美，有待临床的验证和不断修改和完善。

三、辅助诊断

（一）计算机辅助断层扫描

头颅 CT 平扫是目前诊断 SAH 的首选检查。其作用：①明确 SAH 是否存在及程度，提供出血部位的线索；②增强 CT 检查，有时能判断 SAH 病因，如显示增强的 AVM 或动脉瘤的占位效应；③能了解伴发的脑内、脑室内出血或阻塞性脑积水；④随访治疗效果和了解并发症。CT 检查的敏感度取决于出血后的时间和临床分级。SAH 发病后最初 12h 内，CT 对 SAH 的敏感性为 98%～100%；24h 降至 93% 左右；6d 时降至 57%～85%。CT 片上 SAH 的量和部位与血管痉挛的发生有很好相关性。临床分级越差，CT 上出血程度越严重，预后越差。根据 CT 上积血程度的 SAH Fisher 分级表，近来发现灌注 CT（pCT）可早期检测脑血管痉挛所引发的低灌注和脑缺血。

（二）脑脊液检查

腰穿脑脊液检查是确诊 SAH 的常用方法。特别是头颅 CT 检查阴性者，强烈建议行腰穿脑脊液检查，但应掌握腰穿时机。SAH 后数小时腰穿所得脑脊液可能清亮。所以应在 SAH 后 2h 后行腰穿检查。操作损伤引起的出血有别于 SAH：①连续放液，各试管内红细胞计数逐渐减少；②如红细胞>250000/mL，将出现凝血；③无脑脊液黄变；④RBC/WBC 比值正常，并且符合每增加 1000 个红细胞，蛋白含量增加 1.5mg/100mL；⑤不出现吞噬有红细胞或含铁血黄素的巨噬细胞。脑脊液黄变是由于 CSF 中蛋白含量高或有红细胞降解产物，通常在 SAH 后 12h 开始出现。分光光度计检测可避免遗漏。一般在出血后 12h 至 2 周 CSF 黄变检出率 100%，3 周后 70%，4 周后 40%。腰穿属有创检查，可诱发再出血或加重症状，操作前应衡量利弊,并征得家属同意。

(三)脑血管造影

仍是本病的标准病因诊断方法,特别是选择性 DSA 检查目前认为是诊断引起 SAH 的动脉瘤的金标准。一般应行血管造影,以免遗漏多发动脉瘤或伴发的动静脉畸形。血管数字减影技术已能查出大多数出血原因。如血管造影仍不能显示病变者,颈外动脉造影可能发现硬脑膜动静脉瘘。如颈痛背痛明显,并以下肢神经功能障碍为主,应行脊髓血管造影除外脊髓动静脉畸形、动脉瘤或新生物。血管造影是否引起神经功能损害加重,如脑缺血、动脉瘤再次破裂,目前尚无定论。造影时机:由于脑血管痉挛易发生在 SAH 后 2～3d,7～10d 达高峰,再出血好发时间也在此范围,因此目前多主张脑血管造影宜早,即出血 3d 内只要病情稳定,应行脑血管造影,以尽早作病因治疗。如已错过 SAH 后 3d,则需等待至 SAH 后 3 周进行。需注意,20%～25%的脑血管造影不能发现出血的来源,对于首次脑血管造影阴性者,2 周后(血管痉挛消退)或 6～8 周(血栓吸收)后应重复脑血管造影。

(四)CTA

通过螺旋 CT 薄层扫描,捕捉经造影剂显影的动脉期血管图像,进行计算机重建,可获得良好的颅内血管三维结构。敏感性在 77%～97%,特异性为 87%～100%。目前虽已能分辨 2～3mm 的动脉瘤,但实际工作中对于 5mm 以上的动脉瘤敏感性较高。血管的三维结构可按任意平面进行旋转,可显示动脉瘤与骨性标志的关系,以便寻找病变原因和决定手术入路。但目前 CTA 重建技术费时较长,操作人员需熟悉颅底解剖,并具有丰富的神经外科临床知识,对 SAH 急性期的病因诊断价值有限。目前只有 80%～83%的病例中 CTA 与 DSA 相符。故临床主要用于高度怀疑动脉瘤破裂出血者、烦躁不能配合脑血管造影者、未手术患者随访。

(五)头 MRI 和磁共振血管造影(MRA)

目前研究提示 MRI 对 SAH 的检出率与 CT 检查相似。对后颅窝、脑室系统少量出血以及动脉瘤内血栓形成、判断多发动脉瘤中破裂瘤体等,MRI 优于 CT。但价贵、操作费时是其缺点。头 MRI 检查是否会引起金属动脉瘤夹移位,目前说法不一。故动脉瘤夹闭后,不了解动脉夹是否磁兼容特性前,慎用头 MRI 复查。

磁共振血管造影是近来发展的无创性诊断手段,可作为 SAH 的筛选手段,能检出直径大于 3～5mm 的动脉瘤,当动脉瘤≥5mm 时,敏感性为 85%～100%,而检测<5mm 的动脉瘤时,敏感性下降到 56%。但是对于 SAH 的初步筛查,MRA 由于不需要碘对比剂而且无电离辐射,可能是一种合适的手段。

(六)经颅多普勒超声(TCD)

可以无创测得脑底大血管的血流速度,对临床 SAH 后血管痉挛有诊断价值,目前已作为 SAH 后血管痉挛的常规监测手段。优点:实时、无创,可床旁及重复进行监测。缺点:只能提供颅底大血管的流速,不能测定末梢血管的血流变化;需依靠操作者的主观判断;部分患者特别是老年患者颞窗较厚,探测不出血流信号。

四、诊断和鉴别诊断

首先应明确有无 SAH。突然发作头痛、意识障碍和脑膜刺激征及相应神经功能损害症状者,应高度怀疑 SAH。及时进行头颅 CT 检查,必要时腰穿脑脊液检查。

对 SAH 前的先兆性头痛等症状应引起注意,并与偏头痛、高血压脑病和其他系统性疾病进行鉴别。

从临床表现鉴别 SAH 和颅内出血或缺血性卒中有时较为困难。一般有脑膜刺激症状、缺少局灶性神经系统症状和年龄相对较轻(小于 60 岁),SAH 的可能性较大。突发头痛和呕吐并不是 SAH 的特有症状,常不能以此作为与颅内出血或缺血性卒中鉴别诊断的依据。SAH 患者的癫痫发生率与颅内出血患者相似,但缺血性卒中患者较少发生癫痫。

确诊自发性 SAH 后,应作 SAH 病因诊断。主要以脑血管造影或 3D-CTA 进行筛选。

但第一次脑血管造影可有 15%～20% 的患者不能发现阳性结果,称为"血管造影阴性 SAH"。其中又有 21%～68% 的患者在 CT 平扫时只表现为脑干前方积血,称为"中脑周围 SAH"(SAH),这是一种较为特殊预后良好的自发性 SAH,在自发性 SAH 中占 10% 左右。与血管造影阳性的患者相比,年龄偏轻,男性较多,临床分级较好。CT 上出血仅位于脑干前方,不累及脑沟和脑室。再出血和出血后血管痉挛发生少,预后良好。目前原因不明,可能由静脉出血引起。但椎-基底动脉系统动脉瘤破裂出血也可有相似的头 CT 表现。故不能轻易诊断为"中脑周围 SAH"。

对脑血管造影阴性的 SAH 应在 2 周左右重复脑血管造影,文献报道病因的检出率在 2% 至 22% 之间。

当确诊 SAH 的原因为多发动脉瘤破裂出血,应进一步识别破裂瘤体,以下几点可供参考:①除外硬膜外动脉瘤。②CT 片显示局部 SAH。③在血管造影上破裂动脉瘤附近有血管痉挛或占位效应。④大而不规则动脉瘤较小而规则者易破裂,特别是伴有子囊形成者。⑤定位体征有助诊断。⑥重复血管造影,见动脉瘤增大和局部血管形态学改变。⑦选择最可能破裂动脉瘤,如前交通动脉瘤。⑧最大、最近端的动脉瘤破裂可能性最大。

五、SAH 后的并发症

(一)神经系统并发症

1.迟发性缺血性障碍(DID)

迟发性缺血性障碍又称症状性脑血管痉挛。由于脑血管造影或 TCD 提示脑血管痉挛者,不一定出现临床症状。只在伴有脑血管侧支循环不良情况下,每分钟 rCBF<18～20mL/100g 时,才引起 DID。因此,脑血管造影和 TCD 诊断 SAH 后脑血管痉挛的发生率可达 67%,但 DID 发生率为 35%,DID 致死率为 10%～15%。血管造影显示的血管痉挛常发生在 SAH 后 2～3d,7～10d 为高峰,2～4 周逐渐缓解。脑血管痉挛的发生与头 CT 上脑池内积血量有一定关系。

DID 临床表现:①前驱症状。SAH 的症状经治疗或休息而好转后又出现或进行性加重,血白细胞持续增高,持续发热。②意识由清醒至嗜睡或昏迷。③局灶体征,取决于脑缺血部位。如颈内动脉和大脑中动脉分布区,可出现偏瘫伴或不伴感觉减退或偏盲。大脑前动脉受累可出现识别和判断能力降低、下肢瘫、不同程度意识障碍、无动性缄默等。椎基底动脉者则引起锥体束征、脑神经征、小脑征、自主神经功能障碍、偏盲或皮质盲等。上述症状多发展缓慢,经数小时或数天才达高峰,持续 1～2 周后逐渐缓解,少数发展迅速,预后差。

DID 的诊断:一旦出现上述临床表现,应立即做头 CT,排除再出血、血肿、脑积水等,并做 TCD 和脑血管造影进行诊断。CT 显示脑梗死有助于诊断。此外,也应排除水、电解质紊乱,肝肾功能障碍、肺炎和糖尿病等疾病,可行相应检查。

2.再出血

再出血是 SAH 患者致死致残的主要原因,病死率可高达 70%～90%。首次出血后 48h 为再出血高峰,2 周内出血率为 20%～30%,以后则逐渐减少。半年后出血率为 3%。

3.脑积水

出血急性期脑积水发生率为 20%,常同时伴有脑室出血。出血后期脑积水则多与脑脊液吸收障碍有关。慢性脑积水的发生率各家报道差异较大,从 6% 到 67% 不等,主要与脑积水判断标准、评价时间不同有关。在 3251 例动脉瘤引起的 SAH 患者中,15% 的患者 CT 检查可发现有脑积水,13.2% 的患者临床出现脑积水症状。学者分析 108 例因动脉瘤破裂引起 SAH 并进行早期手术的患者情况,发现有 20% 的患者在 SAH 后 30d 内需接受脑室腹腔分流手术。有再出血和脑室出血史的患者脑积水发生机会更多。急性期多为急性梗阻性脑积水,后期常伴交通性脑积水和脑室扩大。

(二)全身系统并发症

严重的全身并发症是 23%SAH 死亡的原因,好发于危重患者和高级别的患者。因此防治 SAH 后全身系统并发症的重要性与防治 DID 和再出血一样重要,应引起重视。

1.水电解质紊乱

常见低血钠,见于 35% 的患者,好发于出血第 2～10 天。可加重意识障碍、癫痫、脑水肿。引起低血钠的原因是脑性盐丧失综合征和促利尿激素分泌异常综合征(SIADH)。应注意鉴别上述两综合征,因为两者处理原则完全不同。脑性盐丧失综合征是因尿钠排出过多导致低血容量和低血钠,治疗包括输入生理盐水和胶体溶液,不能限制水分,否则可加重血管痉挛和脑缺氧。SIADH 则因 ADH 不适当分泌增多,引起稀释性低钠血症和水负荷增加,治疗除补钠外,还包括限水和应用抑制 ADH 药如苯妥英钠针剂。

低血容量也为 SAH 后常见并发症,见于 50% 以上的患者中,在 SAH 后最初 6d 内血容量可减少 10% 以上。血容量降低,可增加红细胞的黏滞度,影响脑微循环,增加血管痉挛的易感性。扩容升高血压可防止因血管痉挛而引起 DID。

2.高血糖

SAH 可引起血糖增高,特别是见于隐性糖尿病的老年患者。应用类固醇激素可加重高血糖症。严重高血糖症则可引起意识障碍、癫痫,可恶化脑血管痉挛和脑缺血。

3.高血压

多数 SAH 患者有代偿性血压升高(Cushing 反应),以应答出血后的脑灌注压降低,但过高的血压(收缩压持续维持在 180mmHg 以上)可诱发再出血,特别是不适当地降低颅内压,同时未控制血压。兴奋、烦躁不安、疼痛和缺氧等可促发血压升高的情况。

(三)全身其他脏器并发症

1.心脏

心律失常见于 91％的患者,高龄、低钾血症、心电图有 QT 间期延长者易发生心律失常。常见有室性、室上性心动过速、游走心律、束支传导阻滞等,多为良性过程,但少数患者因室性心动过速、室颤、室扑等而危及生命。以往认为心律失常的临床意义不大,但目前认为上述心律失常提示 SAH 诱发的心肌损害。40％～70％的患者可有心电图异常,如 T 波倒置、ST 段压低、QT 间期延长、U 波出现。

2.深静脉血栓形成

见于 2％的 SAH 患者,其中半数患者可发生肺栓塞。

3.胃肠道出血

4％的 SAH 患者有胃肠道出血。因前交通动脉瘤出血致死的患者中,83％有胃肠道出血和胃十二指肠溃疡(Cushing 溃疡)。

4.肺

最常见的肺部并发症为肺炎和肺水肿。神经性肺水肿表现为呼吸不规则,呼吸道内粉红色泡沫样分泌物,蛋白含量高(大于 0.45g/L),见于 2％的 SAH 患者,最常见于 SAH 后第一周内。

六、治 疗

(一)病因治疗

SAH 的根本治疗。动脉瘤的栓塞治疗或直接夹闭不仅能防止再出血,也为以后的血管痉挛治疗创造条件。但是目前对于栓塞治疗还是手术夹闭的利弊存在争议,一般来说治疗方法的选择取决于动脉瘤的部位、形态和患者的身体状况,治疗方案最好是由神经外科医生、神经介入医生和放射科医生共同讨论分析后确定。

(二)内科治疗

1.一般处理

绝对卧床 14d,头抬高 30°,保持呼吸道通畅,限制额外刺激。避免各种形式的用力,用轻缓泻剂保持大便通畅,低渣饮食有助于减少大便的次数和大便量。

2.监测

血压、血氧饱和度、中心静脉压、血生化和血常规、EKG、颅内压及每天的出入水量等。

3.补液

维持脑正常灌注压,对血管痉挛危险性相对较低者,可维持正常血容量。

4.镇痛

适当给予镇痛剂。大多数患者的头痛可用可待因控制。焦虑和不安可给适量的巴比妥酸盐、水合氯醛或三聚乙醛(副醛),保持患者安静。

5.止血

目前对止血剂在 SAH 治疗的作用仍有争论。一般认为,抗纤溶药物能减少 50%以上再出血。但抗纤溶可促使脑血栓形成,延缓蛛网膜下隙中血块的吸收,易诱发缺血性神经系统并发症和脑积水等,抵消其治疗作用。因此,对早期手术夹闭动脉瘤者,术后可不必应用止血剂。对延期手术或不能手术者,应用止血剂,以防止再出血。但在有妊娠、深静脉血栓形成、肺动脉栓塞等时为禁忌证。使用方法:①6-氨基己酸(EACA)。16～24g/d 静脉点滴,给药 3～7d,病情平稳后改为 6～8g/d(口服),直至造影或手术。②止血环酸。比 EACA 作用强 8～10 倍,且有消毒作用。应用剂量为 2～12g/d,与抑肽酶(30 万～40 万 U)联合应用,疗效优于单独使用。

6.控制颅内压

颅内压低于正常时,易诱发再出血;当颅内压接近舒张压时,出血可停止。因此,SAH 急性期,如颅内压不超过 1.59kPa(12mmHg),此时患者多属神经外科联盟分级Ⅰ～Ⅱ级,一般不需降低颅内压。当颅内压升高或Ⅲ级以上者,则应适当地降低颅内压。

一般应用 20%甘露醇 1gm/kg 静脉点滴。对于需要引流脑脊液的患者,还可进行脑室穿刺留置 ICP 探头,通过量化颅内压监测来指导降颅压治疗。

7.症状性脑血管痉挛(DID)的防治

目前症状性血管痉挛治疗效果不佳,应重在预防。防治过程分为五步:①防止血管狭窄;②纠正血管狭窄;③防止由血管狭窄引起的脑缺血损害;④纠正脑缺血;⑤防止脑梗死。

主要措施有如下。

(1)扩容、升压、血液稀释治疗(简称 3H 治疗):此法既可用于预防,也可治疗血管痉挛,但经临床实践,易发生肺水肿和诱发出血,现已被 3N(normal)取代,即正常血容量、正常血压和正常血浓度。很多医疗中心不对 SAH 患者限水,相反每日给予数千 mL 液体量,维持中心静脉压在 0.49～1.17kPa(5～12mmH₂O)或肺动脉楔压在 1.6～1.86kPa(5～15mmHg),并采用药物适度维持患者正常血压。

(2)钙离子拮抗剂:尼莫地平,是目前循证医学Ⅰ级证据证实有效的药物,可用来预防和治疗血管痉挛。一般应在 SAH 后 3d 内尽早使用,按 0.5～1mg/h 静脉缓慢点滴,2～3h 内如血压未降低,可增至 1～2mg/h。采用微泵控制静脉输液速度使点滴维持 24h,通常本药 50mL(10mg)经三通阀与 5%～10%的葡萄糖溶液 250～500mL 同时输注。由于尼莫地平易被聚氯乙烯(PVC)吸收,因此应采用聚乙烯(PE)输液管。静脉用药 7～14d,病情平稳,改口服(剂量 60mg,每日 3 次)7d。

(3)重组组织纤维蛋白酶原激活剂(rtPA):近年来,SAH 治疗上带观念性改变的是由原来使用抗纤溶药物以防止再出血,改为使用尿激酶和 rtPA 等纤溶药物,以减少脑缺血损害的发生。一般在动脉瘤夹闭后,清除基底池血块,经导管用 rtPA 2.5 万～60 万 U,每 8h 1 次(或尿激酶 3 万～6 万 U/d)基底池缓慢点滴注射和引流。

(4)腔内血管成形术:有学者在1984年最早采用腔内血管成形术来治疗血管痉挛,目前此项技术在临床得到较为广泛应用。当血管造影证实血管痉挛后,并在症状性血管痉挛出现以前进行治疗,这是治疗成功的关键,一般应在SAH后出现血管痉挛24h内进行治疗。60%~80%的治疗患者临床症状可得到显著改善。由于使用中少数病例出现动脉瘤或动脉破裂,目前趋于采用药物进行药物性成形术,取代机械性成形术。一般用0.5mg尼莫地平、6000~12000U尿激酶灌注,然后用0.2%罂粟碱1mL,以0.1mL/s的速度重复多次灌注。整个过程在DSA监控下进行,并全身肝素化。

(5)其他:尼卡地平、法舒地尔、内皮素受体拮抗剂、硫酸镁、他汀等可能有一定防治脑血管痉挛作用,但缺大样本循证医学Ⅰ级证据支持。21氨基类固醇已证实无效。

8.其他并发症的治疗

心电图异常者应给予β肾上腺素能阻滞剂如普萘洛尔;肺水肿和肺炎的患者如术后需长期卧床,注意保持气道通畅,加强气道护理,积极抗感染治疗;水、电解质紊乱,高血糖,脑积水等并发症治疗与其他疾病中的治疗相同,不再赘述。

七、预后

影响SAH预后的因素很多,病因、血管痉挛和治疗方法为主要因素。病因不同,差异较大。脑动静脉畸形引起的SAH预后最佳,而血液系统疾病引起的SAH效果最差。动脉瘤破裂的病死率在55%左右。动脉瘤破裂未经手术夹闭,可再次发生出血。最常发生于第一次SAH后4~10d。每日发生率为1%~4%。前交通动脉瘤再出血的概率最大。第二次出血的病死率为30%~60%,第三次出血者几乎是100%。但在第一次SAH后3~6个月再出血的危险性显著降低,以后出血的病死率一般不会超过第一次出血的病死率。患者的年龄、性别和职业,以及第一次发病的严重程度,对复发的可能性似无关联,但高血压可能增加其危险性。

血管痉挛也是SAH患者致死致残的主要原因,有13.5%的动脉瘤破裂引起的SAH患者因血管痉挛而死亡或残废。在致残患者中39%因血管痉挛而起。

随着对SAH病理生理研究的深入和治疗方法的改进,SAH的预后已有了很大改善,有学者对一地区20多年内动脉瘤破裂引起的SAH预后进行分析,发现近十年来Hunt和Hess分级Ⅰ级和Ⅱ级患者的发病后6个月病死率明显低于前十年(16%与34%),临床症状和生存质量也优于以前。但Hunt和Hess分级Ⅲ级至Ⅴ级患者的病死率无明显改善。

对SAH患者首次血管造影未发现病因者,预后与头CT上积血分布情况有关,属于"中脑周围SAH"的患者预后较好,再出血的概率也小于其他患者。这些患者的病死率仅6%,而找到动脉瘤的患者其病死率为40%。除此之外,其他血管造影阴性的SAH患者也比动脉瘤破裂引起的SAH预后佳,文献报道80%血管造影阴性的SAH患者能恢复正常工作,而只有50%的动脉瘤破裂引起的SAH患者能恢复健康。

第四章　风湿免疫系统疾病

第一节　风湿热

　　风湿热多见于儿童和青少年,是一种与 A 组 β 溶血性链球菌感染有关的非化脓性炎症性疾病,可影响全身结缔组织,主要表现为心肌炎、关节炎、环形红斑、舞蹈病和皮下结节,其中以心肌炎和关节炎最为突出,少数累及血管、浆膜、肺、肾等。多为自限性,急性或慢性反复发作,部分患者逐渐进展为慢性风湿性心脏病。居住环境拥挤、营养不良和医疗水平有限是导致风湿热流行的重要原因。随着人们生活水平的提高和抗生素的使用,各国风湿热发病率在 20 世纪中后期明显下降,但近 20 年来有所回升,而其流行病学特点和临床表现也发生了改变,多见于城市较富裕家庭,暴发型少,隐匿型、轻度或不典型病例增多。

一、病因与发病机制

(一)病因

　　1.A 族乙型溶血性链球菌(Group A Streptococcus,GAS)咽部感染是诱发风湿热的病因
　　一般认为风湿热发病与 GAS 的高度抗原性有关。
　　1)GAS 的结构
　　GAS 由外而内依次为荚膜、细胞壁、细胞膜和细胞质。
　　(1)荚膜(外囊):由透明质酸组成,可抵抗白细胞吞噬而起保护作用,与人体滑膜和关节液的透明质酸蛋白之间存在共同抗原性。
　　(2)细胞壁:共分 3 层。①外层由蛋白质组成,含 M、T、R 蛋白。M 蛋白与 T 蛋白同为 GAS 的免疫学亚型标记,,是决定细菌毒力的主要物质,有保护细胞和抗吞噬的能力。它位于细胞的表面,呈纤毛样突出,通过其上的脂磷壁酸与人体咽部黏膜上皮的纤维结合素起黏附作用而侵入人体。在已确认的 130 多个 M 蛋白血清型中,M1、M3、M5、M6、M14、M18、M19、M24、M27、M29 型被认为与风湿热有关。②中层由碳水化合物(C 多糖)组成。含组特异性抗原,其抗原性取决于所含的 N-乙酰葡萄糖胺。人类和哺乳动物结缔组织的糖蛋白和黏多糖也含有 N-乙酰葡萄糖胺。已证明心瓣膜、软骨、角膜的糖蛋白与 GAS 的多糖之间存在共同抗原性。③内层由黏肽组成。
　　(3)细胞膜:其抗原性结构是脂蛋白。A 组溶血性链球菌的细胞膜最少含有一种与别组

(除 C—G 组外)溶血性链球菌细胞膜不同的特异性抗原。此抗原与哺乳动物的组织如肾基底膜、肌质膜(包括心肌肌膜)、胸腺细胞、脑视丘下部和尾核的神经元有共同的抗原决定簇。

(4)细胞质:为细胞原生质,含 DNA 和 RNA。

2)GAS 的细胞外产物

已知有 20 种以上,包括毒素和酶。链球菌溶血素"O"(ASO)和溶血素"S"有毒性作用,能溶解红细胞和使心肌细胞溶酶体破裂,造成心肌和关节组织损害。蛋白酶可溶解 M 蛋白,静注可引起动物的心肌病变。ASO、链激酶、透明质酸酶、DNA 酶 B(DNase-B)和核苷酶等具有抗原性,均可产生抗体。通过对上述抗体的测定,有助于确定链球菌感染是否存在。但上述细胞外产物不引起自身免疫反应。

2.病毒感染与风湿热的关系

有学者提出病毒可能是风湿性心瓣膜病和风湿热的病因,也可能是细菌与病毒协同作用诱发风湿热。但近年未有进一步的研究证明此观点。

据 WHO 统计,全世界目前至少有 1.56 亿人患 RHD,每年新发病例约 50 万人,其中约有30 万人发展成为 RHD 患者,每年约有 23.3 万人死于急性风湿热或 RHD。虽然 20 世纪后半叶发达国家的风湿热发病率已大幅下降,但大多数发展中国家风湿热和 RHD 的发病一直相当严重,发病率>50/10 万。

(二)发病机制

即使在流行期,在众多 GAS 感染中,只有少数(1%~3%)发生风湿热。关于链球菌如何诱发风湿性关节炎和心肌炎,其机制至今尚未彻底清楚。

1.免疫发病机制

GAS 入侵咽部后,经 1~6 周潜伏期发病,被认为是机体对 GAS 的一种迟发型变态反应。早在 20 世纪 60 年代,有学者就发现风湿热和 RHD 患者血清中存在有抗心肌抗体,并证明此抗体能在体外与心肌结合。不少研究发现,GAS 结构成分与哺乳动物机体组织存在有多种交叉抗原,可诱发机体产生相应的抗体。目前认为 GAS 菌体的多种结构成分(如细胞壁、细胞膜或胞质)的分子结构和人体某些组织的分子结构相同或极相似,因而出现交叉免疫反应,此即分子模拟现象。它在风湿热的发病中有重要意义。

GAS 感染人体后,人体产生了大量的自身抗体及活化的自身反应性 T 细胞。内皮细胞也被激活,表达血管细胞黏附分子-1(VCAM-1)。随后 T 细胞(包括 $CD4^+$ 和 $CD8^+$ T 细胞)通过内皮细胞渗透进入无血管结构的心瓣膜,形成 Aschoff 小体或内皮下形成包含巨噬细胞和 T 细胞的肉芽肿病灶。最终由于新生血管的形成及病情的进展,心瓣膜变成瘢痕样的慢性病变,导致 RHD。目前内皮细胞被认为是风湿性心肌炎发病机制的焦点。

不少事实也证明在风湿热的发病中有细胞免疫参与:①风湿热时可测出多种细胞免疫激活的标志物,如 TNF-α、IFN-γ、IL-1。②应用 GAS 膜作为刺激物,可使风湿热患者外周血淋巴细胞和心肌细胞促凝血活性增高。

2.超抗原的作用

超抗原是一组由细菌和病毒合成的独特的糖蛋白,超抗原可激活比普通抗原高达 1000~

100000 倍的 T 细胞。大量的 T 细胞被激活后产生多种细胞因子,并使巨噬细胞和其他免疫细胞被激活。超抗原这种强大的刺激效应可能激活体内本来存在的少量的自身反应性 T 细胞,从而诱发某些自身免疫病。链球菌 M 蛋白已经被公认为一种超抗原。此外,GAS 致热性毒素或称红斑毒素是 GAS 另一种致病性超抗原。

3.遗传易感性

在上呼吸道感染的人群中仅有少数人发生风湿热,且风湿热患者有容易复发的倾向。同一风湿热患者家族成员发病率较无风湿热的家族为高,单卵双胎同时患风湿热者较双卵双胎者为高。

二、临床表现与诊断

(一)临床表现

1.前驱症状

在风湿热症状出现前 2～6 周常有咽炎或扁桃体炎等上呼吸道 GAS 感染的表现,有发热、咽喉痛、颌下淋巴结肿大、咳嗽等症状。也有患者由于症状轻微而遗忘此前驱症状,故临床上仅有 1/3～1/2 患者能主诉近期上呼吸道感染的病史。

2.常见表现

最常见为发热、关节炎和心肌炎,环形红斑、皮下结节和舞蹈症也偶尔可见。

(1)发热:约半数患者有发热,热型多不规则,高热多见于少年和儿童,成人每呈低中度发热,甚至无发热。发热持续时间 1～2 周,也可持续数周。

(2)关节炎:典型的关节炎具有下述特点。①游走性。②多发性。③常侵犯大关节(如膝、踝、肘、腕、肩等)。④炎症过后无关节变形遗留。⑤对非甾体抗炎药反应甚佳。⑥对天气变化十分敏感。典型风湿性关节炎的游走性特点是指在较短时间内,如 24～48h 内,有时甚至是数小时内,关节疼痛可以从一个关节部位转移到另一部位。关节炎对非甾体抗炎药和水杨酸制剂的治疗非常敏感,常在用药后 24～48h 内病情得到控制,这是其他关节炎所少有的。不典型的关节炎可表现如下。①单关节炎或寡关节炎。②小关节炎。③关节炎症状较轻。④对非甾体抗炎药反应差,但常保留游走性和关节炎症不遗留变形的特点。

关节炎和关节痛常为风湿热的首发表现,近年统计的发生率分别为 50%～60% 和 70%～80%。

(3)心脏病变:风湿性心肌炎在临床上常有心悸、气短、心前区不适、疲倦、乏力的主诉,间或伴有轻度贫血。心肌炎、瓣膜炎和心包炎三者中以心肌炎最常见,次为瓣膜炎或心肌炎伴瓣膜炎,心包炎通常相对少见,仅见于较急性和病情较重的少数患者。

心肌炎:最早期和常见的表现是窦性心动过速,入睡后心率仍 >100 次/min,也可同时伴有期前收缩、心尖第一心音减弱及心脏杂音,最常为心尖区柔和的收缩期及舒张期杂音(由于心脏增大所致的相对关闭不全和狭窄)。病情严重的心肌炎可有充血性心力衰竭的症状,甚至出现肺水肿,这是由于左心室容量超负荷所致。X 线或超声心动图可提示心脏增大。

瓣膜炎:最主要表现为心瓣膜区出现新的杂音,可在心尖区听到高调收缩期吹风样杂音或心尖区短促低调舒张中期杂音,后者发生机制尚不十分明了,可能是左心室增大或二尖瓣炎或乳头肌受累引起。此舒张期杂音被称为 Carey Coombs 杂音。该杂音与二尖瓣狭窄杂音的区别为前者不存在左心房与左心室之间的明显压力阶差。如心底部主动脉瓣区新出现舒张早期柔和的吹风样杂音,尤其在急性风湿性心肌炎无二尖瓣杂音时,应考虑为主动脉瓣炎所致。在风湿性心瓣膜病的基础上新出现上述杂音或原有上述杂音出现肯定的性质上的变化,均提示急性心瓣膜炎的存在。

心包炎:可主诉胸痛。听诊出现心音遥远,心包摩擦音,以胸骨左缘第 3、第 4 肋间最响亮。超声心动图检查可测出少量心包积液,大量心包积液较罕见。心电图可有低电压,胸前各导联 ST 段抬高。X 线可见心影增大,坐立位时心影下部增大呈烧瓶样,平卧时心底部明显增宽、心腰消失。

(4)环形红斑:临床上少见,国内统计风湿热的出现率仅 2.3%～5.2%,国外报道最高为 15%。典型的环形红斑为粉红至紫红色环状红斑,中央苍白,边缘略微突起。此种皮疹多分布在躯干和近端肢体,不痒、不痛,压之可变白色,时退时现,其大小变化不一,形状多样,有时几个红斑相互融合成不规则环形。环形红斑通常在风湿热发作的早期出现,但是也可数日、数月或数年地反复出现。

(5)皮下结节:皮下结节的发生率,不同国家的报道有很大差异。近年统计其发生率<20%。皮下结节为一圆形、坚硬、活动、无痛的小结,大小为 0.5～2.0cm。由于其表面的皮肤无发炎,若不细心触诊,很容易被忽略。皮下结节每发生于骨的隆突部位和伸肌肌腱,以肘、腕、膝、踝和跟腱处最常见。可发生在头皮,尤其是在枕部和脊椎棘突等部位。皮下结节可有 1 个或多个,但通常是 3～4 个。持续存在时间为数日至 1～2 周,罕有>1 个月。

(6)舞蹈症:常发生在儿童期,4～7 岁儿童较多见,有报道可发生在 14 岁儿童,以女性多见。国外近年报道舞蹈症的发生率较前增高,为 5%～36%。国内约为 2.3%。一般出现在初次 GAS 感染后 2 个月或以上,为风湿热炎症侵犯脑基底神经节所致。其临床表现是一种无目的、不自主的躯干或肢体动作。如面部表现为挤眉、眨眼、摇头转颈、努嘴伸舌;肢体表现为伸直和屈曲、内收和外展、旋前和旋后等无节律的交替动作,激动和兴奋时加重,睡眠时消失,情绪常不稳定是其特征之一。由于其多在风湿热后期出现,常不伴有其他明显的风湿热临床表现。近年发现有初诊为单纯舞蹈症者,经 2 年追踪后出现风湿性心瓣膜病,故对单纯舞蹈症仍应严格进行二级预防。

(7)其他表现:有时风湿热的临床表现无特征性,仅有不明原因的进行性疲倦、乏力、轻度贫血、肌痛、盗汗。皮肤的不典型表现为反复发作的结节性红斑、多形红斑和皮下瘀斑。有时可有严重腹痛,甚至酷似急性阑尾炎和急腹症,以至剖腹探查者并非罕见,此可能由于风湿性血管炎所致。若风湿热时发生肾炎,尿镜检可见红细胞和白细胞甚至管型,尿培养结果常呈阴性;抗生素治疗无效,但激素治疗有效。

3.临床分型

根据风湿热的疾病过程,可分为以下 5 个临床类型。

(1)暴发型:本型多见于儿童,急性起病,病情凶险,常因严重心肌炎、急性心力衰弱于短期内死亡。此型在国内已少见。

(2)一过性发作型:急性风湿热呈一过性发作。绝大多数此型患者均接受过 3～5 年长效青霉素的继发预防。

(3)反复发作型:本型最常见,据统计占 44%~70%。第一次风湿热后 3~5 年内再发的概率最高,有些患者在 5 年内发作 2~3 次。在复发时其病情常有重复以往临床表现的特点。

(4)慢性迁延发作型:此型病程持续半年以上,有患者持续 2~3 年。常以心肌炎为主要表现,在疾病过程症状趋向减轻和加剧反复交替出现。此型患者如能坚持继发性预防和充分抗风湿治疗,其预后较好。放弃预防和治疗者预后较差。

(5)亚临床型(隐性风湿热):本型可无临床表现或仅有疲倦、乏力、面色苍白、低热等一般症状。间有咽痛或咽部不适史。检验常有红细胞沉降率加速,C 反应蛋白增高,ASO 或抗 DNA 酶 B 增高,血清循环免疫复合物持续增高,抗心肌抗体阳性,抗链球菌壁多糖抗体(ASP)、外周血淋巴细胞促凝血活性试验(PCA)试验结果阳性。心电图正常或 P-R 间期延长。持续一段时间后可因风湿热活动性加剧而出现典型的临床表现或病情自限地完全缓解,间有心脏损害隐匿进行,若干年后出现慢性风湿性心瓣膜病。

(二)辅助检查

1.GAS 感染的检测方法

(1)咽拭子培养:本试验的优点是方法简单可行,但对就诊较晚,就诊前用过抗生素者,其结果常为阴性,近年发现阳性率仅为 20%~25%。

(2)抗 ASO 试验:一般以>500U 为异常。如持续在 800U 以上,预示有可能发生风湿热。本项目优点是方法简便、重复性好、易于标准化、费用较低,但由于近年国内轻症和不典型病例占相当比例,且 ASO 效价受抗生素治疗影响,故 ASO 阳性率仅在 40%左右,远较以往的报道为低。

(3)抗 DNase-B 试验:一般认为儿童>240U 或成人>120U 为异常。本试验的优点是其高峰维持时间较长,发病后 2~4 周达高峰,可持续增高数月之久,对就诊较晚或迁延型风湿活动的患者或舞蹈症患者意义更大,其阳性率达 80%以上。若同时测定 ASO 和抗 DNase-B,阳性率可在 90%以上。

2.急性期反应物的检测

(1)红细胞沉降率的敏感性:近年来由于轻症和不典型病例增多,风湿热活动期红细胞沉降率加速者从过去占 80%左右下降至 55%左右,但本试验优点是简便、价廉、结果稳定。

(2)测定 C 反应蛋白最适合的时间:在风湿热过程中 C 反应蛋白常呈一过性增高,起病 1 周内阳性率最高,可达 81.2%,但随着时间推移,4 周后阳性率下降至 10%~30%。最佳的检测时间应在发病 1 周内,愈早愈好。

(3)外周血白细胞数检查:近年流行的急性风湿热中约有 44%患者可被测出有外周血白细胞数增高。由于各种干扰因素太多,较难仅凭此项检查结果做出活动性的判断。

(4)血清糖蛋白或黏蛋白的意义:急性风湿热的病理变化是胶原纤维变性和炎症细胞的渗出、增生。由于糖蛋白是结缔组织胶原基质的化学成分,也是细胞膜的重要成分,故在急性风湿热时有血清糖蛋白和黏蛋白水平的增高。糖蛋白水平不受激素治疗和心功能不全影响,其结果较红细胞沉降率、C 反应蛋白、外周血白细胞数三项检查更能反映炎症过程,阳性率约 77%。

值得注意的是,上述各项检查方法都属于急性期反应物的检测,对风湿热的判断无特异性意义,只有在无并发症的情况下,对风湿热活动性的判断才有价值。因为在其他多种情况如感染、肿瘤、血液、免疫性疾病时,均可能出现阳性结果。

3.免疫学检查

1)非特异性免疫试验

风湿热时免疫球蛋白、补体 C3 和循环免疫复合物(CIC)均可升高,IgM、IgG 和 IgA 阳性率分别为 53％、59％和 46.3％,补体 C3 升高的阳性率为 63.4％,CIC 阳性率达 66％,其增高程度与病情严重程度相平衡。应用单克隆抗体分析急性风湿热患者外周血 T 细胞及其亚群,可测出 CD4$^+$ 细胞增多,CD8$^+$ 细胞减少,CD4$^+$/CD8$^+$ 比例增高。

总的来说,上述各项非特异性免疫试验在反映风湿热活动性、病情严重程度、指导治疗、判断疗效等方面有不同程度的参考意义,但在临床应用时需排除其他原因所致。

2)特异性免疫试验:

(1)抗心肌抗体(HRA)的测定:自 20 世纪 80 年代以来,血清 HRA 检测陆续在国内外作为临床上检查项目开展(ELISA 法)。在急性风湿性心肌炎时阳性率为 70.8％。

通过系列研究证明:①HRA 不但能反映风湿性心肌炎病情的活动性,还具有心肌受累的定位诊断意义。②HRA 可用于监测病情,判断疗效。③在疾病鉴别诊断上有一定参考意义。但在与病毒性心肌炎、心肌病及有心脏受累的其他疾病鉴别时,应做出排除性诊断。

(2)HRA 吸附试验:本方法根据 GAS 膜抗原与心肌组织具有交叉抗原性的原理,GAS 诱生的 HRA 具有与心肌抗原、GAS 菌膜抗原结合的双重特性而设计,故可通过 HRA 阳性血清经 GAS 菌膜抗原吸附前后的变化来判断被检者 HRA 是否由 GAS 感染所诱发。

吸附试验研究结果显示,风湿性心肌炎阳性率为 73.9％,原发性心肌病为 18.2％,病毒性心肌炎为 11.1％,冠心病、其他心脏病和结缔组织病的阳性率均为 0。可见,风湿性心肌炎以外的其他疾病极少被链球菌菌膜抗原结合,故本试验比单纯 HRA 测定更具有特异性。

(3)抗 GAS 胞壁多糖抗体(ASP)的测定。本试验是根据链球菌胞壁多糖与人心脏瓣膜糖蛋白有共同抗原性原理设计。20 世纪 80 年代以来,在过去已有研究的基础上采用 GAS 最具生物活性部分多糖为抗原,用 ELISA 法测定风湿性心肌炎患者血清中的多糖抗体(ASP-IgG 及 IgM),由于抗原是经过多种方法纯化,提高了试验的精确度和准确性,经过近 10 年在千例以上患者的临床应用,证明本试验对诊断风湿热具有较好的敏感性和特异性,敏感性为 73.7％,特异性为 76.7％。

(4)抗 GAS 胞壁 M 蛋白抗体测定。近年国外有研究用重组 M 蛋白 C 区作包被抗原,用 ELISA 法测定患者血清中抗 M 蛋白 C 区抗体,结果显示风湿热患者的抗体高达 43μg/mL,而健康对照组仅 1.5μg/mL,说明在风湿热患者体内存在较高的抗 M 蛋白 C 区抗体。由于抗原制备较复杂,国外极少单位用于临床研究。

(5)外周血淋巴细胞促凝血活性试验(PCA)。本试验是根据已致敏的淋巴细胞再次接触相同抗原时其表面可出现凝血酶样物质,可促进凝血的原理设计。有学者应用 GAS 胞膜作为抗原,刺激患者外周血淋巴细胞,发现其凝血活性增高。其增高程度较其他疾病为显著,经过系列的临床研究结果显示,PCA 在诊断风湿性心肌炎时灵敏度为 82.98％,特异度为 88.3％。PCA 在反映风湿活动性方面较红细胞沉降率、C 反应蛋白敏感,在反映免疫状态时较 CIC、

HRA 阳性率高,在反映链球菌感染及链球菌免疫反应方面较 ASO 优异。应该注意的是,由于本试验所用的刺激物是链球菌抗原,这一抗原仅与人心肌之间存在共同抗原性,故对急性风湿性关节炎来说,其 PCA 值与健康人、其他疾病组无差异。其次是在多次链球菌感染时有可能出现一过性 PCA 升高。要鉴别这一情况,可于 1～2 周后复查其 PCA 变化,如 PCA 阴转,即可能为假阳性。

上述 5 项特异性试验虽然均具有较好的敏感性和特异性,但各有优势和缺点。现代免疫学、细胞生物学和分子生物学的迅猛发展,完全有可能突破 100 多年来的传统观念,解决长期以来认为风湿热无特异性试验诊断的大难题。

4.其他辅助检查

(1)心电图检查:风湿热伴心肌炎患者约有半数有心电图异常,典型变化为房室传导阻滞(P-R 间期延长)、房性及室性期前收缩,也可有 ST-T 改变,心房颤动也偶可发生。心包炎患者也可有相应心电图的变化。过去认为 P-R 间期延长较常见,甚至可高达 70%～80%,但近年仅见于 1/3 左右病例。

(2)超声心动图检查:20 世纪 90 年代以来,应用二维超声心动图和多普勒超声心动图检查风湿热和风湿性心肌炎的研究有较大进展。目前认为最具有诊断意义的超声改变如下。①瓣膜增厚。可呈弥漫性瓣叶增厚或局灶性结节增厚。有报道前者出现率高达 40%,后者可高达 22%～27%,均以二尖瓣多见。②二尖瓣脱垂。二尖瓣前叶多见(51%～82%)。③瓣膜反流。为最常见的瓣膜改变,二尖瓣反流远较主动脉瓣、三尖瓣反流常见。④心包积液。多属小量积液,发生于初发风湿热占 7%,复发性风湿热占 29%。

(3)胸部 X 线检查:大多数风湿性心肌炎的心脏增大是轻度的,如不做胸部 X 线检查难以发现,有时还需通过治疗后心影的缩小来证实原有心肌炎的存在。

(三)病理改变

风湿热以侵犯心脏、关节为主,少数情况也可同时侵犯皮肤、脑及其他脏器。根据其病变发展过程可分为 3 期。

1.变性渗出期

本期病变是从结缔组织的基质改变开始。由于酸性黏多糖增加,胶原纤维首先出现黏液样变性,继之出现胶原纤维肿胀、断裂及纤维素样变性,病灶内可同时有浆液渗出,周围有淋巴细胞和单核细胞浸润。此期持续 1～2 个月,然后恢复或进入第 2 期、第 3 期。

2.增殖期

此期的特点为阿少夫小体形成。此小体多位于心肌间质的血管周围,是在一期病变的基础上发展而来的。病灶中央有纤维素样坏死,边缘有淋巴细胞、浆细胞和风湿细胞浸润。风湿细胞体积巨大,可呈圆形或椭圆形,含有丰富的嗜碱性胞质。胞核有明显的核仁,可出现双核或多核。Aschoff 小体为风湿热的病理特征性改变和风湿活动的标志。此期持续 3～4 个月。

3.硬化期

Aschoff 小体中央的变性和坏死物质被吸收,炎症细胞减少,风湿细胞变为成纤维细胞,纤维组织增生,局部形成瘢痕灶。此期持续 2～3 个月。

风湿热常反复发作,每次发作持续 4～6 个月。上述各期病理变化常交错存在,其病理变化对临床症状起决定性作用。如关节和心包的病理变化是以渗出性为主,故临床上不发生关节畸形和缩窄性心包炎;而心肌、心内膜(瓣膜)的病理变化一般均经历上述 3 期,故常有瘢痕形成,造成永久性损害。

(四)诊断

风湿热的诊断在过去十多年沿用 Jones(1992 年修订)标准,2003 年 WHO 又进行了一次修改。

1.Jones 标准(1992 年修订)

主要表现:①心肌炎。②多关节炎。③舞蹈症。④环形红斑。⑤皮下结节。

次要表现:①关节痛。②发热。③急性期反应物(红细胞沉降率、CRP)增高。④心电图 P-R 间期延长。

有前驱的链球菌感染证据:①咽拭子培养或快速链球菌抗原试验阳性。②链球菌抗体效价升高。

如有前驱的链球菌感染证据,并有 2 项主要表现或 1 项主要表现加 2 项次要表现者高度提示可能为急性风湿热。

由于此修订标准主要是针对急性风湿热,故又对下列情况作了特殊说明:①舞蹈症患者。②隐匿发病或缓慢出现的心肌炎。③有风湿性疾病史或现患 RHD,当再感染 GAS 时,有风湿热复发的高度危险性者,不必严格执行该修订标准。

过去 10 年的临床实践证明,应用上述修订标准对诊断典型的初发急性风湿热有较高的敏感性和特异性,诊断符合率达到 74.1%~77.3%;但对不典型病例,尤其是不典型的复发风湿热,其符合率仅为 25.8%~47.8%。可见,有半数以上病例漏诊,说明该标准存在较大的局限性。

2.2003 年 WHO 诊断标准

本标准最大的特点是对风湿热分类提出诊断标准,有关主要和次要临床表现沿用过去标准的内容,但对链球菌感染的前驱期作了 45d 的明确规定,并增加猩红热作为链球菌感染证据之一(表 4-1-1)。

表 4-1-1　WHO 诊断标准

诊断分类	标准
初发风湿热*	2 项主要表现*或 1 项主要表现和 2 项次要表现加上前驱的 A 组链球菌感染证据
复发性风湿热不患有 RHD**	2 项主要表现或 1 项主要表现和 2 项次要表现加上前驱的 A 组链球菌感染证据
复发性风湿热患有 RHD	2 项次要表现加上前驱的 A 组链球菌感染证据
风湿性舞蹈症、隐匿发病的风湿性心肌炎***	其他主要表现或 A 组链球菌感染证据,可不需要
慢性风湿性心瓣膜病[患者第一时间表现为单纯二尖瓣狭窄或复合性二尖瓣病和(或)主动脉瓣病]****	不需要其他任何标准即可诊断 RHD

注:*,患者可能有多关节炎(或仅有多关节痛或单关节炎)以及有数项(3 个或 3 个以上)次要表现,联合有近期 A 组链球菌感染证据。其中有些病例后来发展为风湿热,一旦其他诊断被排除,应慎重地把这些病例视作"可能风湿热",建议进行继发预防。这些患者需予以密切追踪和定期检查其心脏情况。这尤其适用于高发地区和易患年龄患者。**,感染性心内膜炎必须被排除;***,有些复发性病例可能不满足这些标准;****,先天性心脏病应予以排除。

与 1992 年修订的 Jones 标准比较,2003 年 WHO 标准由于对风湿热作了分类诊断,有如下改变:①对伴有 RHD 的复发性风湿热的诊断明显放宽,只需具有 2 项次要表现及前驱链球菌感染证据即可确立诊断。②对隐匿发病的风湿性心肌炎和舞蹈症的诊断也放宽,不需要有其他主要表现,即使前驱链球菌感染证据缺如也可诊断。③对多关节炎、多关节痛或单关节炎可能发展为风湿热给予重视,以避免误诊及漏诊。

3.对不典型风湿热诊断的建议

近年风湿热临床表现趋向轻症和不典型,漏诊率可达 41.7%～76.9%。采用下述步骤有助于做出正确的诊断。

(1)最少有 1 项主要表现或 2 项次要表现作为初筛依据。

(2)积极寻找近期链球菌感染的证据,联合测定 ASO 和抗 DNase-B,阳性率可高达 90%以上。

(3)特异性和非特异性炎症指标的检测。可测定促凝活性、抗多糖抗体、抗心肌抗体等特异性指标,以确定有无风湿热免疫性炎症存在;如条件不具备,也可测定红细胞沉降率、C 反应蛋白、血清糖蛋白等。

(4)寻找影像学证据。应用心电图、X 线、心脏超声及心肌核素灌注显像,以确定有无新出现的心肌炎。

(5)排除其他疑似疾病,特别是其他结缔组织病、结核病、感染性心内膜炎、其他心肌炎、心肌病、其他关节炎和关节病。

(五)鉴别诊断

1.系统性红斑狼疮(SLE)

鉴别要点:①有无 SLE 常见症状,如蝶形红斑和盘状红斑、口腔溃疡、光过敏。②有无其他内脏损害,如出现蛋白尿、管型尿、红细胞尿;有无全血细胞减少、白细胞或血小板减少、溶血性贫血;有无神经、精神系统症状或外周神经炎表现。③实验室检查有无抗核抗体(ANA)、抗 Sm 抗体、抗 dsDNA 抗体阳性和补体 C3 或 C4 下降。

2.类风湿关节炎(RA)

本病特点是有晨僵,多呈对称性腕关节、掌指或近端指间关节炎,有类风湿因子效价升高和抗 RA33、抗角蛋白抗体、抗核周因子、抗 Sa、抗环瓜氨酸肽(CCP)抗体等阳性,病情发展至一定程度还可有 X 线改变。

3.成人斯蒂尔病

本病以发热、关节炎或关节痛、皮疹为主要临床表现。皮疹常与高热伴随出现,热退疹消;高热常持续 1 周以上。白细胞增高明显,$>10 \times 10^9/L$,中性粒细胞>0.8,常伴淋巴结和(或)肝脾肿大。

4.结核感染变态反应性关节炎(Poncet 病)

本病是结核感染后引起机体产生的一种变态反应。主要表现为发热,伴有多发性关节炎或关节痛,常由小关节开始,逐渐波及大关节。体内可有活动性结核病灶,胸片可发现肺结核,结核菌素试验阳性,非甾体抗炎药治疗无效,而抗结核治疗有效。

5.链球菌感染后状态

本病是否是一个独立疾病尚有争论。临床表现是在上呼吸道炎或扁桃体炎后出现红细胞沉降率加速、低热、关节痛,有时还可有心悸,心电图出现 ST-T 段改变。但青霉素和小剂量激素治疗后症状很快消失,也不再复发。

6.感染性心内膜炎

有进行性贫血,黏膜或皮肤瘀斑,脾肿大,皮肤或内脏栓塞表现;血培养细菌阳性是最可靠的诊断依据,白细胞总数可明显增多,中性多形核白细胞比例也增高;心脏彩色多普勒超声可发现心瓣膜上赘生物。

7.病毒性心肌炎

本病以鼻塞、喷嚏、流涕伴眼结膜充血、流泪等卡他性炎症为前驱症状,实验室检查有病毒血清学改变,如中和试验的抗体效价在 3～4 周内升高 4 倍以上。病毒性心肌炎常有较明显的胸痛、心悸和顽固性心律失常。其心律失常呈较复杂的变化,如期前收缩呈多源性、多发性,较为持续存在。常需用抗心律失常药才能控制。

8.血液病

儿童期和青年期急性淋巴细胞白血病早期较容易与风湿热混淆,前者还具有以下特点:出血症状较明显,除皮肤、黏膜外可有其他器官如肾脏(血尿)、消化道和中枢神经系统出血;全身淋巴结、肝、脾肿大;骨髓检查可发现异常幼稚细胞增多,这是该病的重要诊断依据。

三、治疗、预防及预后

(一)治疗原则

治疗原则:①去除病因,消灭链球菌和清除感染病灶。②积极抗风湿治疗,迅速控制临床症状。③治疗并发症,改善疾病的预后。④根据不同情况,实施个别化处理原则。

(二)基本治疗措施

1.一般治疗

应注意保暖、防寒、防潮。发作风湿热有心脏受累时应卧床休息,待体温、红细胞沉降率正常,心动过速控制或明显的心电图变化改善后,继续卧床 2～3 周(总卧床时间≥4 周),然后逐步恢复活动。急性关节炎患者早期亦应卧床休息。舞蹈症患者应注意安置在较安静的环境,避免神经系统受到刺激。

2.抗生素的应用

目的是消除咽部链球菌感染,避免风湿热反复发作。迄今为止,青霉素仍被公认为杀灭链球菌最有效的药物。如青霉素过敏,可改用红霉素族,最常用为罗红霉素,也有主张用阿奇霉素和头孢呋辛。在上述药物治疗的基础上,应坚持继发预防。

3.抗风湿治疗

目的是控制发热、关节炎/关节痛、心肌炎的症状,对能否减少以后心脏瓣膜病变的发生尚缺乏肯定性结论。关于选择水杨酸制剂或激素作为首选药物的问题,近年的观点:风湿性关节炎的首选药物为阿司匹林(乙酰水杨酸),开始剂量成人为 3～4g/d,小儿为 80～100mg/(kg · d),

分 3～4 次口服。近年有学者报道应用萘普生 10～20mg/(kg·d)治疗,也有较好疗效。在应用阿司匹林和非甾体抗炎药时要注意其不良反应,最常见为恶心、呕吐、厌食、上腹部不适或疼痛,严重者可有胃肠道溃疡、出血和肝肾损害,少数可发生耳鸣等神经系统症状,有特异质者可发生皮疹、哮喘等。加服胃黏膜保护,剂如质子泵抑制剂,可减轻或缓解上述消化道不良反应。对原患有较明显胃炎或溃疡病患者,可采用中药治疗,如正清风痛宁或帕夫林,对关节炎的治疗可收到较好疗效。

风湿热伴明显心肌炎时一般首选糖皮质激素治疗,常用泼尼松,开始剂量为成人 30～40mg/d,小儿 1.0～1.5mg/(kg·d),分 3～4 次口服。病情控制后逐渐减量至 10～15mg/d 维持量治疗。为防止停用激素时出现反跳现象,可于激素停用前 2 周或更长一些时间加用阿司匹林,待激素停用 2～3 周后停用阿司匹林。病情严重的患者如出现心包炎、心肌炎并急性心力衰竭,可静滴甲泼尼龙 1.5～2mg/(kg·d)或氢化可的松 200mg/d,也可用地塞米松 5～10mg/d 静脉注射,至病情改善后改口服泼尼松治疗。对一时未能确定有无心肌炎的病例,可根据杂音、心率、心律情况做出判断。一般来说心尖区或主动脉瓣区有Ⅱ级以上收缩期杂音或新近出现舒张期杂音,或有持续性窦性心动过速、心律失常而无其他原因解释者,应按心肌炎处理,采用激素治疗。有部分患者对药物的耐受性较差,为减少激素和阿司匹林的不良反应,可采用两者联合治疗方案,各取其单独治疗用量的 1/3～1/2 联合应用,可减少各自的不良反应。激素最常见的不良反应为水肿、血压增高、消化道出血、感染等。

在抗风湿疗程方面,单纯关节炎的疗程为 6～8 周,心肌炎疗程最少不短于 12 周。如病情迁延,应根据临床表现和实验室结果,延长其治疗时间至半年到 1 年或更长一些时间。

以上是传统的抗风湿治疗方法。近年国外有尝试用甲泼尼龙冲击治疗风湿性心肌炎的报道,但文献报道对其疗效很不一致。

4.丙种球蛋白的应用

近年陆续有应用丙种球蛋白治疗风湿热的报道,一般多选择性地用于严重急性风湿性心肌炎,尤其是伴心力衰竭者。多数报道认为对急性期有效,至于远期疗效,则与安慰剂无显著性差异。

5.舞蹈症的治疗

绝大多数舞蹈症属于轻症和良性经过,能自限而无须治疗,罕有病程持续 2～3 年。只有在病情中至重度患者,才需用特殊药物治疗。目前认为可选用丙戊酸、卡马西平或氟哌啶醇等药物,但上述药物不可同时并用。激素治疗是否采用,取决于有无风湿热活动的存在。过去曾认为舞蹈症常发生在风湿热的恢复期或静止期,无须抗风湿治疗,近年有些报道提出了舞蹈症也可能在风湿热急性期出现,文献曾报道 1 例舞蹈症 1 年后死于心肌炎。可见,对于舞蹈症患者的继发预防问题,应予以充分重视。

(三)并发症的治疗

最常见的并发症为治疗过程出现的消化道反应、电解质失衡和代谢紊乱、呼吸道感染,其次是心肌炎时出现的心律失常、心功能不全、感染性心内膜炎等,有针对性地进行处理,可改善疾病预后。

1.心功能不全或充血性心力衰竭

这是严重心肌炎最常见的并发症,也是急性风湿热死亡的最主要原因。应针对心功能不全采用利尿、强心处理,加用小剂量洋地黄制剂,以静注毛花苷 C 或口服地高辛为宜。有肺水肿时应兼用吸氧、氨茶碱、吗啡等药物,使用激素如地塞米松静注也是重要的应急措施。

2.心律失常

最常发生的心律失常为窦性心动过速、室性或室上性期前收缩、传导阻滞,多数患者在抗风湿治疗后心律失常能改善,甚至进一步缓解,但部分心动过速患者需加用抗心律失常药如美托洛尔(倍他乐克)或胺碘酮等治疗。

3.呼吸道感染

应针对具体情况做痰液检查,及时、足量地选用有效抗生素控制呼吸道感染。

4.亚急性感染性心内膜炎

这是 RHD 常见的并发症,而临床上往往容易注意到风湿热发作而忽视心内膜炎存在的可能性。对 RHD 风湿活动的患者,经抗风湿及实施有效的继发预防后,心脏情况无明显改善时,必须排除亚急性感染性心内膜炎同时存在的可能性,应做血培养并密切观察,早期做出诊断,选用有效、足量、足疗程的杀菌剂治疗。

5.消化道并发症

由于激素和阿司匹林的应用,消化道不良反应包括胃痛、胃胀、胃溃疡、胃肠道出血常有发生。对原患有慢性消化道疾病者,应在抗风湿治疗的同时加用胃黏膜保护剂,可选用复方氢氧化铝、雷尼替丁、法莫替丁、美索前列醇或质子泵抑制剂。

6.电解质失衡及代谢紊乱

应定期做电解质、血糖、血脂、血尿酸和血压检查,以尽早诊断及进行相应处理。

(四)其他疗法

如经上述治疗,风湿热仍反复发作,链球菌感染无法控制,应细致分析患者的具体情况,是否存在特殊的环境因素或是否与个体免疫力的差异有关,可试用下列措施。

1.易地治疗

目的是去除链球菌反复感染和其他诱发风湿热发作的各种外界因素,这对长期处于潮湿、寒冷、空气高度污染、通风环境恶劣的患者,不失为有效的治疗措施。

2.提高机体免疫力

可进行一些有效的健身锻炼,进行适度的有氧运动,如户外散步,也可食用提高机体免疫力的药物和食物,对提高机体免疫力、对抗链球菌感染可起到一定疗效。

(五)预防

关键是要预防和控制上呼吸道链球菌感染,提高患者的机体免疫力。

1.一般性预防

注意环境卫生,居室宜通风通气良好,防潮、保暖、避免受寒及淋雨。加强体育锻炼,提高抗病能力。对未患过风湿热或曾患风湿热但无心脏损害遗留者,其运动量不必严格限制。如已患过风湿热,有心脏瓣膜损害遗留者,其运动强度和运动量应适当控制。对流行期咽部感染应积极控制。

2.风湿热的预防

(1)初发的预防(一级预防):所谓初发预防,是指儿童、青年、成人有发热、咽喉痛症状,拟诊上呼吸道链球菌感染者,为避免其诱发风湿热,即给予青霉素或其他有效抗生素治疗。目前公认初发预防以单一剂量苄星青霉素肌内注射为首选药物。应用剂量:体重<27kg,可用60万U;体重≥27kg,可用120万U。其次,可选用口服青霉素V或阿莫西林。青霉素V,儿童剂量为250mg,每日2~3次;青年及成年人250mg,每日3~4次或500mg,每日2次口服,疗程为10d。阿莫西林,儿童剂量为25~50mg/(kg·d),分3次口服;成人为750~1500mg/d,分3次口服。近年美国有推荐用高剂量(成人2g/d)阿莫西林一次疗法,认为较青霉素V更有效;对青霉素过敏者,可选用第1代头孢菌素(如头孢氨苄)或罗红霉素。但应注意近年有报道链球菌对红霉素族有耐药情况。此外,还可用阿奇霉素5d疗程,儿童10mg/(kg·d),每日1次;成人第1日250mg/次,用2次,第2~第5天250mg/d。也可用头孢呋辛酯(头孢呋辛或西力欣),儿童20~30mg/(kg·d),分2~3次口服;成人250mg,每日2次,疗程也为5天。

(2)再发(继发)的预防(二级预防):再发预防是指对已发生过风湿热或已患RHD者持续应用特效的抗生素,以避免GAS侵入发生上呼吸道感染,并诱发风湿热再发作,防止心脏损害的加重。

目前仍公认青霉素为继发预防的首选药物,不少研究证明苄星青霉素每3周肌内注射1次能最有效地维持足够的血浆浓度,防止风湿热的复发。每次所用剂量仍主张成人为120万U,儿童(<27kg)时用60万U。由于每4周定期注射,有时会出现预防失败,对高危地区、高危人群主张每3周1次,对非流行区及低危患者(包括上述经3周定期注射一段时期后,上呼吸道链球菌感染较少发生者)可考虑每4周间隔注射。对青霉素过敏者可考虑用磺胺类药物,如磺胺嘧啶或磺胺二甲基异噁啶预防,成人或儿童体重≥30kg剂量为1g/d,体重<30kg儿童为500mg/d。注意:妊娠期,青霉素可继续预防注射,但磺胺药是禁忌的。如青霉素和磺胺药均过敏,可选择用红霉素预防,剂量为口服250mg,每日2次;如无青霉素过敏,也可选用青霉素V 250mg,每日2次口服。

关于继发预防的时间,应根据如下因素。①患者的年龄:年龄越轻,预防时间要越长。②是否患RHD。③发作的次数多少。④居住环境及工作场所拥挤程度。⑤有无风湿热或RHD家族史。

(六)预后

1.早期诊断和早期预防,预后良好

有专家曾追踪20例初发风湿热,并立即开始苄星青霉素预防的患者,经10~40年观察,无1例发生RHD。所有上述患者心功能良好,一直能坚持正常工作。

2.二级预防的实施可大大降低病死率

近年初发风湿热死亡已经很少发生,只是在诊断延误时才会出现。关于累计病死率,各家报道不同。有学者所在医院10年病死率为6.3%;有学者所在医院15年病死率为12%~20%;有学者所在医院15年病死率为8%。病死率显著降低是归咎于有效的二级预防的

结果。

3.并发症是影响预后的重要因素之一

有对包括有74例死亡患者的研究的分析报告,发现所有患者均患有RHD并心力衰竭,可见RHD并心力衰竭是最重要的死亡原因。此外,还有血栓性栓塞、感染性心内膜炎、冠心病、糖尿病、高血压、青霉素过敏性休克等死亡原因。由此可见,并发症的预防和及时处理有可能进一步改善疾病的预后。

第二节　类风湿关节炎

类风湿关节炎(RA)是一类以慢性、对称性、多关节炎症为主要表现的系统性疾病,其侵犯的靶器官主要是关节滑膜,也可侵犯浆膜、肺、心脏、血管、神经、眼等组织器官。RA是最常见的一种自身免疫性疾病,也是关节残疾的主要原因之一。以女性多发,男女性发病率之比为1∶3左右。多数患者是在中年后起病,其中以40~60岁间发病最常见。RA的病因研究迄今尚无定论,多数观点认为RA是遗传易感因素、环境因素及个人骨骼肌肉系统、免疫系统状况等各种因素综合作用的结果。

一、病因与发病机制

(一)病因

一般认为,类风湿关节炎的发病,是具有遗传倾向的个体通过接触到特定的环境危险因素后产生。这些遗传因素和环境危险因素相互作用导致内在的免疫系统的紊乱,从而在大部分病例中产生了自身抗体,例如类风湿因子和抗瓜氨酸抗体,进而产生了前炎症因子,最终导致一系列的炎症性关节炎改变。

在过去的几十年中,流行病学研究鉴定了大量的类风湿关节炎的潜在环境危险因子,如EB病毒(EBV)、细小病毒B_{19}及结核分枝杆菌、人乳头瘤病毒(HPV)等。

类风湿关节炎并非一种单纯的疾病,而是一系列不同表型混合的综合征。对于不同的亚型,最好的区分方式是将对瓜氨酸肽反应的不同分为抗体阳性和抗体阴性两组。这两组疾病不仅在临床上表现、治疗反应而且在易患危险因素和遗传背景上均有不同。

(二)发病机制

类风湿关节炎的发病机制尚不完全清楚,多数人认为类风湿关节炎实际上是由多个不同的疾病亚型组成。这些疾病的亚型可能是激发不同的炎症因子反应的结果,炎症反应导致了持续的滑膜炎症和关节软骨以及邻近骨骼的破坏。

1.炎症

炎症反应的一个核心内容就是肿瘤坏死因子的过表达,该细胞因子参与的炎症反应通路可以造成滑膜的炎症和关节的损毁。肿瘤坏死因子的过表达通常是由T淋巴细胞、B淋巴细胞、滑膜成纤维样细胞和巨噬细胞的共同作用引起。这一炎症过程会导致许多相关细胞因子的过度表达,如白介素-6等,而后者又可以促成持续的炎症和关节破坏。

2.滑膜细胞和软骨细胞

在类风湿关节炎受累的关节中,主要受累的细胞类型为滑膜和软骨细胞。滑膜细胞可以分为成纤维细胞样滑膜细胞和巨噬细胞样滑膜细胞。而前炎症性细胞因子的过度表达被认为是巨噬细胞样滑膜细胞作用的结果。在类风湿关节炎中,成纤维细胞样滑膜细胞的表现与健康人的有所不同。在实验动物模型中,将成纤维样滑膜细胞与软骨培养,可以导致该细胞侵蚀软骨,这被认为是与关节破坏相关的行为。对关节破坏的诸多研究表明,破骨细胞的激活是骨骼侵蚀的一个重要原因。现在医学仍不清楚的是关节炎症的起因。一种观点认为,类风湿关节炎是在关节中起病,原因就是病理条件下成纤维样滑膜细胞具有异常表现,并且可以扩散至整个关节,提示可能为多关节炎的原因。免疫炎症反应的调节取决于不同类型细胞的数量和活性。研究者对于特定抗原诱导的关节炎小鼠模型进行了一些关节炎免疫炎症反应的研究,发现在小鼠模型中,通过注射特定低剂量的 T 细胞可以缓解关节炎症,证明 T 细胞可以起到保护作用。后继实验继续将这些实验发现应用于临床研究。

3.自身抗体

类风湿因子是一个经典的自身抗体,类风湿因子的 IgM 和 IgA 型都是重要的病原学标记,可以直接作用于 IgG 的 Fc 段。另一类自身抗体或者说更加重要的是一些针对瓜氨酸肽(ACPA)的抗体。就绝大部分患者而言,抗瓜氨酸肽抗体阳性的患者同样会类风湿因子检测阳性。抗瓜氨酸抗体似乎对于诊断更加特异和敏感,而且对于一些难于判断预后的特征,如进展性关节破坏等,更加有效。进一步研究发现,这些抗体与不同的患者亚群和疾病的不同阶段相关。类风湿关节炎患者中有 50%～80% 是类风湿因子或者抗瓜氨酸肽阳性,或者二者阳性。抗体反应的成分随着时间不同而变化,在早期类风湿关节炎中缺乏特异性,而在疾病的后期,更加完整的抗体反应会逐渐形成,会出现更多的表位和异构体。从动物模型和体外研究的数据证明,抗瓜氨酸特异性抗体是导致动物模型关节炎的基础。临床研究也证明,类风湿因子和抗瓜氨酸抗体阳性的患者与所谓自身抗体阴性患者有所不同。例如,从组织学上看,抗瓜氨酸阳性的患者滑膜组织的淋巴细胞数目更多,而抗瓜氨酸抗体阴性的类风湿关节炎拥有更多的纤维化组织和更加增厚的关节内膜。抗瓜氨酸抗体阳性的患者相对来说关节损害更加严重,而且治疗的缓解率更低。

4.遗传学

类风湿关节炎的危险因素 50% 归咎于遗传因素。在这方面的研究进展主要在于鉴定疾病相关的遗传结构变异(单核核苷酸多态性);现已鉴定了超过 30 多个遗传区域与该病相关。然而,目前除了 PTPN22 和 HLA 区域,近年来许多鉴定的易患基因在人群整体中都相当普遍。因此,对于个体来说,它们导致发病的风险是相当低的。同时,研究表明,很多易患位点实际上还和其他一些自身免疫性疾病密切相关,并且一些基因分别属于相互不同的导致炎症反应的生物学通路中。在遗传研究中发现抗瓜氨酸肽抗体阳性患者的遗传易患基因具有一定特点,并且具有特定的 HLA-DRB1 等位基因。这些 HLA 等位基因具有一个共同的序列,被称为"共享表位"。目前认为,一些抗原被一种瓜氨酸化的过程修饰,在这种过程中,翻译后的蛋白质被进一步修饰,精氨酸变为瓜氨酸。据信在这种变化后,抗原可以被具有共享表位序列的 HLA 复合体所结合。同时,一系列具有类似结构的 RA 抗原也可以与特定的 HLA 分结合,通过"分子模拟"机制,在免疫反应上游触发免疫反应。这种过程的结果就是自身耐受被破坏,从而产生了针对这些抗原的自身抗体。一般认为,类风湿关节炎的遗传学风险因子或者与抗瓜氨酸抗体阳性疾病相关或者与抗瓜氨酸抗体阴性相关。而对于类风湿关节炎的环境危险因素来说,研究最为充分的是吸烟,这种危险因素是与抗瓜氨酸抗体阳性疾病,特别是 HLA-DRB1 共享表位阳性的相关。遗传学研究认为,类风湿关节炎是一种多种病因混合叠加的综合征。

二、病理

类风湿关节为病变的组织变化虽可因部位而略有变异,但基本变化相同。其特点:①弥漫或局限性组织中的淋巴或浆细胞浸润,甚至淋巴滤泡形成。②血管炎,伴随内膜增生管腔狭小、阻塞或管壁的纤维蛋白样坏死。③类风湿肉芽肿形成。

(一)关节腔早期变化

滑膜炎,滑膜充血、水肿及大量单核细胞、浆细胞、淋巴细胞浸润,有时有淋巴滤泡形成,常有小区浅表性滑膜细胞坏死而形成的糜烂,并覆有纤维素样沉积物。后者由含有少量了球蛋白的补体复合物组成,关节腔内有包含中性粒细胞的渗出物积聚。滑膜炎的进一步变化是血管翳形成,其中除增生的成纤维细胞和毛细血管使滑膜绒毛变粗大外,并有淋巴滤泡形成,浆细胞和粒细胞浸润及不同程度的血管炎,滑膜细胞也随之增生。在这种增生滑膜的细胞或淋巴、浆细胞中含有可用荧光素结合的抗原来检测出类风湿因子、γ 球蛋白或抗原抗体原合物。

血管翳可以自关节软骨边缘处的滑膜逐渐向软骨面伸延,被覆于关节软骨面上,一方面阻断软骨和滑液的接触,影响其营养。另外也由于血管翳中释放某些水解酶对关节软骨、软骨下骨、韧带和肌腱中的胶原基质的侵蚀作用,使关节腔破坏,上下面融合,发生纤维化性强硬、错位,甚至骨化,功能完全丧失,相近的骨组织也产生失用性的稀疏。

(二)关节外病变

有类风湿小结,见于 10%～20%病例。在受压或摩擦部位的皮下或骨膜上出现类风湿肉芽肿结节,中央是一团由坏死组织、纤维素和含有 IgG 的免疫复合物沉积形成的无结构物质,边缘为栅状排列的成纤维细胞。再外则为浸润着单核细胞的纤维肉芽组织。少数病员肉芽肿结节出现在内脏器官中。

(三)动脉病变

类风湿关节炎时脉管常受侵犯,动脉各层有较广泛炎性细胞浸润。急性期用免疫荧光法可见免疫球蛋白及补体沉积于病变的血管壁。其表现形式有以下 3 种。

(1)严重而广泛的大血管坏死性动脉炎,类似于结节性多动脉炎。

(2)亚急性小动脉炎,常见于心肌、骨骼肌和神经鞘内小动脉,并引起相应症状。

(3)末端动脉内膜增生和纤维化,常引起指(趾)动脉充盈不足,可致缺血性和血栓性病变。前者表现为雷诺现象、肺动脉高压和内脏缺血,后者可致指(趾)坏疽,如发生于内脏器官则可致死。

(四)肺部损害

肺部损害：①慢性胸膜渗出，胸腔积液中所见"RA"细胞是含有 IgG 和 IgM 免疫复合物的上皮细胞。②Caplan 综合征是一种肺尘病，与类风湿关节炎肺内肉芽肿相互共存的疾病。已发现该肉芽肿有免疫球蛋白和补体的沉积，并在其邻近的浆细胞中可检出 RF。③间质性肺纤维化，其病变周围可见淋巴样细胞的集聚，个别有抗体的形成。

淋巴结肿大可见于 30% 的病例，有淋巴滤泡增生。

三、临床表现与诊断

(一)临床表现

关节病变是 RA 最常见和最主要的临床症状表现。也可表现为血管炎，侵犯周身各脏器组织，形成系统性疾病。

RA 的起病方式有不同的分类方法。按起病的急缓分为隐匿型(约占 50%)、亚急型(占 35%～40%)、突发型(占 10%～25%)三类。按发病部位分为多关节型、少关节型、单关节型及关节外型。最常以缓慢而隐匿方式起病，在出现明显关节症状前有数周的低热、乏力、全身不适、体重下降等症状，以后逐渐出现典型关节症状。少数则有较急剧的起病，在数天内出现多个关节症状。

RA 的病程一般分为以下 3 种类型：①进展型。占患者总数的 65%～70%，急性或慢性起病，没有明显的自发缓解期，适当治疗后病情可暂时好转，但停药后或遇有外界诱发因素时可导致复发。②间歇性病程。占患者总数的 15%～20%。起病较缓和，通常少数关节受累，可自行缓解，整个病程中病情缓解期往往长于活动期。③长期临床缓解。占患者总数 10% 左右，较少见，多呈急性起病，并伴有显著关节痛及炎症。

1.关节表现

(1)疼痛与压痛：关节疼痛和压痛往往是最早的关节症状。最常出现的部位为双手近端指间关节(PIP)、掌指关节(ICP)、腕关节，其次是足趾、膝、距小腿、肘、肩等关节，胸锁关节、颈椎关节、颞颌关节等也可受累。关节受累多呈对称性、持续性。

(2)关节肿胀：多因关节腔积液、滑膜增生及关节周围组织水肿所致。以双手近端指间关节、掌指关节、腕关节最常受累，尤其手指近端指间关节多呈梭形肿胀膨大。膝关节肿胀，有浮髌现象。其他关节也可发生。

(3)晨僵：是指病变关节在静止不动后出现关节发紧、僵硬、活动不灵或受限，尤以清晨起来时最明显。其持续时间长短可作为衡量本病活动程度的指标之一。95% 以上的 RA 患者有晨僵。其他病因的关节炎也可出现晨僵，但不如本病明显。

(4)关节畸形：多见于较晚期患者。因滑膜炎的血管翳破坏了软骨和软骨下的骨质，造成关节纤维强直或骨性强直。又因关节周围的肌腱、韧带受损，使关节不能保持在正常位置，出现关节的半脱位，如手指可出现尺侧偏斜、天鹅颈样畸形等。关节周围肌肉的萎缩、痉挛则使畸形更为严重。

(5)关节功能障碍：关节肿痛和畸形造成了关节的活动障碍。美国风湿病学会将因本病而影响生活能力的程度分为 4 级,即关节功能分级。

Ⅰ级:能照常进行日常生活和各项工作。

Ⅱ级:可进行一般的日常生活和某些职业工作,但其他项目的活动受限。

Ⅲ级:可进行一般的日常生活,但参与某种职业工作或其他项目活动受限。

Ⅳ级:日常生活的自理和参加工作的能力均受限。

2.关节外表现

关节外表现是类风湿关节炎临床表现的重要组成部分,反映出 RA 是一个系统性疾病,而不仅局限于关节。

(1)类风湿结节:是本病较特异的皮肤表现。确诊 RA 的患者 15%～25%有类风湿结节,这些患者的 RF 常为阳性。多位于关节伸面、关节隆突及受压部位的皮下,如前臂伸面、肘鹰嘴突附近、枕部、跟腱等处,可单发或多发,质地较硬,通常无压痛。类风湿皮下结节的出现多见于 RA 高度活动期,并常提示有全身表现。

(2)类风湿血管炎:发生率约为 25%,可累及大、中、小血管,导致多种临床表现。皮肤是小血管炎最常累及的部位,查体能观察到的有指甲下或指端出现的小血管炎,少数引起局部组织的缺血性坏死,严重者可见单发或多发的指端坏疽。在眼部造成巩膜炎,严重者因巩膜软化而影响视力。

(3)胸膜和肺损害:10%～30%的类风湿关节炎患者可出现这些损害,常见的胸膜和肺损害包括胸膜炎、间质性肺炎、肺间质纤维化、肺类风湿结节、肺血管炎和肺动脉高压。其中,肺间质纤维化和胸膜炎最为常见。

(4)心脏损害:心包炎是最常见心脏受累的表现。通过超声心动图检查,约 30%出现少量心包积液,多见于关节炎活动和 RF 阳性的患者,一般不引起临床症状。其他可见心瓣膜受累、心肌损害等。20%的患者有不同程度的冠状动脉受累。

(5)胃肠道损害:患者可有上腹不适、胃痛、恶心、食欲缺乏甚至黑便,但均与服用抗风湿药物,尤其是非甾体抗炎药有关。很少由 RA 本身引起。

(6)肾损害:本病的血管炎很少累及肾。若出现尿的异常则要考虑因抗风湿药物引起的肾损害。也可因长期的类风湿关节炎而并发淀粉样变。

(7)神经系统病变:患者可伴发感觉型周围神经病、混合型周围神经病、多发性单神经炎、颈脊髓神经病、嵌压性周围神经病及硬膜外结节引起的脊髓受压等。脊髓受压多由 RA 累及颈椎导致,表现为渐起的双手感觉异常和力量减弱,腱反射多亢进,病理反射阳性。周围神经多因滑膜炎受压导致,如正中神经在腕关节处受压而出现腕管综合征。多发性单神经炎则因小血管炎的缺血性病变造成。

(8)血液系统病变:本病可出现小细胞低色素性贫血,贫血因病变本身所致或因服用非甾体抗炎药而造成胃肠道长期少量出血所致。血小板增多常见,程度与关节炎和关节外表现相关。淋巴结肿大常见于活动性 RA,在腋窝、滑车上均可触及肿大淋巴结。Felty 综合征是指类风湿关节炎者伴有脾大、中性粒细胞减少,有的甚至有贫血和血小板减少。

(9)干燥综合征:30%～40%患者出现此综合征。口干、眼干的症状多不明显,必须通过各项检验方证实有干燥性角结膜炎和口干燥征。

(二)辅助检查

1.血常规

有轻至中度贫血。活动期患者血小板增高。白细胞及分类多正常。

2.红细胞沉降率

是 RA 中最常用于监测炎症或病情活动的指标。本身无特异性,且受多种因素的影响,在临床上应综合分析。

3.C 反应蛋白

是炎症过程中在细胞因子刺激下由肝产生的急性期蛋白,它的增高说明本病的活动性,是目前评价 RA 活动性最有效的实验室指标之一。

4.自身抗体

(1)类风湿因子(RF):是人或动物 IgG Fc 片段上抗原决定簇的特异性抗体,可分为 IgM、IgG、IgA 等型。在常规临床工作中测得的为 IgM 型 RF,它见于约 70% 的患者血清。通常,RF 阳性的患者病情较重,高滴度 RF 是预后不良的指标之一。但 RF 也出现在系统性红斑狼疮、原发性干燥综合征、系统性硬化、亚急性细菌性心内膜炎、慢性肺结核、高球蛋白血症等其他疾病,甚至在 5% 的正常人也可以出现低滴度 RF。因此,RF 阳性者必须结合临床表现,才能诊断本病。

(2)抗环瓜氨酸多肽(CCP)抗体:瓜氨酸是 RA 血清抗聚角蛋白微丝蛋白相关抗体识别的主要组成型抗原决定簇成分,抗 CCP 抗体为人工合成抗体。最初研究显示,RA 中 CCP 抗体的特异性高达 90% 以上,60%～70% 的 RA 患者存在该抗体。与 RF 联合检测可提高 RA 诊断的特异性。抗 CCP 抗体阳性患者放射学破坏的程度较抗体阴性者严重,是预后不良的因素之一。其他 ACPA 抗体还包括抗角蛋白抗体(AKA)、抗核周因子(APF),近几年的研究发现,抗突变型瓜氨酸在波形蛋白(MCV)、PAD4 抗体等也与 RA 相关。

5.免疫复合物和补体

70% 患者血清中出现各种类型的免疫复合物,尤其是活动期和 RF 阳性患者。在急性期和活动期,患者血清补体均有升高,只有在少数有血管炎患者出现低补体血症。

6.关节滑液

正常人关节腔内的滑液不超过 3.5mL。在关节有炎症时滑液就增多,滑液中的白细胞计数明显增多,达 2000～75000/L,且中性粒细胞占优势。其黏度差,含糖量低于血糖。

7.影像学检查

目前常用的方法包括 X 线平片、CT、MRI、B 型超声和核素扫描。

X 线平片是最普及的方法,对本病的诊断、关节病变的分期、监测病变的演变均很重要,其中以手指及腕关节的 X 线片最有价值,但对早期病变不能明确显示。X 线片中可以见到关节周围软组织的肿胀阴影,关节端的骨质疏松(Ⅰ期);关节间隙因软骨破坏而变得狭窄(Ⅱ期);关节面出现虫凿样破坏性改变(Ⅲ期);晚期则出现关节半脱位和关节破坏后的纤维性和骨性强直(Ⅳ期)。

CT 检查目前也比较普及,优点是相对廉价、图像清晰,主要用于发现骨质病变,对软组织及滑膜显示效果不佳。MRI 是目前最有效的影像学方法,对早期病变敏感,尤其是观察关节腔内的变化非常有效,但因费用较高、耗时较长、扫描关节数目有限等阻碍了其广泛应用。B超检查相对廉价,经适当培训后的风湿病医生就可以进行操作,可用于常规临床工作,在确定和量化滑膜炎方面价值明确,但超声检测的滑膜炎程度对将来出现骨侵袭的预测价值有待进一步研究。

(三)诊断

1.诊断标准

RA 的诊断主要依靠病史及临床表现,结合实验室检查及影像学检查。

典型病例按 1987 年美国风湿病学会(ACR)的分类标准诊断并不困难,但对于不典型及早期 RA 易出现误诊或漏诊。对这些患者,除 RF 和抗 CCP 抗体等检查外,还可考虑 MRI 及超声检查,以利于早期诊断。对可疑 RA 的患者要定期复查和随访。

2009 年 ACR 和欧洲抗风湿病联盟(EULAR)提出了新的 RA 分类标准和评分系统:至少 1 个关节肿痛,并有滑膜炎的证据(临床或超声或 MRI);同时排除了其他疾病引起的关节炎,并有典型的常规放射学 RA 骨破坏的改变,可诊断为 RA。另外,该标准对关节受累情况、血清学指标、滑膜炎持续时间和急性时相反应物四个部分进行评分,总得分 6 分以上也可诊断 RA。

2.病情的判断

判断 RA 活动性的指标包括疲劳的程度、晨僵持续的时间、关节疼痛和肿胀的数目和程度以及炎性指标(如 ESR,CRP)等。临床上可采用 DAS28 等标准判断病情活动程度。此外,RA 患者就诊时应对影响其预后的因素进行分析,这些因素包括病程、躯体功能障碍(如 HAQ 评分)、关节外表现、血清中自身抗体和 HLA-DRl/DR4 是否阳性以及早期出现 X 线提示的骨破坏等。

3.缓解标准

RA 临床缓解标准:①晨僵时间低于 15min。②无疲劳感。③无关节痛。④活动时无关节痛或关节无压痛。⑤无关节或腱鞘肿胀。⑥红细胞沉降率(魏氏法):女性<30mm/h,男性<20mm/h。

符合上述 5 条或 5 条以上并至少连续 2 个月者考虑为临床缓解;有活动性血管炎、心包炎、胸膜炎、肌炎和近期无原因的体重下降或发热,则不能认为缓解。

(四)鉴别诊断

在 RA 的诊断中,应注意与骨关节炎、痛风性关节炎、血清阴性脊柱关节病、系统性红斑狼疮(SLE)、干燥综合征(SS)及硬皮病等其他结缔组织病所致的关节炎鉴别。

1.骨关节炎

该病在中老年人多发,主要累及膝、髋等负重关节。活动时关节痛加重,可有关节肿胀和积液。部分患者的远端指间关节出现特征性赫伯登结节,而在近端指关节可出现布夏得结节。骨关节炎患者很少出现对称性近端指间关节、腕关节受累,无类风湿结节,晨僵时间短或无晨僵。此外,骨关节炎患者的 ESR 多为轻度增快,而 RF 阴性。X 线显示关节边缘增生或骨赘形成,晚期可由于软骨破坏出现关节间隙狭窄。

2.痛风性关节炎

该病多见于中年男性,常表现为关节炎反复急性发作。好发部位为第 1 跖趾关节或跗关节,也可侵犯膝、距小腿、肘、腕及手关节。本病患者血清自身抗体阴性,而血尿酸水平大多增高。慢性重症者可在关节周围和耳郭等部位出现痛风石。

3.银屑病关节炎

该病以手指或足趾远端关节受累更为常见,发病前或病程中出现银屑病的皮肤或指甲病变,可有关节畸形,但对称性指间关节炎较少,RF 阴性。

4.强直性脊柱炎

本病以青年男性多发,主要侵犯骶髂关节及脊柱,部分患者可出现以膝、距小腿、髋关节为主的非对称性下肢大关节肿痛。该病常伴有肌腱端炎,HLA-B27 阳性而 RF 阴性。骶髂关节炎及脊柱的 X 线改变对诊断有重要意义。

5.其他疾病所致的关节炎

SS 及 SLE 等其他风湿病均可有关节受累。但是这些疾病多有相应的临床表现和特征性自身抗体,一般无骨侵蚀。不典型的 RA 还需要与感染性关节炎、反应性关节炎和风湿热等鉴别。

四、治疗

(一)治疗原则

RA 的治疗目的:①缓解疼痛。②减轻炎症。③保护关节结构。④维持关节功能。⑤控制系统受累。

(二)一般治疗

强调患者教育及整体和规范治疗的理念。适当的休息、理疗、体疗、外用药、正确的关节活动和肌肉锻炼等对于缓解症状、改善关节功能具有重要的作用。

(三)药物治疗

治疗 RA 的常用药物包括非甾体抗炎药(NSAID)、改善病情的抗风湿药(DMARDs)、生物制剂、糖皮质激素和植物药。

1.非甾体抗炎药

非甾体抗炎药(NSAIDs)是在类风湿关节炎中最常使用并且可能最为有效的辅助治疗,可以起到止痛和抗炎的双重作用。这类药物主要通过抑制环氧化酶活性,减少前列腺素、前列环素、血栓素的产生而具有抗炎、止痛、退热及减轻关节肿胀的作用,是临床最常用的 RA 治疗药物。近年来的研究发现,环氧化酶有两种同功异构体,即环氧化酶-1(COX-1)和环氧化酶-2(COX-2)。选择性 COX-2 抑制药(如昔布类)与非选择性的传统 NSAIDs 相比,能明显减少严重胃肠道不良反应。

目前常用的非甾体抗炎药很多,大致可分为以下几种。

(1)水杨酸类:最常用的即阿司匹林,它的疗效肯定,但不良反应也十分明显。阿司匹林的制剂目前多为肠溶片,用于治疗时要密切注意其不良反应。

(2)芳基烷酸类:是一大类药物,通常分为芳基乙酸和芳基丙酸两类,已上市的常见品种有布洛芬、芬必得、萘普生等。芬必得是布洛芬的缓释剂,该类药物不良反应较少,患者易于接受。

(3)吲哚乙酸类:有吲哚美辛、舒林酸等。此类药物抗炎效果突出,解热镇痛作用与阿司匹林相类似。本类药中,以吲哚美辛抗炎作用最强,舒林酸的肾毒性最小,老年人及肾功能不良者应列为首选。

(4)灭酸类:有甲芬那酸、氯芬那酸、双氯芬那酸和氟芬那酸等。临床上多用氟芬那酸。

(5)苯乙酸类:主要是双氯芬酸钠,抗炎、镇痛和解热作用都很强。它不仅有口服制剂,还有可以在局部应用的乳胶剂以及缓释剂,可以减轻胃肠道不良反应。

(6)昔康类:有吡罗昔康等,因其不良反应很大,近来已很少使用。

(7)吡唑酮类:有保泰松、羟布宗等。本药因毒性大已不用。

(8)昔布类:有塞来昔布、帕瑞昔布等。此类药物为选择性 COX-2 抑制药,可以明显减少胃肠道的不良反应。

NSAIDs 对缓解患者的关节肿痛,改善全身症状有重要作用。2008 年 ACR 发表了关于 NSAIDs 使用的白皮书,明确指出选择性和非选择性 NSAIDs 在风湿病领域仍然是最有用的药物,但是临床医生须重视其存在的胃肠道、心血管、肾等不良反应。《中国骨关节炎诊治指南》强调 NSAIDs 用药的风险评估的重要性。其主要不良反应包括胃肠道症状、肝肾功能损害以及可能增加的心血管不良事件。根据现有的循证医学证据和专家共识,NSAIDs 应用原则如下。

第一,药物选择个体化,即如果患者没有胃肠道和心血管风险,则临床医生可以处方任何种类的 NSAIDs 药物。研究显示,NSAIDs 之间镇痛疗效相当。对有消化性溃疡病史者,宜用选择性 COX-2 抑制药或其他 NSAIDs 加质子泵抑制药;老年人可选用半衰期短或较小剂量的 NSAIDs;心血管高危人群应谨慎选用 NSAIDs,如需使用建议选用对乙酰氨基酚或萘普生;肾功能不全者应慎用 NSAIDs;用药期间注意血常规和肝肾功能的定期监测。

第二,剂量应用个体化。当患者在接受小剂量 NSAIDs 治疗效果明显时,就尽可能用最低的有效量、短疗程;若治疗效果不明显时,其治疗策略不是换药,而是增加治疗剂量。如布洛芬(每次 300mg,每天 2 次)第 1 周效果不佳,第 2 周应增加剂量(如 800mg/d),如果剂量加大到 1200～2400mg/d,疗效仍无改善,可换用其他药物。

第三,避免联合用药。如患者应用布洛芬疗效不佳,若临床医生再处方 NSAIDs 药物不但不会增强疗效,反而会加大肾和胃肠道反应的风险。

第四,强调 NSAIDs 风险评估。疼痛治疗对提高患者生活质量非常重要,但患者对止痛药物的不良反应缺乏认识,且不愿与医生主动沟通。

NSAIDs 的外用制剂(如双氯酚酸二乙胺乳胶剂、辣椒碱膏、酮洛芬凝胶、吡罗昔康贴剂等)以及植物药膏剂等对缓解关节肿痛有一定作用,不良反应较少,应提倡在临床上使用。

2.改善病情的抗风湿药物

改善病情的抗风湿药(DMARDs)较 NSAIDs 发挥作用慢,临床症状的明显改善需 1～6 个月,故又称慢作用抗风湿药(SAARDs)。这些药物不具备明显的止痛和抗炎作用,但可延缓或控制病情的进展。对于 RA 患者应强调早期应用 DMARDs。病情较重、有多关节受累、伴有关节外表现或早期出现关节破坏等预后不良因素者应考虑 DMARDs 的联合应用。

尽管针对 RA 的最佳治疗方案仍在探讨和争论中,但经典的治疗 RA 的方案很多,如下台阶治疗、上台阶治疗。对于早期 RA 患者,临床医生更倾向于上台阶治疗方案,因为使用下台阶治疗容易产生过度医疗的现象。但也有研究显示,对于早期 RA 患者应用下台阶方案可以更快更好地控制病情。所以在临床应用中必须在仔细评估患者病情活动度以及坚持个体化用药方案的原则,才能选择最适合的治疗方案。

常用的 DMARDs 药物有以下几种。

(1)氨甲蝶呤(MTX):氨甲蝶呤是目前最常使用的 DMARDs,多数风湿科医生建议将其作为起始 DMARD 治疗,尤其是对有侵蚀性证据的 RA 患者。口服、肌内注射、关节腔内注射或静脉注射均有效,每周 1 次给药。必要时可与其他 DMARDs 联用。常用剂量为每周 7.5～20mg。常见的不良反应有恶心、口炎、腹泻、脱发、皮疹及肝损害,少数出现骨髓抑制,偶见肺间质病变。是否引起流产、畸胎和影响生育能力尚无定论。服药期间应适当补充叶酸,定期查血常规和肝功能。

(2)柳氮磺吡啶(SSZ):可单用于病程较短及轻症 RA 或与其他 DMARDs 合用治疗病程较长和中度及重症患者。一般服用 4～8 周后起效。从小剂量逐渐加量有助于减少不良反应。可每次口服 250～500mg,每天 2 次开始,之后渐增至每次 750mg,每天 2 次及每次 1g,每天 2 次。如疗效不明显可增至每天 3g。主要不良反应有恶心、呕吐、腹痛、腹泻、皮疹、转氨酶增高和精子减少,偶有白细胞、血小板减少,对磺胺过敏者慎用。服药期间应定期查血常规和肝肾功能。

(3)来氟米特(LEF):来氟米特在 RA 治疗中的地位日渐提高。它作为单药治疗或是 MTX 的替代药物治疗均非常有效,与 MTX 联合应用时也安全有效。该药通过抑制二氢乳清酸脱氢酶从而抑制嘧啶核苷酸的从头合成。T 细胞和 B 细胞都有少量的二氢乳清酸脱氢酶,没有合成嘧啶核苷酸的补救途径。因此,LEF 对淋巴细胞的作用是有相对特异性的。其剂量为 10～20mg/d,口服。主要用于病程较长、病情重及有预后不良因素的患者。主要不良反应有腹泻、瘙痒、高血压、肝酶增高、皮疹、脱发和白细胞下降等。因有致畸作用,故孕妇禁服。服药期间应定期查血常规和肝功能。

(4)抗疟药:包括羟氯喹和氯喹两种。可单用于病程较短、病情较轻的患者。对于重症或有预后不良因素者应与其他 DMARDs 合用。该类药起效缓慢,服用后 2～3 个月见效。用法为羟氯喹每次 200mg,每天 2 次,氯喹每次 250mg,每天 1 次。前者的不良反应较少,但用药前和治疗期间应每年检查 1 次眼底,以监测该药可能导致的视网膜损害。氯喹的价格便宜,但眼损害和心脏相关的不良反应(如传导阻滞)较前者常见,应予注意。

(5)青霉胺(D-pen):青霉胺用药剂量为 250～500mg/d,见效后可逐渐减至维持量 250mg/d。一般用于病情较轻的患者或与其他 DMARDs 联合应用于重症 RA。不良反应有恶心、厌食、皮疹、口腔溃疡、嗅觉减退和肝肾损害等。治疗期间应定期查血、尿常规和肝肾功能。但由于本药长期应用的一些不良反应,目前临床使用较少。

(6)金制剂:金制剂包括肌内注射制剂和口服金制剂。肌内注射的金制剂有硫代苹果酸金钠和硫代葡萄糖金钠,目前使用较少,因为它们有严重的毒性(如血细胞减少、蛋白尿),需要仔细监测,治疗和监测费用较高。口服的金制剂是一种三乙膦金化合物,叫金诺芬,于20世纪80年代中期开始使用。金诺芬比肌内注射制剂有着不同且较轻的毒性,有些患者会出现轻微的小肠炎及结肠炎,产生腹泻而导致治疗失败。其疗效不如MTX及肌内注射金制剂、SSZ。初始剂量为3mg/d,2周后增至6mg/d维持治疗。可用于不同病情程度的RA,对于重症患者应与其他DMARDs联合使用。常见的不良反应有腹泻、瘙痒、口炎、肝肾损伤、白细胞减少,偶见外周神经炎和脑病。应定期查血、尿常规及肝肾功能。

(7)硫唑嘌呤(AZA):可以单用或者与其他药物联用治疗RA,常用剂量 $1\sim2mg/(kg \cdot d)$,一般 $100\sim150mg/d$。主要用于病情较重的RA患者。不良反应中因骨髓抑制导致中性粒细胞减少是其最常见的并发症,其他还有恶心、呕吐、脱发、皮疹、肝损害,可能对生殖系统有一定损伤,偶有致畸。服药期间应定期查血常规和肝功能。

(8)环孢素(CysA):与其他免疫抑制药相比,CysA的主要优点为很少有骨髓抑制,可用于病情较重或病程长及有预后不良因素的RA患者。常用剂量 $1\sim3mg/(kg \cdot d)$。主要不良反应有高血压、肝肾毒性、胃肠道反应、齿龈增生及多毛等。不良反应的严重程度、持续时间均与剂量和血药浓度有关。服药期间应查血常规、血肌酐和血压等。

(9)环磷酰胺(CYC):较少用于RA。对于重症患者,在多种药物治疗难以缓解时可酌情试用。主要的不良反应有胃肠道反应、脱发、骨髓抑制、肝损害、出血性膀胱炎、性腺抑制等。

(10)雷公藤:对缓解关节肿痛有效,是否减缓关节破坏尚缺乏相关研究。一般予雷公藤总苷 $30\sim60mg/d$,分3次饭后服用。主要不良反应是性腺抑制,导致男性不育和女性闭经。其他不良反应包括皮疹、色素沉着、指甲变软、脱发、头痛、食欲缺乏、恶心、呕吐、腹痛、腹泻、骨髓抑制、肝酶升高和血肌酐升高等。

(11)白芍总苷(TGP):常用剂量为每次600mg,每天 $2\sim3$ 次。对减轻关节肿痛有效。其不良反应较少,主要有腹痛、腹泻、食欲缺乏等。

(12)青藤碱:每次 $20\sim60mg$,饭前口服,每天3次,可减轻关节肿痛。主要不良反应有皮肤瘙痒、皮疹和白细胞减少等。

3.糖皮质激素

全身使用糖皮质激素(简称激素)的治疗可有效控制RA患者的症状,提倡小剂量(<7.5m/d)泼尼松作为控制症状的辅助治疗。而且,近期证据提示小剂量激素治疗可延缓骨质侵蚀的进展。某些患者可能需要每月予大剂量激素冲击治疗,当与1种DMARDs联合应用时将增加其疗效。

激素可用于以下几种情况:伴有血管炎等关节外表现的重症RA;不能耐受NSAIDs的RA患者作为"桥梁"治疗;其他治疗方法效果不佳的RA患者;伴局部激素治疗指征(如关节腔内注射)。

激素治疗RA的原则是小剂量、短疗程。使用激素必须同时应用DMARDs。在激素治疗过程中,应补充钙剂和维生素 D 以防止骨质疏松。关节腔注射激素有利于减轻关节炎症状,但过频的关节腔穿刺可能增加感染风险,并可发生类固醇晶体性关节炎。

4.生物制剂

可治疗 RA 的生物制剂主要包括肿瘤坏死因子(TNF-α)拮抗药、白介素 1(IL-1)和白介素 6(IL-6)拮抗药、抗 CD20 单抗以及 T 细胞共刺激信号抑制药等。

(1)TNF-α 拮抗药:生物制剂可结合和中和 TNF,已成为 RA 治疗的重要部分。其中一种是融合了 IgG1 的 TNF Ⅱ 型受体依那西普;另一种是对 TNF 的人/鼠嵌合的单克隆抗体英夫利昔单抗;第 3 种是全人源化的 TNF 抗体阿达木单抗。国产的还有益赛普和强克,属于可溶性的 TNF 受体融合蛋白。与传统 DIARDs 相比,TNF-α 拮抗药的主要特点是起效快、抑制骨破坏的作用明显、患者总体耐受性好。临床试验显示对于 DMARDs 治疗失败的 RA 患者,给予任何 1 种 TNF 中和剂均可非常有效地控制症状和体征,对未经过 DMARDs 治疗的患者也可取得相同的效果。无论是否同时合用氨甲蝶呤,重复给予这些药物治疗都是有效的。依那西普的推荐剂量和用法如下。每次 25mg,皮下注射,每周 2 次或每次 50mg,每周 1 次。英夫利昔单抗治疗 RA 的推荐剂量为每次 3mg/kg,第 0、第 2、第 6 周各 1 次,之后每 4~8 周 1 次。阿达木单抗治疗 RA 的剂量是每次 40mg,皮下注射,每 2 周 1 次。这类制剂可有注射部位反应或输液反应,可能增加感染和肿瘤的风险,偶有药物诱导的狼疮样综合征以及脱髓鞘病变等。用药前应进行结核筛查,除外活动性感染和肿瘤。

(2)IL-1 拮抗药:阿那白滞素是一种重组的 IL-1 受体拮抗药,目前唯一被批准用于治疗 RA 的 IL-1 拮抗药。阿那白滞素可改善 RA 的症状和体征,减少致残,减缓影像学相关的关节破坏,可单独用药或与氨甲蝶呤联用。推荐剂量为 100mg/d,皮下注射。其主要不良反应是与剂量相关的注射部位反应及可能增加感染概率等。

(3)IL-6 拮抗药:主要用于中重度 RA,对 TNF-α 拮抗药反应欠佳的患者可能有效。推荐的用法是 4~10mg/kg,静脉输注,每 4 周给药 1 次。常见的不良反应是感染、胃肠道症状、皮疹和头痛等。

(4)抗 CD20 单抗:利妥昔单抗是一种与正常和恶性 B 淋巴细胞表面的 CD20 抗原相结合的单克隆抗体,其推荐剂量和用法如下。第 1 疗程可先予静脉输注 500~1000mg,2 周后重复 1 次。根据病情可在 6~12 个月后接受第 2 个疗程。每次注射利妥昔单抗之前的 30min 内先静脉给予适量甲泼尼龙。利妥昔单抗主要用于 TNF-α 拮抗药疗效欠佳的活动性 RA。最常见的不良反应是输液反应,静脉给予糖皮质激素可将输液反应的发生率和严重度降低。其他不良反应包括高血压、皮疹、瘙痒、发热、恶心、关节痛等,可能增加感染概率。

(5)CTLA4-Ig:阿巴西普与抗原递呈细胞的 CD80 和 CD86 结合,阻断了 T 细胞 CD28 与抗原递呈细胞的衔接,继而阻断了 T 细胞活性。主要用于治疗病情较重或 TNF-α 拮抗药反应欠佳的患者。根据患者体重不同,推荐剂量分别是:500mg(<60kg),750mg(60kg~100kg),1000mg(>100kg),分别在第 0,第 2,第 4 周经静脉给药,之后每 4 周注射 1 次。主要的不良反应是头痛、恶心,可能增加感染和肿瘤的发生率。

(四)血浆置换或免疫吸附及其他治疗

除前述的治疗方法外,对于少数经规范用药疗效欠佳,血清中有高滴度自身抗体、免疫球蛋白明显增高者可考虑血浆置换或免疫吸附治疗。但临床上应强调严格掌握适应证以及联用 DMARDs 等治疗原则。当 RA 患者病情严重,但用传统 DMARDs 和新型抗细胞因子药物治疗无效时,可以使用此方法。

此外,自体干细胞移植、T 细胞疫苗以及间充质干细胞治疗对 RA 的缓解可能有效,但仅适用于少数难治性患者,须严格掌握适应证,仍需进一步的临床研究。

(五)外科治疗

RA 患者经过积极内科正规治疗,病情仍不能控制,为缓解疼痛、纠正畸形、改善生活质量,可考虑手术治疗。手术在处理关节严重破坏的患者中有一定的作用。尽管很多关节可以采用关节成形术和全关节置换术,但手术最成功的关节是髋、膝和肩。这些手术的目的就是缓解疼痛和减少残疾,但手术并不能根治 RA,故术后仍需药物治疗。常用的手术主要有滑膜切除术、人工关节置换术、关节融合术以及软组织修复术等。

(六)预后

RA 患者的预后与病程长短、病情活动度及治疗有关。对有多关节受累、关节外表现较重、血清中有高滴度自身抗体和 HLA-DR1/DR4 阳性以及早期就有关节侵蚀表现的患者应给予积极治疗。大多数 RA 患者经过规范内科治疗后可达到临床缓解。

第三节 银屑病关节炎

银屑病关节炎(PsA)是一种与银屑病皮损相关的炎性关节炎,主要表现为非对称性累及四肢小关节,有些患者可累及骶髂关节和(或)脊柱,血清类风湿因子多呈阴性,少部分患者 HLA-B27 为阳性。虽然大多数 PsA 患者的皮肤病变发生在关节炎之前,但是仍有大约 15% 患者的关节炎发生在银屑病之前,给诊断带来困难。银屑病和 PsA 具有家族聚集性,与多种基因相关。

一、病因及发病机制

(一)病因

PsA 的病因目前还不是很清楚。遗传、免疫和环境因素在炎症过程的发展中起着重要作用。

1.遗传因子

银屑病和银屑病关节炎有家族聚集性。特殊家族的研究表明该病比一般人群或夫妻更可能发生在受累个体的一级亲属中。同卵双生子的研究也证实了该病的遗传易感性,同卵双生子有相当高的一致率。人口研究显示,银屑病与 HLA 抗原 B13、B16、B17、B27、B37、B38、Cw6、DR4 和 DR7 相关。银屑病患者同时具有 HLA-B7 和 HLA-B27,注定要发展成关节炎。在银屑病和银屑病关节炎患者中有高频率的 HLA-DR7α。全基因组筛选证实银屑病与染色体 17q、4q 和 6p 位点连锁。连锁最强的证据是染色体 6p 位点。然而在银屑病还没有揭示与银屑病关节炎相关的易感基因的研究。

银屑病和银屑病关节炎的研究证实了疾病的不同表达取决于遗传父母的性别。对于这二种疾病,呈现出突出的父性遗传。

2.免疫因素

银屑病关节炎的皮肤和关节损害的病理过程是一种炎症反应,也有自身免疫的证据,也许有补休激活的介导。银屑病关节炎的皮肤、关节损害的炎症本质是滑膜衬里细胞的增殖和单核细胞的浸润。银屑病关节炎的细胞因子谱表明 T 细胞和单核巨噬细胞间的复杂相互作用。Th1 细胞因子(TNFα、IL-1β、IL-10)的表达在银屑病关节炎是高于类风湿关节炎的,提示这两种疾病可能存在不同的发病机制。

银屑病关节炎患者血中的抗核抗体被认为可与皮肤角质层产生抗原反应。在银屑病和银屑病关节炎的患者血清中也发现了抗上皮角蛋白和抗细胞角蛋白 18 抗体。

几个研究表明,在外周血中 CD4$^+$T 细胞的数目的百分比均明显减少,但它们在皮肤损害和滑膜中发现有库普弗细胞,并可在混合淋巴细胞反应中参与反应。推测在银屑病关节炎患者的皮肤和关节炎库普弗细胞递呈未知的抗原给 CD4$^+$ 细胞,激活 T 细胞。来自皮肤和滑膜的成纤维细胞胞殖反应增强,分泌能力增强,增加 IL-1、IL-6 和血小板来源的生长因子的分泌。几个研究显示,激活 T 细胞和其他单核细胞分泌的致炎细胞因子,可诱导皮肤和滑膜的成纤维细胞的增殖。皮肤内的银屑斑白三烯 B4 水平是增加的,注入白三烯 B4 可引起上皮内的微脓肿,提示这种混合物在银屑病发展中的作用。

3.环境因素

(1)感染:某种病毒或细菌感染与银屑病或银屑病关节炎的发生或加重的短暂关系提示这些微生物的致病作用。有报道表明,银屑病和银屑病关节炎与人类免疫缺陷病毒感染有关。尽管感染人类免疫缺陷病毒的患者银屑病的患病率与一般人口相似,但人类免疫缺陷病毒感染的患者常有更严重的红皮病型银屑病,并且银屑病患者感染人类免疫缺陷病毒后皮肤病是加重的。

(2)创伤:几个研究报道银屑病患者在身体创伤后发生关节炎的肢端骨溶解。回顾医学记录的研究,表明 138 例银屑病关节炎患者中有 12 例(9%)、138 例类风湿关节炎患者中仅有 2 例在关节炎发作前曾经历急性疾病或创伤。除发病初(前 6 个月)血沉和 C-反应蛋白水平外,25 例创伤后银屑病关节炎患者的临床和实验室指标与无创伤史的 275 例银屑病关节炎患者相似。这些急性时相反应的差别在随访后消失。提示创伤诱导的关节炎重现了一个强的 Koebner 现象,也许与外周神经释放 P 物质有关。

(二)发病机制

1.免疫病理学

银屑病关节炎关键的病理改变发生于皮肤、滑膜、附着点、软骨和骨。皮肤和滑膜的病理生理学特征已十分清楚,但仅少数研究关注于附着点炎。关于软骨和骨,较多近期的研究显示在软骨-血管翳连接处存在破骨细胞,而在银屑病关节炎患者的血循环中存在大量的破骨细胞前体。

(1)银屑病皮肤病变:银屑病皮肤的特征性改变包括表皮的过度增生、真皮乳头层单个核白细胞浸润、角质层中性粒细胞浸润以及各种亚群的树突状细胞增加。表皮中的 T 细胞亚群主要为 CD8+ T 细胞,而真皮层则 CD4+ T 细胞和 CD8+ T 细胞皆有。在皮肤病变处的大部分 T 细胞表达地址素、表皮淋巴细胞抗原,这不同于循环 T 细胞和银屑病关节炎时炎性滑膜中的 T 细胞。最后,血管变化在银屑病中也非常明显,表现为浅表血管的过度生长和扩张。

(2)银屑病滑膜病变:很多早期有关银屑病关节炎滑膜的病理学研究揭示了突出而显著的血管变化。在第一个比较银屑病关节炎与类风湿关节炎滑膜组织研究中,定量免疫病理分析证实了这种突出的血管变化,并发现在银屑病关节炎滑膜中血管的数量显著增加。在银屑病关节炎中较少见到滑膜衬里层的增加,并且极少有巨噬细胞游走至滑膜组织并迁移到衬里层。T 淋巴细胞的数量及其亚群和 B 细胞的数量与类风湿关节炎相似。

关节镜下发现银屑病关节中存在大量弯曲、扩张的血管,这或许更能直观地说明脉管系统在银屑病关节炎发病机制中的重要作用。关键生长因子的相互作用能够精密地调节新生血管的形成或血管新生过程。在皮肤和滑膜组织中已经发现 TNFα、转化生长因子、血小板衍生生长因子、血管生成素和血管内皮生长因子等生长因子的存在。

(3)附着点:与类风湿关节炎相比,银屑病关节炎患者的附着点 CD8+ T 细胞的表达一致性升高。早期脊柱关节病五个急性附着点炎部位的超声引导活检也证实,附着点部位血管数目增多,以巨噬细胞为主的细胞浸润增加。这些发现和已熟知的银屑病关节炎与 HLA-Ⅰ类抗原的关系相一致。

2.细胞因子

与骨关节炎和类风湿关节炎相比,从银屑病关节炎关节中获得的滑膜外植体组织产生 T 辅助Ⅰ型细胞因子的水平更高,包括白介素-2 和干扰素 γ 蛋白。银屑病滑膜外植体也释放高浓度细胞因子 IL-1β 和 TNFα。相比之下,没有发现银屑病关节炎滑膜产生 IL-4 和 IL-5,IL-10 皮肤不表达,滑膜却高表达。

银屑病关节炎患者病变皮肤、滑膜和关节液中 TNFα 水平升高。不少证据表明 TNFα 是银屑病关节炎关节中一种重要的细胞因子。

3.基质金属蛋白酶和软骨破坏

银屑病关节炎关节 X 线片常可发现软骨丢失,表现为关节间隙狭窄。与类风湿关节炎相类似,基质金属蛋白酶及基质金属蛋白酶组织抑制因子也见于银屑病关节炎滑膜衬里细胞和衬里下层细胞。特别是免疫组化研究显示,MMP-9 局限于血管壁,而 MMP-1、MMP-2、MMP-3、TIMP-1 和 TIMP-2 在滑膜衬里表现为细胞和间质染色的类型。

4.骨重构

银屑病关节炎关节 X 线片也可揭示显著的骨重构改变,表现为骨吸收和新骨形成。重要的是骨吸收,银屑病关节炎关节活检样本显示,在骨-血管翳连接处的深吸收凹陷存在巨大的多核破骨细胞,在骨吸收中扮演重要作用。破骨细胞生成是一个接触依赖过程,受制于骨髓中的成骨细胞和间质细胞。银屑病关节炎新骨形成的机制尚不明确。在这一过程中 TGF-β 和 VEGF 可能甚为重要。

二、临床表现

本病多隐匿起病,但也可急性发作,发作前无明显诱因。

（一）关节表现

1.外周关节炎

所有的外周关节均可受累,受累关节表现为疼痛、肿胀、压痛、晨僵和功能障碍。PsA的关节压痛较类风湿关节炎轻,故前者常被认为是一种程度较轻的疾病。尽管 PsA 较类风湿关节炎受累关节非对称性分布更多见,但仍有 53% 的多关节型 PsA 是对称性受累的。远端指(趾)间关节受累较常见,可作为与类风湿关节炎的鉴别点。

2.中轴病变

25%～70% PsA 有中轴关节受累,包括脊柱炎和骶髂关节炎。大部分中轴病变并发外周关节炎。脊柱炎所致的颈椎、胸椎、腰椎的疼痛和僵硬,与强直性脊柱炎相似,但骶髂关节炎常单侧受累。仅有脊柱炎而无外周关节炎者多见于男性,活动受限明显,甲营养不良少见,虹膜炎多见,HLA-B27 常阳性。而脊柱炎伴远端指间关节炎者,女性稍多,颈部韧带骨赘多见,40% 伴附着点炎,骶髂关节炎少见,HLA-B27 常为阴性。

3.腱鞘炎和附着点炎

指(趾)腱鞘炎因伴发远端和近端指(趾)间关节炎,表现为全指(趾)弥散性肿胀,似腊肠状,并常伴指(趾)甲病变。肌腱附着点特别是在跟腱和跖筋膜附着部位常发生炎症,表现为足跟痛和足掌痛。临床上仅 22% 患者表现为附着点炎,而应用超声检查可以发现 56% 患者肌腱端异常。

（二）皮肤表现

PsA 多数皮损为寻常型银屑病皮肤损害,也有与脓疱型和红皮病型银屑病相关的报道。皮肤损害与关节损害发生并不同步,据统计,约 75% 发生在关节炎之前,15% 发生在关节炎之后,10% 同时出现。皮损好发于头皮、四肢伸侧和躯干,呈散发或泛发分布,要特别注意耳内、发际、肛周、脐周、肘、膝部位的检查。通常关节的炎症程度与银屑病的病程及皮损的严重程度无直接关联。

（三）指甲表现

指甲损害包括顶针样凹陷,甲营养不良,表现为甲板增厚,表面纵嵴,常有甲下角质增生,严重者甲剥离。指(趾)甲病变是与 PsA 显著相关的临床表现,约 80% 的 PsA 患者有指(趾)甲损害,而无关节炎的银屑病患者指(趾)甲病变为 20%。

（四）其他表现

7%～33% 的患者眼部受累,如患结膜炎或葡萄膜炎,有骶髂关节炎或 HLA-B27 阳性患者发生虹膜炎的概率明显增加。不足 4% 的患者在病程的晚期发生主动脉关闭不全;罕见上肺纤维化和淀粉样变。

（五）银屑病关节炎分型

银屑病关节炎分型较多,较有影响力的是 1973 年 Wright 将 PsA 从临床上分为 5 型,应用时间较长。

1.远端指(趾)间关节炎型

此型占 5%～10%,病变累及远端指间关节,为典型的 PsA 表现,通常伴银屑病指甲病变。

2.残毁性关节炎型

此型是 PsA 的最严重类型。受累的指(趾)骨末节骨溶解呈笔帽征或指(趾)骨缩短畸形呈望远镜征。病变关节亦可发生强直。此型不多,约占 5%。

3.对称性多关节炎型

病变以近端指间关节为主,可累及远端指间关节及腕、肘、膝、距小腿等大关节。与类风湿关节炎临床症状容易混淆,特别是部分患者可能血清中出现低滴度的类风湿因子,与类风湿关节炎更不容易区别。

4.非对称性寡关节炎型

受累关节以膝、距小腿、髋等大关节为主,亦可累及远端或近端指(趾)间关节。常伴发指(趾)腱鞘炎症,受累的指或趾可呈典型的腊肠指(趾)。

5.脊柱关节炎型

此型以脊柱和骶髂关节受累为主。此型实际上并不多见,但其他类型可以同时出现脊柱受累。

5 个类型间可相互重叠,相互转换。大多数 PsA 表现为多关节炎,单纯脊柱关节炎型、残毁性关节炎型一般少于 5%。20%~60% 的患者与初发时的类型不同。多数由寡关节炎型发展为多关节炎型,也有多关节炎型发展至残损型或少关节型转为中轴型。PsA 的亚型与银屑病的类型和严重程度无关。近年有学者将 PsA 分为 3 种类型:①类似反应性关节炎伴附着点炎的非对称性寡关节炎型;②类似类风湿关节炎的对称性多关节炎型;③类似强直性脊柱炎的以中轴关节病变为主,伴或不伴周围关节病变的脊柱关节炎型。甚至有学者更简单地将 PsA 分为外周型和中轴型。

为了更好地指导临床研究和规范临床治疗,2009 年银屑病与银屑病关节炎研究评估协作组(GRAPPA)在原有分型的基础上,建议将银屑病关节炎分为 5 个主要临床表现类型,同时根据疾病严重程度将各型又分为轻、中、重三级(表 4-3-1)。以利于临床根据不同的病情采取不同的治疗策略。

表 4-3-1 银屑病关节炎临床分型和疾病严重程度的分级

分类	轻度 (受累关节<5 个)	中度 [受累关节≥5 个(肿胀触痛)]	重度 [受累关节≥5 个(肿胀触痛)]
周围关节型	X 线未见破坏	X 线可见破坏	X 线可见严重破坏
	无躯体功能受损	躯体功能轻度受损	躯体功能严重受损
		轻度治疗反应不足	中重度治疗反应不足
	生活质量轻度下降	生活质量中度下降	生活质量重度下降
	患者自我评估轻度	患者自我评估中度	患者自我评估重度
皮肤损害型	BSA<5,PASI<5,无症状	局部用药无效,DLQI,PASI<10	BSA>,DLQI>10,PASI>10
脊柱炎型	轻度疼痛无功能受损	功能受损或 BASDAI>4	既往治疗无效
附着点炎型	1~2 个受损部位无功能受损	>2 个受损部位或功能受损	>2 个受损部位或功能受损,既往治疗无效
指(趾)类型	无疼痛或功能轻度受损	侵蚀性损害或功能受损	既往治疗无效

注:BSA,体表面积;DLQI,皮肤病生活质量指数;PsAI,银屑病面积与严重程度指数;BASDAI,Bath 强直性脊柱炎病情活动指数。

三、实验室检查

目前尚无特异性实验室检查。病情活动时可血细胞沉降率增快,C反应蛋白增高。少数患者在病情活动时可出现高尿酸血症。类风湿因子的阳性率不超过正常人群或比正常人群略高,一般滴度比较低。9%～12% PsA患者抗环瓜氨酸抗体低滴度阳性且与对称性多关节炎相关。约50%患者HLA-B27阳性,与中轴病变显著相关。活动期银屑病关节炎由于代谢异常可能出现血尿酸升高等情况。

四、辅助检查

PsA典型的放射学特征包括肌腱附着点处的新骨形成伴骨吸收或溶解、骨性强直、非对称性的骶髂关节炎和脊柱炎、标志性的笔帽征、表现为指(趾)末节远端骨质溶解变细,伴近端骨质增生、膨大呈帽檐样。PsA肌腱端病表现为椎旁韧带骨赘或非边缘性韧带骨赘以及绒毛样骨膜炎。应用MRI检查可发现病变早期的骨髓水肿。

近年来,骨骼肌肉超声检查也被用于诊断银屑病关节炎,表现为病变附着点增厚及低回声变化,腱鞘炎症,骨侵蚀或骨赘形成。多普勒超声可以显示病变关节部位血流增多。

五、诊断

PsA的诊断一般参考Moll和Wright提出的PsA分类诊断标准,即具有银屑病或银屑病甲病及血清阴性的外周关节炎伴或不伴脊柱受累即可诊断。

Moll和Wright的PsA分类标准如下。①至少一个部位关节炎并持续3个月以上;②至少有银屑病皮损和(或)一个指甲上有20个以上顶针样凹陷或甲剥离;③血清IgMRF阴性。

2006年PsA的分类诊断研究组在进行一项大规模多中心研究的基础上提出关于PsA的分类诊断标准:炎性关节病并在以下5项中至少得3分,其中银屑病现病史2分,其余各1分。经临床验证该标准敏感性91.4%,特异性98.7%。一项研究表明,该标准同样适合中国人群。

CASPAR具体内容:①现有银屑病或既往有银屑病史或有银屑病家族史。②典型的银屑病指甲改变,包括甲剥离,顶针样凹陷,角化过度等。③类风湿因子阴性。④现发指(趾)炎或既往指(趾)炎病史。⑤手(足)X线检查示关节旁新骨形成。

国内学者提出支持PsA的几个特点:①无原发性骨关节炎的远端指间关节受累。②关节受累不对称。③无类风湿因子和皮下结节。④屈肌腱鞘炎和腊肠指(趾)。⑤银屑病家族史。⑥明显的指甲顶针样小坑。⑦中轴关节X线片有以下一或更多表现:骶髂关节炎、韧带骨赘、椎旁骨赘。⑧外周关节X线示无明显骨质疏松的侵蚀性关节炎,特别是远端指间关节的侵蚀性破坏。

六、鉴别诊断

当PsA患者有典型的银屑病皮损时,诊断相对容易,但如果忽略了皮疹的存在或皮疹隐蔽未被发现或尚未出现时诊断则较困难,易被误诊。而且确实有极少数类风湿关节炎或骨关节炎患者同时患有银屑病,所以临床上需要通过关节的炎性特征和放射学特点加以鉴别。

(一)类风湿关节炎

多发于中年女性,以对称性小关节,如腕关节、近端指间关节、掌指关节受累为主,伴有明显的晨僵,可有皮下结节,70%患者类风湿因子阳性,X线早期可见骨质疏松,关节损害以侵蚀性为主。PsA的对称性多关节炎型与类风湿关节炎表现相似,但PsA患者具有银屑病或银屑病家族史、指(趾)甲病变,指炎和附着点炎,常侵犯远端指间关节,类风湿因子阴性,X线显示骨侵蚀外尚伴骨增生表现。

(二)强直性脊柱炎

多见于青年男性,炎性下腰痛,无银屑病皮肤及指甲病变,脊柱和骶髂关节病变常对称性分布。PsA的寡关节炎型和脊柱炎型常与之难以区别,但PsA多发生在年龄较大的男性,有银屑病或银屑病家族史的患者,X线常表现为单侧骶髂关节炎和跳跃性的椎体骨赘。

(三)骨关节炎

多见于老年人,以远端指间关节、近端指间关节和膝关节受累为多,常以疼痛为主,活动时重,休息可缓解,关节呈骨性隆起,可见 Heberden 结节和 Bouchard 结节,膝关节则有骨摩擦感,无银屑病皮损和指(趾)甲病变。X线主要表现为骨质增生而无骨质糜烂。PsA仅有远端指间关节受累时需通过关节的炎性特征和放射学特点与之鉴别。

(四)赖特综合征

好发于青年男性,一般急性起病,典型病例具有尿道炎、结膜炎、关节炎(特别是下肢负重关节)三联症。发病前多有腹泻或尿道炎史,本征患者可有肌腱端病、眼色素膜炎或伴有银屑病样皮疹或溢脓性皮肤角化症,关节症状也和PsA很相似,对这类不典型病例需经过一段时期的随访才能确诊。

七、病程和预后评估

银屑病关节炎作为一种慢性进行性疾病,病程表现同类风湿关节炎一样活动与缓解交替进行,对大部分患者来说,该病还是一种相对良性的疾病,一项长期随访研究显示,多数(67%)患者有至少一个关节侵蚀,只有17%的患者出现5个或5个以上的关节侵蚀。脊柱受累及患者占20%~40%,出现残疾的患者仅占11%~19%。但病死率较正常人群高。

目前对银屑病关节炎治疗反应的评估指标及方法仍借助于类风湿关节炎及脊柱关节病的疗效指标,各种方法仍然需要进一步完善和进一步临床验证,但多数人认为某些指标还是非常重要的,例如关节活动度、皮损情况、患者主观痛觉、生理功能和健康生活质量等。还有部分指标如放射学指标、实验室指标及临床检查发现等也是非常重要的指标。针对银屑病关节炎的评分系统(PsARC)也用于临床研究,近期 GRAPPA 协作组为了评估病情活动度及治疗效果推出了最小疾病活动度(MDV)评估标准。但还需要更多临床研究结果来验证和完善。

八、治疗

PsA 的治疗目前多参照 2009 年 GRAPPA 推出的建议,应当遵循分型分级治疗原则,根据临床类型的不同制定治疗方案,目的在于控制炎症,缓解疼痛,阻止关节骨质破坏,同时减轻或消除皮肤损害。

常见治疗药物种类如下。

(一)非甾体抗炎药(NSAIDs)

有抗炎、止痛、消肿作用,可以有效缓解包括四肢关节和中轴关节疼痛,但不能阻止关节破坏进展且部分药物偶尔可能加重银屑病皮损。这类药常见的不良反应有胃肠道损害、肾脏损害,少数有血液系统损害、过敏等,如果选用选择性环氧化酶 2 抑制药,可能减少胃肠道损害不良反应。

(二)改善病情的抗风湿药物(DMARDs)

可延缓关节侵袭性进展,特别是对周围关节、附着点炎型有一定疗效,对皮损亦有效。常用氨甲蝶呤、来氟米特、柳氮磺吡啶、环孢素等,用法同治疗类风湿关节炎。其中来氟米特治疗银屑病关节炎在临床随机对照试验观察中可能是最好的,但甲氨蝶呤仍然常常作为医生的首选,常用剂量为每周 1 次,每次 10~15mg,可以根据病情适当增减剂量。有报道环孢素可快速缓解严重的银屑病皮损和关节症状,需要注意的是它的不良反应限制了它的临床广泛应用。有研究证实,柳氮磺砒啶对 1/2 以上的患者治疗有效,每日剂量为 2g/d,分次口服。还有个别报道羟氯喹可诱发皮疹加重,所以临床不推荐使用。无论哪种药物治疗,用药期间注意监测血压、血常规和肝肾功能等。

(三)生物制剂

证据表明,抗肿瘤坏死因子治疗可以有效控制银屑病关节炎外周关节炎症,改善症状和体征,阻止放射学上关节破坏进展,提高患者的生活质量。目前已在国内上市的 3 种肿瘤坏死因子拮抗药,依那西普、英夫利西单体及阿达木单抗对皮肤及关节病变均显示很好疗效且起效迅速。用法参照治疗强直性脊柱炎。重症病例需联合 DMARDs,如甲氨蝶呤、来氟米特或者环磷酰胺等治疗。肿瘤坏死因子拮抗药较常见的不良反应为继发感染,应用之前需排除感染,尤其是结核杆菌和肝炎病毒感染。少见的不良反应有皮疹、过敏、肝损害等,亦有依那西普诱发皮疹加重的报道。最近几年,一种非肿瘤坏死因子拮抗药 alefacept 在国外被批准用于中重度银屑病,这是一种可溶性淋巴细胞功能抗原 3 和 IgG1 Fc 段的融合蛋白。另外一种淋巴细胞功能抗原 1 CD11a 组分的人源单克隆抗体 Efalizumab 也被批准治疗银屑病。

(四)糖皮质激素

因不良反应较多,突然停药可诱发严重的银屑病,一般不主张应用。但也有学者认为,小剂量糖皮质激素可缓解患者症状,特别是对小关节病变或累及肌腱端的炎症,关节腔内注射糖皮质激素有效。在 DMARDs 起效前发挥"桥梁"作用。

（五）维 A 酸

对严重的皮肤病变,可以应用维 A 酸衍生物、补骨脂素加紫外线照射,并联合甲氨蝶呤治疗,对皮肤和关节病变均有效,但维 A 酸衍生物长期应用可使脊柱韧带钙化,中轴病变者慎用。

第五章 感染性疾病

第一节 流行性感冒

流行性感冒简称流感,是由流感病毒引起的急性呼吸道传染病。流感病毒分为甲、乙、丙三型,通过飞沫传播,临床上有急起高热、乏力、全身肌肉酸痛和轻度呼吸道症状,病程短,有自限性,伴有慢性呼吸道疾病或心脏病患者易并发肺炎。流感病毒传染性强,特别是甲型流感病毒容易发生变异,往往造成暴发、流行或大流行。

一、病原学

流感病毒属正黏病毒科,是有包膜、单链负股的 RNA 病毒,病毒颗粒呈球形或细长形,直径为 80~120nm。病毒外包膜除基质蛋白、双层类脂膜外,还有两型表面糖蛋白,分别为血凝素(H)和神经氨酸酶(N),均具有亚型和变种的特异性和免疫原性。H 促使病毒吸附到细胞上,故其抗体能中和病毒,免疫学上起主要作用;N 作用点在于细胞释放病毒,故其抗体不能中和病毒,但能限制病毒释放,缩短感染过程。

流感病毒因其核蛋白抗原性可分为甲、乙、丙三型。根据 H 和 N 抗原性的差异,又将同型病毒分为若干亚型。流感病毒的最大特点是易于发生变异,最常见于甲型。有两种主要形式,相对变化小的称抗原漂移,变化较大的为抗原转换。抗原转换为甲型流感病毒所特有,由于其变异较大,容易产生新的强毒株而引起大流行。

流感病毒不耐热,加热 56℃ 30min、65℃ 5min 或者 100℃ 1min 即可灭活;不耐酸和乙醚;对紫外线、甲醛、乙醇和常用消毒剂很敏感。在 4℃ 可存活 1 月余,在真空干燥中或 -20℃以下可以长期保存,在鸡胚及体外组织培养上生长良好,并可见明显细胞病变。

二、流行病学

(一)传染源

患者为主要传染源,其次是隐性感染者。动物亦可为中间宿主或贮存宿主。患者自发病后 5d 内均可从鼻涕、口涎、痰液等分泌物中排出病毒,传染期约 1 周,以病初 2~3d 传染性最强。

(二)传播途径

主要通过空气飞沫传播,病毒存在于患者或隐性感染者的呼吸道分泌物中,通过说话、咳嗽或打喷嚏等方式散播至空气中,易感者吸入后即能感染。其次是通过病毒污染的茶具、食具、毛巾等间接传播,密切接触也是传播流感的途径之一。传播速度和广度与人口密度有关。

(三)易感人群

人群对流感病毒普遍易感,与年龄、性别、职业等都无关。病后有一定免疫力,不同型病毒之间无交叉免疫力,病毒变异后可反复发病。

(四)流行特征

流感病毒具有较强传染性,呼吸道飞沫传播的主要方式使其快速传播,极易引起流行和大流行。一般多发生于冬季。突然发病、发病率高、迅速蔓延、流行过程短但能多次反复。流行情况和人群密集程度有关,如在幼儿园、学校、工厂、养老院等人群聚集的地方暴发,流行往往沿交通线传播。流感的特点是经常性的,不可预测的局部流行和罕见的全球大流行。在某些年份中,流感的局部流行是抗原漂移导致不断有新的流感病毒株产生,同时部分人群缺少或根本无防护措施而造成的。甲型流感病毒容易发生变异,1889年以来已多次引起世界范围的大流行。

三、发病机制和病理解剖

病毒在细胞内复制致细胞病变(CPE)是流感发病的主要机制。流感病毒进入呼吸道后,NA破坏神经氨酸,使纤毛柱状上皮细胞表面的黏蛋白水解,HA受体暴露。病毒通过HA与细胞黏附后,通过胞饮进入细胞内,随后在胞核中复制。最后,各种病毒成分在胞膜聚集,通过出芽方式形成新的病毒颗粒。NA水解细胞表面糖蛋白末端的N-乙酰神经氨酸,促进病毒颗粒释放。释放的病毒感染邻近纤毛柱状上皮细胞,短期内使大量呼吸道上皮感染、变性、坏死脱落,引起炎症反应,临床上出现发热、肌肉痛、白细胞低等全身中毒症状,但一般不发生病毒血症。

单纯型流感病变主要发生在上、中呼吸道,表现为纤毛柱状上皮细胞的变性、坏死和脱落,黏膜充血、水肿和单核细胞浸润。流感病毒性肺炎的病理特征为肺充血、水肿,支气管黏膜坏死,气道内有血性分泌物,黏膜下层灶性出血,肺泡内含有渗出液,严重时有肺透明膜形成。

四、临床表现

普通流感的潜伏期为数小时至4d,一般为1~3d。甲型H1N1流感的潜伏期为1~7d,一般为1~3d。

起病多急骤,主要以全身中毒症状为主,呼吸道症状轻微或不明显,发热通常持续3~4d,疲乏虚弱可达2~3周。甲型H1N1流感(2009)的临床症状与季节性流感相似,病死率不高。流感根据临床表现可分为单纯型、肺炎型、中毒型、胃肠型。

(一)单纯型

急性起病,畏寒高热、头痛乏力、全身肌肉酸痛感染中毒症状明显而呼吸道症状轻微。高热持续3d左右渐退,全身症状好转,而上呼吸道症状更为显著,持续数日后消失。

(二)肺炎型

本型在普通流感和甲型 H1N1 流感中较少见,病死率约 50％,是大流行时的主要死因。在人禽流感(H5N1)中常表现为暴发性重症病毒性肺炎。本型多发生在 2 岁以下的小儿或原有慢性基础疾病者,特点是在发病后 24h 内出现持续高热、剧咳、痰中带血或咯血、呼吸困难和发绀等表现。体检发现呼吸音降低,满布哮鸣音,但无实变体征。继发细菌感染时,可满布湿啰音并出现实变体征。X 线检查双肺散布絮状阴影,继发细菌感染时有片状阴影。病程 1 周至 1 个月余,大部分患者可逐渐康复,也可因呼吸循环衰竭在 5～10d 死亡。

(三)胃肠型

少数病例有食欲减退,腹痛、腹胀、呕吐和腹泻等消化道症状为主。

(四)中毒型

此型比较少见,肺部体征不明显,往往高热不退,意识不清,在儿童可以发生抽搐,部分患者可以出现循环衰竭。

(五)并发症

(1)细菌性上呼吸道感染、支气管炎。

(2)细菌性肺炎。

(3)Reye 综合征:又称急性脑病-肝脂肪变性综合征,系甲型流感、乙型流感的罕见并发症,也可见于带状疱疹病毒感染。患者多为 2～16 岁的儿童,病情凶险预后不良,有 30％～40％的患者死于脑干功能障碍。这是一组异质性疾病,一般认为是在先天性代谢紊乱(如中链酰基辅酶 A 脱氢酶缺乏)的基础上由于外因(如服用阿司匹林等水杨酸制剂)的作用而发病。临床上表现为退热 3～5d 出现恶心、呕吐,继而嗜睡、昏迷、惊厥等神经系统症状,肝大、肝功能轻度损害,但无黄疸。

(4)中毒性休克。

(5)ARDS:人禽流感患者更易发生。

(6)横纹肌溶解:即骨骼肌坏死,表现为肌痛和肌无力,血清肌酸磷酸激酶显著升高(在10000U 以上),电解质紊乱,严重时引起急性肾衰竭。

五、实验室检查

(一)血液学检查

白细胞总数正常或偏低,淋巴细胞相对增加。合并细菌感染时,白细胞总数增加,中性粒细胞增多。部分病例出现低钾血症。少数病例肌酸激酶、天门冬氨酸氨基转移酶、丙氨酸氨基转移酶、乳酸脱氢酶升高。

(二)血清学检查

血清学检查是诊断病毒和鉴定病毒的重要手段,也是研究病毒的主要方法之一。目前常用的方法主要有红细胞凝集试验和红细胞凝集抑制试验等。用已知的流感病毒抗原同时检测患者急性期(发病 7d 内)和恢复期(间隔 2～3 周)的双份血清,如果恢复期血清中抗流感病毒抗体效价比急性期高 4 倍或 4 倍以上有诊断意义。需要注意的是进行血清抗体测定时,所用抗原最好采用当时当地的流行株加上代表株,并且 H5 亚型病毒株及高致病性禽流感病毒分离与传代需在生物安全防护三级实验室(P3)内进行。人群抗体水平的测定可以预测流感的流行。

(三)病毒蛋白和核酸检测

取患者呼吸道标本或肺标本,采用免疫荧光或酶联免疫法检测甲、乙型流感病毒型特异的核蛋白(NP)或基质蛋白(M_1)及亚型特异的血凝素 HA 蛋白,如用单克隆抗体可以鉴定流感病毒的型别。还可用反转录聚合酶链反应(RT-PCR)法检测呼吸道分泌物中的病毒 RNA,该法直接、快速、灵敏,数小时即可得到实验结果,是甲型 H1N1 流感的主要确诊手段。

(四)病毒分离与鉴定

病毒分离与鉴定是诊断病毒感染公认的"金标准",也是唯一能发现新毒株的手段。将急性期患者呼吸道标本(如鼻咽分泌物、口腔含漱液、气管吸出物)或肺标本接种于鸡胚羊膜囊或尿囊液中进行病毒分离。

六、影像学检查

单纯型流感患者胸部 X 线检查可无异常。重症流感患者可显示单侧或双侧肺炎,少数可伴有胸腔积液等。

人禽流感表现具有肺炎的基本特点,患者早期的局限性片状影像与一般肺炎相似。肺部感染后,X 线胸片和肺 CT 检查可见肺内片状高密度影。对于严重病例者肺内片状影像弥漫分布、病变进展迅速,临床上较快发生急性呼吸窘迫综合征。

七、诊断

根据流行病史、临床表现及实验室检查可以做出初步诊断,尤其是短时间内出现较多数量的相似患者,结合流行病学资料及病原学检查基本可以确诊。但在流行初期,散发或轻型的病例诊断比较困难,确诊往往需要实验室检查,病毒分离、鉴定是主要确诊依据。主要诊断依据如下。

(一)流行病学史

在流行季节,一个单位或地区出现大量上呼吸道感染患者,或医院门诊、急诊上呼吸道感染患者明显增加。

(二)临床症状

急性起病,畏寒、高热、头痛、头晕、全身酸痛、乏力等中毒症状,可伴有咽痛、流涕、流泪、咳嗽等呼吸道症状;部分患者快速出现持续高热、剧咳、痰中带血或咯血、呼吸困难和发绀等严重呼吸道表现;少数病例有食欲减退、腹痛、腹胀、呕吐和腹泻等消化道症状。婴儿流感的临床症状往往不典型,可见高热惊厥;部分患儿表现为喉-气管-支气管炎,严重者出现气道梗阻现象。

(三)辅助检查

外周血象、胸部影像学检查可提供重要线索。病毒特异性抗原及其基因检查、病毒分离与鉴定是确诊依据。

(四)诊断分类

疑似病例:具备流行病学史和临床症状。

确诊病例:满足疑似病例标准,同时实验室检查有病原学证据。

甲型 H1N1 流感的诊断如下。

1.疑似病例

符合下列情况之一即可诊断为疑似病例。

(1)发病前 7d 内与传染期甲型 H1N1 流感确诊病例有密切接触,并出现流感样临床表现。密切接触是指在未采取有效防护的情况下,诊治、照看传染期甲型 H1N1 流感患者;与患者共同生活;接触过患者的呼吸道分泌物、体液等。

(2)发病前 7d 内曾到过甲型 H1N1 流感流行(出现病毒的持续人间传播和基于社区水平的流行和暴发)的地区,出现流感样临床表现。

(3)出现流感样临床表现,甲型流感病毒检测阳性,尚未进一步检测病毒亚型。

对上述 3 种情况,在条件允许的情况下,可安排甲型 H1N1 流感病原学检查。

2.临床诊断病例

仅限于以下情况做出临床诊断:同一起甲型 H1N1 流感暴发疫情中,未经实验室确诊的流感样症状病例,在排除其他致流感样症状疾病时,可诊断为临床诊断病例。

在条件允许的情况下,临床诊断病例可安排病原学检查。

3.确诊病例

出现流感样临床表现,同时有以下一种或几种病原学检测结果。

(1)甲型 H1N1 流感病毒核酸检测阳性。

(2)分离到甲型 H1N1 流感病毒。

(3)双份血清甲型 H1N1 流感病毒的特异性抗体水平呈 4 倍或 4 倍以上升高。

4.重症与危重病例

(1)出现以下情况之一者为重症病例:①持续高热>3d。②剧烈咳嗽,咳脓痰、血痰或胸痛。③呼吸频率快,呼吸困难,口唇发绀。④意识改变。反应迟钝、嗜睡、躁动、惊厥等。⑤严重呕吐、腹泻,出现脱水表现。⑥影像学检查有肺炎征象。⑦肌酸激酶(CK)、肌酸激酶同工酶(CK-MB)等心肌酶水平迅速增高。⑧原有基础疾病明显加重。

(2)出现以下情况之一者为危重病例:①呼吸衰竭。②感染中毒性休克。③多脏器功能不全。④出现其他需进行监护治疗的严重临床情况。

八、鉴别诊断

(一)普通感冒

普通感冒可由多种呼吸道病毒感染引起。通常流感全身症状比普通感冒重,而普通感冒呼吸道局部症状更突出。病毒分离鉴定是唯一可靠的鉴别方法。

（二）严重急性呼吸综合征（SARS）

SARS 是由 SARS 冠状病毒引起的一种具有明显传染性，可累及多个脏器、系统的特殊肺炎，临床上以发热、乏力、头痛、肌肉关节疼痛等全身症状和干咳、胸闷、呼吸困难等呼吸道症状为主要表现。部分病例可有腹泻等消化道症状，胸部 X 线检查可见肺部炎性浸润影，实验室检查示外周血白细胞计数正常或降低，抗菌药物治疗无效。重症病例则表现为明显呼吸困难，并迅速发展成为急性呼吸窘迫综合征（ARDS）。根据流行病学史、临床症状和体征、实验室检查，胸部 X 线影像学变化，配合 SARS 病原学检测阳性，排除其他疾病，可做出 SARS 诊断。

（三）流行性脑脊髓膜炎

流行性脑脊髓膜炎，简称流脑，是由脑膜炎双球菌引起的化脓性脑膜炎。流脑早期症状类似流感，但季节性明显，临床表现为发热，头痛，呕吐，皮肤黏膜出现瘀点、瘀斑，发生颈项强直等脑膜刺激征。血象白细胞总数明显增加，一般在 $(10\sim30)\times10^9/L$，中性粒细胞在 $80\%\sim90\%$。皮肤瘀点和脑脊液病原学检查可明确诊断。

（四）肺炎支原体感染

可出现发热、头痛、肌痛等类似流感的全身症状，但是较流感轻，呛咳症状较明显或伴少量黏痰。胸部 X 线检查可见两肺纹理增强，并发肺炎时可见肺部斑片状阴影等间质肺炎表现。血清学检查对诊断有一定帮助，核酸探针或 PCR 有助于早期快速诊断，痰及咽拭子标本分离肺炎支原体可确诊。

（五）衣原体感染

发热、头痛、肌痛等全身症状较流感轻，可引起鼻窦炎、咽喉炎、中耳炎、气管-支气管炎和肺炎。实验室检查可帮助鉴别诊断，包括病原体分离、血清学检查和 PCR 检测。

九、治疗

早发现、早诊断是防控与有效治疗的关键。

（一）隔离消毒

按呼吸道隔离 1 周或者至主要症状消失；流行期间对公共场所加强通风和空气消毒。

（二）一般治疗

休息、多饮水、清淡营养饮食，保持鼻咽及口腔清洁。

（三）合理应用对症治疗药物

酌情应用解热药、缓解鼻黏膜充血药物、止咳祛痰药物等。儿童忌用阿司匹林或含阿司匹林药物以及其他水杨酸制药，避免 Reye 综合征。

（四）及早应用抗流感病毒药物

抗流感病毒治疗药物现有离子通道 M_2 阻滞药和神经氨酸酶抑制药两类，前者包括金刚烷胺和金刚乙胺，后者包括奥司他韦和扎那米韦。

抗流感病毒药物治疗早期使用,才能取得最佳疗效。对于发病时即病情严重、发病后病情呈动态恶化的病例、感染甲型 H1N1 流感的高危人群,开始给药时间应尽可能在发病 48h 以内(以 36h 内为最佳)。对于较易成为重症病例的高危人群,一旦出现流感样症状,不一定等待病毒核酸检测结果,即可开始抗病毒治疗。孕妇在出现流感样症状之后,宜尽早给予神经氨酸酶抑制药治疗。

1.离子通道 M_2 阻滞药

金刚烷胺和金刚乙胺通过阻断 M_2 蛋白而阻止病毒脱壳及其 RNA 的释放,干扰病毒进入细胞质,使病毒早期复制被中断,从而发挥抗流感病毒作用。早期应用能够减轻患者的病情,缩短病程,减少病毒排出,防止病毒扩散,减少排毒量。金刚乙胺是金刚烷胺的 α 甲基衍生物,抗病毒活性较金刚烷胺强 4~10 倍。

由于 M_2 蛋白为甲型流感病毒所特有,金刚烷胺和金刚乙胺仅对甲型流感病毒有预防和治疗作用。但甲型流感病毒已有部分毒株对其耐药,例如甲型 H1N1 流感病毒。禽流感病毒对二者也有较高的耐药率。

(1)用法和剂量:疗程 5~7d。金刚烷胺在肌酐清除率≤50mL/min 时酌情减少用量,必要时停药。肌酐清除率<10mL/min 时金刚乙胺应减为 100mg/d;对老年和肾功能减退患者应监测不良反应。

(2)不良反应:主要为中枢神经系统反应和胃肠道反应,如焦虑、注意力不集中和头痛等,其发生率金刚烷胺高于金刚乙胺。这些不良反应一般较轻,停药后大多可迅速消失。由于金刚烷胺能促进多巴胺的释放,故禁用于精神病和癫痫患者,但对帕金森病有治疗作用。

2.神经氨酸酶抑制药

主要包括奥司他韦(商品名为达菲)和扎那米韦,1999 年被美国 FDA 批准用于流感治疗,我国目前只有奥司他韦被批准临床使用。奥司他韦与扎那米韦极少产生耐药性,且二者作用于神经氨酸酶的位点不同,也不易产生交叉耐药性。

(1)防治普通流感:奥司他韦是一种口服、高选择性流感病毒神经氨酸酶抑制药,奥司他韦及代谢活性成分可分布至所有流感病毒感染的部位,临床用于甲型流感、乙型流感的预防和治疗,对甲型 H1N1 流感病毒亦敏感。对于普通人群和患有慢性心、肺基础疾病的高危人群,在流感发病 48h 内早期使用,均可以明显缩短症状持续时间和减轻症状严重程度,降低并发症发生率,并显示明显减少家庭接触者流感二代发病率。

(2)防治禽流感:到目前为止,传播给人类的禽流感病毒,包括 H5N1、H_7N_7 和 H_9N_2,都属于甲型流感病毒的变异株,都有神经氨酸酶,因此神经氨酸酶抑制药可用于预防和治疗人类禽流感病毒感染。实践证明,过去用于预防和治疗人类禽流感病毒(特别是对甲型流感病毒)感染的有效措施,对于禽流感病毒感染的防治也有一定效果。但也发现有个别病例感染禽流感 H5N1 病毒患者对奥司他韦耐药。扎那米韦对禽流感 H5N1 病毒亦敏感,尚未发现耐药报道。

(3)推荐使用对象:流感流行时的高危人群;严重流感患者,希望缩短流感病程的患者;高危人群中未接种流感疫苗者,免疫不全者,家庭中暴露于患者的无保护人群。

(4)用法和剂量

①奥司他韦:用于流感的预防(仅限于 13 岁以上青少年和成人)时,口服 75mg,每天 1 次,连续 7d 或以上。用于治疗时,青少年(13 岁以上)和成人,口服 75mg,每天 2 次,连服 5d,应在症状出现 2d 内开始用药;13 岁以下儿童按体重给药(体重≤15kg 者用 30mg;16~23kg 者用 45mg;24~40kg 者用 60mg;＞40kg 者用 75mg);7 岁以下儿童不推荐使用。肾功能不全者肌酐清除率＜30mL/min 时,应减量至 75mg,每天 1 次。

②扎那米韦:7 岁及以上儿童及成人剂量均为每次吸入 10mg,每天 2 次,连用 5d,应在症状出现 2d 内开始用药。7 岁以下儿童不推荐使用。

(5)不良反应:奥司他韦不良反应少,一般为恶心、呕吐等消化道症状,也有腹痛、头痛、头晕、失眠、咳嗽、乏力等不良反应的报道。扎那米韦肝肾毒性小,患者耐受性好,吸入后最常见的不良反应有头痛、恶心、咽部不适、眩晕、鼻出血等。个别哮喘和慢性阻塞性肺疾病(COPD)患者使用后可出现支气管痉挛和肺功能恶化。

对于临床症状较轻且无并发症、病情趋于自限的甲型 H1N1 流感病例,无须积极应用神经氨酸酶抑制药。

(五)糖皮质激素

目前尚未证实应用糖皮质激素对人禽流感患者预后有任何有益的效果,尤其是大剂量激素还可诱发感染,故一般不推荐使用。

人禽流感患者如出现下列指征之一时,可考虑短期内给予适量糖皮质激素治疗:短期内肺病变进展迅速,出现氧合指数(PaO_2/FiO_2)＜300,并有迅速下降趋势;合并脓毒血症伴肾上腺皮质功能不全。

(六)抗细菌治疗

患者在病程后期继发细菌性感染时,应积极抗感染。应针对最常见的社区获得性肺炎常见病原体经验性使用抗生素治疗,重点针对肺炎球菌、金黄色葡萄球菌和其他化脓性葡萄球菌。对于缺乏临床和(或)微生物学支持的细菌感染,一般不用抗菌治疗。

(七)血浆支持治疗

对发病 2 周内的重症人禽流感患者,及时给予人禽流感恢复期患者血浆,有可能提高救治的成功率。

(八)氧疗和呼吸支持

重症患者出现呼吸衰竭时,应及时给予呼吸支持治疗,包括经鼻管或面罩吸氧、无创和有创正压通气治疗。实际上出现呼吸衰竭时,维持和保证恰当有效的氧合是治疗最重要的环节。

(九)中医中药

早期用药,辨证施治。可按辨证分别选择清热、解毒、化湿、扶正祛邪等不同治则和处方及中成药。

十、预防

(一)隔离、消毒

隔离患者,流行期间对公共场所加强通风和空气消毒。

(二)减少聚会和集体娱乐活动

流行期间减少大型聚会及集体活动,接触者应戴口罩。

(三)加强监测

当(禽)流感密切接触者出现流感样症状时,应立即进行流行病学调查,采集标本并检测,以进一步明确病原体,同时采取相应的防治措施。

(四)阻断传播途径

对公共场所、车间、教室、宿舍或病禽场所进行彻底消毒:乳酸 $2\sim4mL/100m^3$ 或者过氧乙酸 $2\sim4g/m^3$ 熏蒸或用 $1\%\sim2\%$ 漂白粉或含氯消毒液喷洒。死禽或禽类废弃物销毁或深埋。

(五)接种疫苗

接种疫苗是预防流感的基本措施。

1.流感灭活疫苗

全病毒的 3 价疫苗,反应较轻。主要接种对象是老人、婴幼儿、孕妇、慢性心肺疾病患者、肿瘤患者、免疫力低下者。基础免疫为注射疫苗 2 次,间隔 $6\sim8$ 周。以后每年加强免疫 1 次。新的亚型流行时应重做基础免疫。

2.流感减毒活疫苗

单价疫苗,接种反应类似轻症感染。主要接种对象是健康成人和少年儿童,禁用于流感灭活疫苗接种对象。接种方式为鼻腔喷雾接种。

(六)预防性治疗

抗病毒药物用于流感预防时,每日用药 1 次,疗程为 2 周。暴发流行时疗程为 1 周,大流行时暴露后预防。

(七)加强管理

要加强检测标本和实验室禽流感病毒毒株的管理,严格执行操作规范,防止医院感染和实验室的感染及传播。

患者和他人戴口罩减少病毒进入呼吸道接触黏膜细胞,具有预防流感的作用。

第二节　流行性乙型脑炎

流行性乙型脑炎简称乙脑,又称日本脑炎。本病是由于蚊子叮咬而感染乙型脑炎病毒,导致中枢神经系统病变的急性传染病。好发于夏季、秋季,主要流行于亚洲热带、亚热带和温带地区。主要病理改变为脑实质炎症。典型的临床表现以高热、意识障碍、抽搐、病理反射及脑膜刺激征为特征,重症患者可出现呼吸衰竭,病死率高,部分病例可留有严重后遗症。目前无特效抗病毒治疗药物。

一、病原学

乙型脑炎病毒属黄病毒科,呈球形,直径 40~50nm,核心含核心蛋白和单股正链 RNA,脂质包膜上有膜蛋白(M)和外膜蛋白(E)。外膜蛋白是主要抗原,具血凝活性,能凝集鸡、鸽、鹅红细胞;病毒抗原性稳定,人与动物感染乙脑病毒后,可产生补体结合抗体、中和抗体和血凝抑制抗体。该病毒能在乳鼠脑组织、鸡胚、猴肾细胞、Hela 细胞等多种动物细胞中传代增殖并引起细胞病变。抵抗力不强,不耐热,100℃ 2min 或 56℃ 30min 可被灭活,对乙醚和消毒剂均很敏感,但耐低温和干燥。

二、流行病学

(一)传染源

乙脑是人畜共患的自然疫源性疾病。乙脑病毒可感染猪、牛、羊、马、鸭、鹅、鸡等多种家禽家畜,形成病毒血症而成为传染源,我国猪因饲养面广、更新率快、易感性强、血中病毒含量高,是最主要的传染源,在人群流行前 1~2 个月往往有猪乙脑病毒感染高峰期。人感染后病毒血症期短,血中病毒含量少,不是主要的传染源。

(二)传播途径

主要通过蚊虫叮咬人传播,国内传播乙脑病毒的蚊种有库蚊、伊蚊和按蚊,其中三带喙库蚊是主要传播媒介。蚊虫不仅在人或动物间传播病毒,还可带病毒越冬或经卵传代,成为乙脑病毒的长期储存宿主。受感染的蠛蠓、蝙蝠也是长期储存宿主。

(三)人群易感性

人对乙脑病毒普遍易感。显性感染与隐性感染者之比为 1:1000~1:2000。感染后可获持久的免疫力,母亲传递的抗体对婴儿有一定的保护作用。

(四)流行特征

乙脑主要在亚洲流行。热带地区乙脑全年均可发生,温带和亚热带地区乙脑发病集中在7月、8月、9月。患者大多数为 10 岁以下儿童,以 2~6 岁儿童发病率最高,近年由于广泛接种乙脑疫苗,成人和老年人的发病率相对增加,但总的发病率下降。乙脑集中暴发少,高度散发,同一家庭中少有多人同时发病。

三、发病机制与病理解剖

乙脑病毒经蚊虫叮咬进入人体,先在单核-巨噬细胞内繁殖,随后进入血流引起病毒血症。如机体免疫功能正常、病毒量少、毒力弱,病毒可迅速被清除,不进入中枢神经系统,仅引起隐性感染或轻型病例,通过特异性免疫形成获得终身免疫力。如机体免疫力低下、病毒量多、毒力强,乙脑病毒可突破血脑屏障侵入中枢神经系统,并大量增殖,引起脑炎。

乙脑病变范围可广泛累及脑和脊髓,以大脑皮质、间脑和中脑病变最为严重。肉眼观脑实质和脑膜有水肿、充血和出血,各部位可形成大小不等的散在坏死软化灶。显微镜下主要病理变化:①神经细胞变性、肿胀及坏死,核溶解;②脑实质中血管周围有淋巴细胞和大单核细胞浸润,形成血管套;③胶质细胞弥漫性增生,聚集在坏死的神经细胞周围形成胶质小结;④脑实质及脑膜血管充血扩张,血管内皮细胞肿胀、坏死、脱落,产生附壁血栓,局部有淤血和出血、渗出。

四、临床表现

潜伏期4～21d,一般为10～14d。

(一)典型临床经过可分为四期

1.初期(病程第1～3d)

起病急,体温在1～2d内高达39～40℃,伴头痛、恶心和呕吐,精神差、嗜睡,可有颈部强直及抽搐,小儿可有上呼吸道和胃肠道症状。

2.极期(病程第4～10d)

初期症状逐渐加重,主要表现为脑实质损害症状。

(1)高热:为本病必有表现,体温高达40℃或更高,呈稽留热,一般持续7～10d,重者可达3周。体温高低和热程长短与病情轻重呈正相关。

(2)意识障碍:为本病主要表现,可表现为嗜睡、谵妄、昏睡直至昏迷,定向力障碍。昏迷最早见于病程第1～2d,多见于第3～8d,通常持续1周左右。昏迷的深浅,持续时间的长短与病情的严重性呈正相关。

(3)惊厥或抽搐:是病情严重的表现,因高热、脑实质炎症及脑水肿所致。多见于病程第2～5天,可表现面部、眼肌、口唇等局部小抽搐和全身抽搐、强直性痉挛,持续数分钟至数十分钟不等,伴有意识障碍。频繁抽搐可导致发绀、呼吸暂停,加重脑缺氧和脑水肿。

(4)呼吸衰竭:是本病的主要死亡原因,以中枢性呼吸衰竭为主,因脑桥以上病变抑制延脑呼吸中枢所致。表现为呼吸节律不规则、幅度不均、呼吸表浅、双吸气、叹息样呼吸、潮式呼吸、抽泣样呼吸等,最后呼吸停止,伴有瞳孔大小不等,对光反射迟钝。外周性呼吸衰竭因呼吸道痰阻、并发肺炎所致,表现为发绀,呼吸先快后慢,胸式或腹式呼吸减弱,但呼吸节律整齐。

(5)神经系统症状和体征:乙脑的神经系统表现多在病程10d内出现,第2周后就较少出现新的症状和体征。表现有浅反射减弱或消失,深反射如膝、跟腱反射等先亢进后消失,有病理反射和脑膜刺激征,肌张力增高,肢体强直性瘫痪、偏瘫或全瘫,呈上神经元性瘫痪。因脑神经损伤或自主神经功能紊乱可出现痰鸣、吞咽困难、语音障碍、大小便失禁或尿潴留等。

(6)颅内压增高:表现为剧烈头痛、喷射状呕吐、血压升高、脉搏减慢,婴儿前囟隆起,可发生脑疝。

高热、抽搐和呼吸衰竭是乙脑极期的严重症状,三者相互影响,可致病情加重。循环衰竭少见,易并发支气管肺炎、尿路感染、压疮等。

3.恢复期

极期过后,体温逐渐下降,意识逐日转清,各种症状逐渐缓解,一般于2周左右恢复。重症患者可有反应迟钝、痴呆、失语、多汗、吞咽困难、颜面瘫痪、四肢强直性瘫痪或扭转痉挛等症状,经积极治疗后大多数在 6 个月内恢复。

4.后遗症期

患病 6 个月后仍有精神神经症状,主要有精神失常、智力障碍、失语、肢体瘫痪或强直性痉挛等。

(二)乙脑的临床类型

1.轻型

发热 38～39℃,意识清楚,无抽搐,脑膜刺激征不明显,病程 5～7d。

2.普通型

发热 39～40℃,嗜睡或浅昏迷,偶有抽搐及病理反射阳性,脑膜刺激征明显,病程 7～10d,多无恢复期症状及后遗症。

3.重型

发热 40℃以上,昏迷,反复或持续抽搐,浅反射消失,深反射先亢进后消失,病理反射阳性,脑膜刺激征明显,有神经定位症状和体征,可有肢体瘫痪和呼吸衰竭,病程多在 2 周以上,恢复期有精神异常、瘫痪、失语等症状,少数患者留有后遗症。

4.极重型(暴发型)

起病急骤,体温于 1～2d 内升至 40℃以上,反复或持续性强烈抽搐,深度昏迷,迅速出现中枢性呼吸衰竭及脑疝等,多在极期中死亡,幸存者常有严重后遗症。

五、并发症

发生率约 10%,以支气管肺炎最常见,多见于重型患者,咳嗽、吞咽反射减弱或消失及昏迷患者易发生肺炎,呼吸道分泌物不易咳出,易引起肺不张;如不注意口腔卫生及不进行口腔护理的患者可发生口腔溃疡;其他感染常见有败血症或泌尿系统感染等;较长时间卧床的患者,如不注意经常变换体位,易在枕骨后及腰骶部位发生压疮;重型患者要警惕应激性溃疡致上消化道大出血。

六、实验室检查

(一)外周血象

白细胞总数轻度升高,常在(10～20)×10^9/L。中性粒细胞在 0.80 以上,嗜酸性粒细胞减少。

(二)脑脊液检查

外观无色透明或微混,压力增高,白细胞计数多在(50～500)×10^6/L,个别可高达 1000×10^6/L 以上。白细胞的多少只反映炎症渗出性改变情况,与病情轻重及预后无关。分类早期以中性粒细胞较多,以后则淋巴细胞增多。蛋白轻度增高,氯化物正常,糖正常或偏高。少数病例于病初脑脊液检查可完全正常。

(三)病毒分离

乙型脑炎病毒主要存在于脑组织中,血及脑脊液中不易分离出病毒,在病初早期,死亡者的脑组织中可分离出乙型脑炎病毒。可用免疫荧光技术在脑组织或脑脊液中测出病毒抗原。

(四)特异性抗体检查

1.特异性 IgM 抗体

方法有 IgM 抗体捕获酶联免疫法(ELISA)和间接免疫荧光法等,特异性 IgM 抗体一般在病后 3～4d 即可出现,脑脊液中最早在病程第 2 天测到,2 周达高峰,可作早期诊断用。轻、中型乙脑患者血清中检出率高(95.4%),而重型或极重型患者血清中检出率较低,可能与患者免疫功能低下,产生抗体较晚有关。

2.补体结合试验

补体结合抗体属特异性 IgG 抗体,出现较迟,一般在病程第 3～4 周出现,无早期诊断价值,一般用作回顾性诊断。因抗体效价 5 个月后明显下降,持续时间不长,亦可用于当年隐性感染率的流行病学调查。单份血清 1:4 为阳性,双份血清抗体效价增高 4 倍以上为阳性。

3.血凝抑制试验

抗体出现较早,病程第 3～5 天出现阳性,第 2 周效价达高峰,持续时间长,阳性率高于补体结合试验,操作简便,可用于诊断和流行病学调查。但可出现假阳性,临床诊断需抗体效价大于 1:80 或双份血清效价呈 4 倍增高。

4.反向血凝抑制试验

即以乙脑抗原和乙脑单克隆抗体分别致敏羊血细胞,与含乙脑抗体的被检血清混合可产生血凝抑制作用。该试验特异性及敏感性均较好,方法简便快速。

5.中和试验

特异性较高,抗体出现迟,于 2 个月时效价最高,可持续 5～15 年。方法复杂,仅用于人群免疫水平的流行病学调查,不用作临床诊断。

(五)病毒核酸检测

应用反转录-聚合酶链式反应(RT-PCR)检测患者血液和脑脊液中乙脑病毒核酸,方法敏感、特异,适用于早期快速诊断。

七、诊断和鉴别诊断

(一)诊断依据

1.流行病学资料

明显的季节性(夏秋季),10 岁以下儿童多见。

2.主要症状和体征

包括起病急,高热、头痛、呕吐,意识障碍、抽搐、病理反射及脑膜刺激征阳性等。

3.试验室检查

白细胞数及中性粒细胞数均增高,脑脊液检查符合无菌性脑膜炎改变。血清学检查和病原学检查有助于确诊。

（二）鉴别诊断

1.中毒性菌痢

起病较乙脑急,常在发病24h内出现高热、抽搐与昏迷,并有中毒性休克。一般无脑膜刺激征,脑脊液多呈正常。做肛拭或生理盐水灌肠镜检粪便,可见大量脓细胞。

2.结核性脑膜炎

无季节性,起病较缓,病程长。以脑膜刺激征为主,常有结核病史。脑脊液中氯化物与糖均降低,蛋白增高较明显,涂片染色或培养可检出结核杆菌,X线胸片及眼底检查可能发现结核病灶。

3.化脓性脑膜炎

为脑膜炎球菌所致,多发生在冬春季,皮肤黏膜常出现瘀点,昏迷多发生在1~2天。其他化脓菌所致者多可找到原发病灶。脑脊液均呈细菌性脑膜炎改变,取涂片染色或培养可发现细菌。早期不典型病例需动态观察病情和复查脑脊液。

4.其他病毒性脑炎

可由单纯疱疹病毒(多为Ⅰ型)、柯萨奇病毒、埃可病毒、脊髓灰质炎病毒、腮腺炎病毒和其他疱疹病毒引起。临床表现与乙脑相似。确诊有赖于血清特异性抗体检查和病毒分离。

八、治疗

目前尚无特效的抗病毒药物,可试用如利巴韦林、干扰素等药物。强调早期诊断和早期治疗。加强护理,采取以处理高热、惊厥和呼吸衰竭等危重症状为主的综合性治疗措施,是提高治愈率的关键,可降低病死率和防止后遗症的发生。

（一）一般治疗

患者应住院隔离,病室应有防蚊和降温设备。做好护理和病情检测工作,尤应注意保护呼吸道通畅。昏迷患者要注意口腔清洁。定时翻身、侧卧、拍背、吸痰,可以防止继发性肺部感染。保持皮肤清洁,防止压疮发生,注意保护角膜。昏迷抽搐患者应设床栏以防坠床,并防止舌头被咬伤。注意水及电解质平衡。重症者应输液,成人每日1500~2000mL,小儿50~80mL/kg,并酌情补充钾盐,纠正酸中毒,但输液量不宜过多,以防止脑水肿。昏迷者可予鼻饲,高热期以糖类为主,若发热期长,消耗较多,患者消化功能较好时,可改鼻饲高热量流质。

（二）对症治疗

高热、抽搐及呼吸衰竭是危及患者的3种主要临床表现,且可互为因果,形成恶性循环。高热增加耗氧量,加重脑水肿和神经细胞损伤,从而使抽搐加重,而抽搐又加重缺氧,致呼吸衰竭和加重脑部病变,体温升高。必须及时给予处理。

1.高热

采用物理降温为主,药物降温为辅的综合性治疗措施,使体温控制在38℃左右。①使用空调或病房内放置冰块降低室温;②物理降温:将冰帽、冰枕、冰袋置于头部、枕部和体表大血管部位(腋下、颈部及腹股沟等),温水和酒精擦浴,冷盐水灌肠等;③药物降温:可适当使用安乃近等药物,但应注意避免过量退热药物致大量出汗而致虚脱。高热伴抽搐者可用亚冬眠疗法,以氯丙嗪和异丙嗪每次各 0.5~1mg/kg 肌内注射或用乙酰丙嗪代替氯丙嗪,剂量为每次 0.3~0.5mg/kg,每 4~6h 1 次,配合物理降温,疗程为 3~5d,用药过程要注意呼吸道通畅。

2.惊厥或抽搐

处理包括去除诱因及镇静止痉。①如脑水肿所致者以脱水为主,可用 20%甘露醇静脉滴注或注射(20~30min),每次 1~2g/kg,根据病情每 4~6h 重复应用,同时可合用肾上腺皮质激素、呋塞米、50%高渗葡萄糖注射,以减低血管通透性,防止脑水肿和脱水药用后的反跳。②如因呼吸道分泌物堵塞致脑细胞缺氧者,应以吸痰、给氧为主,保持呼吸道通畅,必要时行气管切开,加压呼吸。③如因高热所致者则以降温为主。④若因脑实质病变引起的抽搐,可使用镇静药。

常用镇静药:首选地西泮,成人每次 10~20mg,小儿每次 0.1~0.3mg/kg(每次不超过 10mg);肌内注射或缓慢静脉注射或水合氯醛鼻饲或灌肠,成人每次 1~2g,小儿每次 100mg/岁(每次不超过 1g)。必要时可用阿米妥钠,成人每次 0.2~0.5g,小儿每次 5~10mg/kg,稀释后肌内注射或缓慢静脉注射,该药作用快而强,排泄亦快,但有抑制呼吸中枢的不良反应,故慎用。也可用亚冬眠疗法。肌注巴比妥钠可用以预防抽搐,成人每次 0.1~0.2g,小儿每次 5~8mg/kg,因有积蓄作用,不宜久用。

3.呼吸衰竭

依引起的原因给予及时治疗,措施:①呼吸道分泌物梗阻所致者,吸痰和加强翻身引流等,若痰液黏稠可雾化吸入 α-糜蛋白酶 5mg(小儿 0.1mg/kg),伴有支气管痉挛可用异丙嗪肾上腺素 0.25%~0.5%雾化吸入。并适当用抗菌药物防治细菌感染等。②由脑水肿所致者用脱水药治疗。③气管插管指征为突发呼吸衰竭或呼吸停止,可不急做气管切开或上呼吸道梗阻可望 2~3d 解除者。④气管切开指征为呼吸道阻塞短期内无法解除或需用人工呼吸通气者。如脑干型呼吸衰竭或呼吸肌麻痹;深昏迷者经过一般吸痰、雾化吸入等不能改善通气状态者;假性延髓性麻痹,吞咽功能不全,唾液不能排出者;年老体弱患者,有心血管功能不全,病情发展快或有肺不张和缺氧时,应适当放宽气管切开的指征。⑤中枢性呼吸衰竭有呼吸表浅、节律不整或发绀时,可用呼吸兴奋药,如首选洛贝林,成人每次 3~6mg,小儿每次 0.15~0.2mg/kg,静脉注射或静脉滴注。亦可用尼可刹米、哌甲酯、二甲弗林等,可交替使用。若较明显缺氧时,可经鼻导管使用高频呼吸器治疗(送氧压力 0.4~0.8kg/cm²,频率 80~120 次/min),临床和动物实验证明能明显改善缺氧。⑥改善微循环,减轻脑水肿,可用血管扩张药如东莨菪碱,成人每次 0.3~0.5mg,小儿每次 0.02~0.03mg/kg,稀释于葡萄糖液静脉注射或静脉滴注,能改善微循环,并有兴奋呼吸中枢和解痉作用,15~30min 重复使用,用药 1~5d。

(三)中医中药治疗

乙脑相当于暑温、伏热等症候范围,辨证施治如白虎汤加减、清瘟败毒饮等清宫解毒、凉血息风。常用成药有安宫牛黄丸,行清热解毒、开窍安神,有抗昏迷和止痉作用。成人 1 丸,儿童酌减,每日 2 次鼻饲,疗程 7~10d。

（四）并发症的防治

应预防和治疗继发感染，根据病原予以适当抗生素治疗。对消化道出血者可采用输血、止血药物，奥美拉唑则有利于应激性溃疡的预防和愈合。

九、预后

轻型和普通型患者多能顺利恢复，重型患者病死率仍在 20% 以上，大多发生在极期。由于重度脑水肿、中枢性呼吸衰竭、脑疝等致死。大多幼儿及老年重型患者病死率较高，重型存活者有 5%～20% 发生后遗症。

十、预防

应采取以灭蚊、防蚊及预防接种为主的综合性预防措施。

（一）控制传染源

隔离患者至体温正常，但主要传染源是幼猪等易感家畜。在流行季节前给幼猪接种疫苗，减少猪群的病毒血症，可有效地控制人群乙脑的流行。

（二）防蚊和灭蚊

是控制乙脑流行的重要措施，消灭蚊子的滋生地，如填平洼地、除杂草、清除积水、翻缸倒罐等都很重要。喷灭蚊药能起到有效作用。此外，使用蚊帐、涂用防蚊剂及蚊香等防蚊措施，易被广泛采纳。

（三）预防接种

免疫接种是预防乙脑的有效措施，一般在流行前 1～2 个月进行，接种对象主要为流行区内 2 个月至 10 岁的儿童以及从非流行区进入流行区的人群，保护率可达 76%～90%。疫苗的免疫力一般在第 2 次注射后 2～3 周开始，维持 4～6 个月，因此，疫苗接种至少须在流行前 1 个月完成。

目前，国内外应用的乙脑疫苗主要有灭活疫苗和减毒活疫苗两种。灭活疫苗主要是鼠脑纯化灭活疫苗和地鼠肾细胞灭活疫苗。鼠脑纯化灭活疫苗是从感染鼠脑培养制备的，由日本研制生产并得到国际广泛认可和使用的疫苗；地鼠肾细胞灭活疫苗为我国生产，病毒经原代地鼠肾细胞培养制备的疫苗，1998 年开始生产使用，随后在全国大面积使用。减毒活疫苗是我国自主研制的乙脑 sa14-14-2 株，为目前唯一获得认可和推广使用的乙脑活疫苗，自 1989 年获得新药证书以来，该疫苗产量不断增多，并在全国广泛使用已达 3 亿多人份。该疫苗具有接种针次少、不良反应小、免疫源性高、免疫效果好等优点，在国内得到广泛应用，并出口到韩国、尼泊尔和印度等亚洲国家使用。最近，我国学者对现行使用的减毒活疫苗 sa14-14-2 病毒进行了感染蚊虫实验及安全性评价，该研究首次证实我国自行开发的乙脑减毒活疫苗的应用不会引起该病毒的生态学改变，广泛使用该疫苗是安全的，对该疫苗安全性的证实将促进该疫苗在全世界的推广和使用。

接种疫苗时应注意：①不能与伤寒三联菌苗同时注射；②有中枢神经系统疾病和慢性酒精

中毒者禁用。有报道乙脑疫苗注射后(约 2 周后)出现急性播散性脑脊髓炎,经口服泼尼松 [2mg/(kg•d)]迅速恢复。

第三节 狂犬病

狂犬病是由狂犬病毒引起的急性人兽共患传染病,主要侵犯神经系统。狂犬病毒通常由病兽通过唾液以咬伤方式传给人。临床表现为特有的恐水、恐风、恐惧不安、流涎、咽肌痉挛、进行性瘫痪等。恐水是常见症状,故本病也称作恐水症。一旦发病,病死率达 100%。

一、病原学

狂犬病病毒形似子弹,属弹状病毒科狂犬病毒属,大小约 75nm×180nm,为闭合型单股 RNA 病毒,外部为蛋白质衣壳,表面有脂蛋白包膜。狂犬病毒属有 7 型,Ⅰ 型为典型狂犬病病毒株,其余 6 型为狂犬病相关病毒。从患者或动物体内分离出病毒致病力强,潜伏期长,被称野毒株或街毒株。经实验室传代培养后病毒毒力减弱,被称为固定毒株,固定毒株丧失致病力,但保留其抗原性而被应用于制作疫苗。

狂犬病病毒基因编码 G、N、L、P 和 M 五种蛋白,即糖蛋白、核蛋白、聚合酶大蛋白、磷蛋白和基质蛋白。其中核蛋白是狂犬病毒重要抗原成分,具有种属特异性,能激活机体 B 细胞产生的相应抗体,具有重要的病原学诊断价值,而糖蛋白是狂犬病毒诱导产生中和抗体的唯一抗原。糖蛋白不仅使病毒吸附进入宿主细胞,刺激机体 T 细胞产生免疫应答,还能与乙酰胆碱受体结合,决定了狂犬病毒的嗜神经性,因而对神经组织有特殊的侵害能力。

狂犬病病毒在 pH 值 3.0~11.0 稳定,在 -70℃ 或冻干 0~4℃ 可存活多年,但对理化因子抵抗力差,强酸、强碱、甲醛、乙醚、乙醇、季胺类化合物、干燥、日光、紫外线、X 线能迅速灭活狂犬病毒,加热 100℃ 2min 也能灭活病毒。

二、流行病学

据 WHO 公布,狂犬病主要发生在发展中国家,尤以东南亚、中非、北非等地发病率高。全球每年死于狂犬病的患者有 30000~70000 人。20 世纪 50 年代以来,我国狂犬病先后出现了 3 次流行高峰。第一次高峰出现在 20 世纪 50 年代中期。第二次高峰出现在 20 世纪 80 年代初期。第三次高峰出现在 21 世纪初期。

(一)传染源

携带狂犬病病毒的动物均是传染源,80%~90% 的狂犬病是由病犬传播,其次为猫、狼、和吸血蝙蝠等。其他动物如猪、牛、马、狐狸、浣熊等也可传播,有些动物感染狂犬病病毒后不一定发病,以病原携带状态传播狂犬病。我国狂犬病传染源主要为病犬,一些貌似健康犬的病犬唾液中带有病毒,被无症状病毒携带犬咬伤发病致死比例近年在逐渐增高。

(二)传播途径

狂犬病可经过以下途径感染:①被带病毒动物咬伤、抓伤或舔触伤口感染;②在实验室或蝙蝠群居洞穴因吸入含病毒气溶胶经呼吸道感染;③宰杀或剥皮带病毒动物被感染;④潜伏期患者的器官移植感染狂犬病毒在国外也已经被报道。

(三)易感人群

人群对狂犬病普遍易感,兽医、动物实验人员、动物饲养与屠宰人员、洞穴勘探人员属高危人群,在普通人群中,以 15 岁以下儿童发病率高,农村较城市多见。被病犬咬伤后发病率为 38%~57%,被咬伤后发病率高主要与下列因素有关:①头面部、颈、手被咬伤出血;②伤口深而大;③有免疫功能低下或缺陷;④伤后没有及时正确处理伤口;⑤未能及时、全程、足量注射狂犬疫苗。若伤后能及时、全程、足量注射狂犬疫苗,发病风险显著下降,发病率低于 1%。

三、发病机制与病理

狂犬病病毒对神经组织有强大亲和力,为严格的嗜神经病毒。致病过程分 3 个阶段:①病毒首先在感染部位组织内小量增殖。狂犬病病毒侵入人体后不形成病毒血症,只在伤口附近的肌组织细胞内少量增殖,之后选择性与神经肌肉接合部的乙酰胆碱受体结合,再侵入附近的末梢神经。②病毒侵入末梢神经后,沿神经的轴索向心性扩散侵入脊髓大脑中枢神经大量增殖,主要侵犯脑干和脑桥。③病毒沿传出神经离心性扩散至周围神经及其所支配组织器官,尤其是迷走神经、交感神经、舌咽神经、舌下神经及唾液腺受累及引起大量出汗、流涎、吞咽困难、心血管功能紊乱等。由于感染早期狂犬病毒,不在血循环形成病毒血症,不能激发机体免疫系统产生抗体,在发病早期,血中测不到狂犬病抗体或抗体水平很低。发病后血脑脊液屏障被破坏,病毒大量入血刺激机体免疫系统产生应答,晚期抗体水平迅速升高。

狂犬病病理变化:主要为急性弥散性脑脊髓膜炎,以大脑基底面海马回和脑干(中脑、脑桥和延髓)及小脑损害为主。脑实质充血、水肿,脑组织和脑膜点状出血,有炎性细胞浸润,在神经细胞胞质内可见到嗜酸性包涵体,称内基小体,是狂犬病的特征性病变,可作为狂犬病的诊断依据。

四、临床表现

(一)潜伏期

长短不一,可在 5d 至 10 年或以上,一般 1~3 个月,潜伏期长短与伤口部位、伤口深浅、病毒入侵数量及毒力等因素有关,被咬伤的部位靠近头部、咬伤的部位广、伤口深或者被病狼咬伤者潜伏期较短。

(二)临床分期

1.前驱期(持续 1~4d)

表现复杂多样,大多有低热、乏力、恶心、周身不适、头痛等类似感冒症状,继而出现恐惧、烦躁不安,对风、声、光敏感,咽喉部有紧缩感,尤其是已愈合伤口周围有烧灼样刺痛、痒、麻及蚁走感等异样感觉对早期诊断具有重要意义。

2.兴奋期(持续 1~3d)

体温常升高(38~40℃)。患者处于高度兴奋状态,狂躁不安,极度恐惧,恐水、怕风是本期最具有特征性的临床表现,受风或水刺激时出现全身肌肉阵发性抽搐及咽喉肌痉挛,甚至看见水或听到水声都引起咽肌痉挛,以至极度干渴而拒饮水,因咽肌、呼吸肌痉挛而出现声嘶、呼吸困难、缺氧及发绀、语言含糊、吐字不清。光线刺激或触摸也能引起患者发生痉挛。由于交感神经兴奋,大量流涎、大汗淋漓,心率加快,血压升高。部分患者尚可伴有幻觉、幻听及幻视等精神症状。

3.麻痹期(持续 6～18h)

由狂躁渐变为安静,烦躁及恐惧症状消失,出现全身弛缓性瘫痪,呼吸减弱变慢及不规整,心律不齐,意识不清,逐渐进入昏迷,终因呼吸、循环衰竭而死亡。

发病后整个病程一般不超过 6d。个别病例仅有前驱期表现,无兴奋期和恐水、怕风、惊恐不安、痉挛抽搐等症状,前驱期后即出现肢体无力、共济失调、肌肉麻痹等症状,大小便失禁,并最终因瘫痪、呼吸麻痹而死亡,被称为麻痹型狂犬病,但此型较为少见。

五、辅助检查

(一)血常规

白细胞数增高,可达$(10～20)×10^9/L$,中性粒细胞多在 0.80 以上,伴有脱水时因血液浓缩白细胞可达$30×10^9/L$。

(二)脑脊液

改变多不明显,脑压正常或稍高,有核细胞数稍增多,以淋巴细胞为主,蛋白质正常或略高,糖和氯化物正常。

(三)病原学检查

在发病第 1 周取患者唾液、角膜印片、脑组织用免疫荧光抗体染色检测病毒抗原,阳性率达 50%～90%,有助于早期诊断。

(四)核酸测定

用反转录聚合酶链反应(RT-PCR)检测唾液、脑脊液或脑组织混悬液的核糖核酸(RNA),阳性率可达 100%。此法快速且阳性率高,可作为早期快速诊断的依据。

(五)脑组织

用脑组织印压涂片病理染色或免疫荧光法检测到内基小体,阳性率为 70%～80%,属狂犬病特征性病变,可作为狂犬病确诊依据。

(六)病毒分离

小白鼠对狂犬病病毒十分敏感,取唾液、脑脊液、皮肤或脑组织接种小白鼠分离病毒经中和实验鉴定可确诊,但此法阳性率低,分离病毒需要时间长,难以为临床提供早期诊断。

六、诊断

(1)流行病学资料有被狂犬、其他病兽或可疑动物咬伤、抓伤或舔触伤口史。

（2）临床表现有典型狂犬病症状，如咬伤部位出现麻、痒、刺痛与蚁走感等异样感觉，有流涎、大汗，恐水、怕风、畏光，有抽搐和咽喉肌痉挛等可初步诊断。

（3）病毒抗原和（或）病毒 RNA 阳性有助于临床诊断，脑组织发现内基小体可以确诊。

七、鉴别诊断

（一）类狂犬癔症

被咬伤者表现恐水、怕风及高度兴奋，而当医生检查手法隐蔽时，患者无上述表现。临床观察不出现发热、流涎、大汗等症状，无麻痹期表现，经暗示与对症治疗后可恢复。

（二）病毒性脑炎

有发热、头痛、呕吐等颅压高表现，无恐水、怕风、流涎、大汗及咽肌痉挛，锥体束征阳性，脑脊液、血清学检查可鉴别。

（三）破伤风

有外伤史或新生儿旧法接生，患者对外界刺激敏感，有阵发性抽搐、角弓反张、苦笑面容、张口困难、腹肌紧张，无高度兴奋、恐水怕风、恐惧抽搐等表现。

（四）狂犬疫苗接种后脑炎

多在首剂疫苗注射 2 周后发生，有发热、关节酸痛、肢体麻木及各种瘫痪，无恐水、怕风等兴奋症状。停止疫苗接种后，予以糖皮质激素治疗，多数患者能完全恢复。国内曾有报道接种狂犬病疫苗后发生播散性脑炎致死的案例。

八、治疗

目前尚无有效特异性治疗，主要为对症支持治疗：①单间隔离患者，减少或避免水、风、声及光线对患者的刺激，患者的分泌物、排泄物及其被污染物品须严格消毒；②补充足够营养，维持水、电解质及酸碱平衡；③对症处理，维持正常的心、肺功能，保持其重要器官功能稳定。狂躁、频发痉挛与抽搐者予以镇静药，如地西泮、苯巴比妥，甚至予以冬眠药物。有脑水肿颅内高压表现给予甘露醇脱水、利尿降颅压，有心律失常者抗心律失常治疗。用干扰素及大剂量狂犬病免疫球蛋白治疗均未能改变病死率，仅能延长患者的病程。

有报道盐酸氯胺酮是 N-甲基-天门冬氨酸受体的非竞争性拮抗药，能抑制狂犬病病毒 mRNA 转录，在处理严重的犬咬伤抗狂犬病毒上具有一定效果，给予受狂犬病病毒感染的鼠大剂量的氯胺酮，可使不同脑组织中病毒的扩散受抑制，但尚无临床治疗经验。抗狂犬病单克隆抗体在实验室研究中发现有一定应用前景，但应用于人类还需进一步探索。

九、预后

狂犬病病死率极高，一旦发病，即使使用大剂量狂犬病免疫球蛋白也不能改变预后，病死率几乎为 100%。

十、预防

(一)管理传染源

重点加强对犬、猫的管理,对饲养的犬、猫进行登记、检疫和预防接种,在流行区要对家畜进行免疫。

(二)切断传播途径

避免与可疑猫、犬、家畜及其他野生动物接触。

(三)暴露前预防

给高危人群如兽医、动物加工业工人、动物实验人员进行常规狂犬疫苗接种,于第 0、7、21 天各注射 1 次,2~3 年加强 1 次。

(四)暴露后预防

1.伤口处理

主要包括伤口的冲洗、清创、消毒等,原则上要求及时、彻底,以 3h 内处理效果最佳。①及时挤出污血,用 20%肥皂水或大量流动的清水反复彻底冲洗伤口 0.5h 以上,再用 75%乙醇或 2%碘酊反复涂擦;②深部伤口插管冲洗,但伤口一般不宜缝合包扎;③有条件尽早在伤口周围和底部用抗狂犬病免疫球蛋白浸润注射,一般主张即刻应用,超过 1 周使用失去意义。常用剂量为人源狂犬病免疫球蛋白 20U/kg,动物源狂犬病免疫球蛋白 40U/kg,可用一半在伤口周围浸润注射,一半做肌内注射。使用狂犬病免疫球蛋白要注意防止过敏反应,应用前应做皮试。酌情使用抗生素和破伤风抗毒素预防感染和破伤风。

2.狂犬疫苗接种

若被咬伤后能及时、全程、足量注射狂犬疫苗,发病风险显著下降,发病率低于 1%,具有显著效果。目前国际上流行的细胞培养狂犬疫苗:人二倍体细胞狂犬病疫苗(HDCV)、纯化的 Vero 细胞狂犬病疫苗(PVRV)、纯化鸡胚细胞狂犬病疫苗(PCEC)和原代地鼠肾细胞狂犬病疫苗(PHKC-RV),HDCV 是国际公认的金标准疫苗,但由于人二倍体细胞不太容易培养,疫苗价格非常昂贵。我国目前主要使用原代地鼠肾细胞培养的精制(纯化)疫苗。人用精制狂犬疫苗是用狂犬病毒固定毒接种原代地鼠肾细胞培养疫苗,经培养、收获病毒液后浓缩精制而成。经严格提纯后,非特异性抗原成分少,不良反应低。人用精制(纯化)狂犬疫苗抗体阳转率几乎高达 100%,保证免疫的有效性。

对受种者每次 2mL 三角肌内注射。于第 0、3、7、14、30 天各注射 1 次,严重咬伤者于第 0、1、2、3、4、5、6、10、14、30、90 天各注射 1 次。

狂犬病疫苗不良反应:注射部位疼痛、全身不适、发热、荨麻疹、过敏性紫癜、血管神经性水肿,个别出现休克,曾有报道狂犬病疫苗接种后发生脑炎致死的案例。

目前狂犬病仍然是不可治的致死性疾病,现阶段消灭狂犬病的重点仍放在预防,包括动物的疫苗接种、人暴露前的疫苗接种,暴露后的伤口处理、狂犬疫苗接种和免疫球蛋白的注射,早期进行暴露后预防治疗几乎 100%有效。因此,暴露后的伤口应及时冲洗、清创、消毒,尽早注射狂犬病疫苗。

第四节　艾滋病

艾滋病是获得性免疫缺陷综合征(AIDS)的简称,是由人免疫缺陷病毒(HIV)引起的一种慢性感染性疾病,在我国属于乙类传染病。HIV 主要侵犯人体 CD4$^+$ T 淋巴细胞,损伤机体细胞免疫功能。患者可出现各种机会性感染和肿瘤,临床表现复杂多样。高效抗反转录病毒治疗可有效控制病毒复制,延缓病情进展,极大降低艾滋病病死率,使患者长期生存成为可能。

一、病因要点

人免疫缺陷病毒属于反转录病毒科,慢病毒属中的人类慢病毒组。根据 HIV 基因的差异,可将 HIV 分为 HIV-1 型和 HIV-2 型。全球以 HIV-1 型为主要流行毒株,共分 M、N、O、P 四个亚型组,我国主要流行毒株为 M 亚型组中的 B 亚型、B′亚型及部分重组亚型。HIV 感染者和艾滋病患者是本病唯一的传染源,包括窗口期感染者。HIV 主要存在于血液、精液和阴道分泌物中,唾液、尿液、乳汁及其他体液中也含有病毒。性传播、血液传播和母婴传播是其主要传播途径,尚无证据表明其可由食物、水及生活接触传播;人群普遍易感,高危人群为男性同性恋者、静脉注射毒品依赖者、性乱交者。

二、诊断要点

(一)流行病学史

主要发生于:①配偶或性伴侣为 HIV 感染者;②无保护的同性性行为或性乱者;③有静脉药物注射史;④母亲为 HIV 感染者;⑤反复多次输血或血制品等。

(二)临床特点

我国 HIV 感染者以青壮年较多,50 岁以下 HIV 感染者占 80% 以上,男性为主。该病潜伏期长,平均 9 年,短至 2 年,长达 10 年以上。从初始感染 HIV 到终末期的不同阶段,临床表现多种多样。我国艾滋病诊疗指南将其分为急性期、无症状期及艾滋病期。

1.急性期

多发生在初次感染 HIV 后 2～4 周。部分感染者出现因病毒血症和免疫系统急性损伤所致症状,以发热最为常见,皮疹、肌肉关节酸痛和全身淋巴结肿大相对具有特征性,可伴有咽痛、盗汗、恶心、呕吐、腹泻及神经系统症状等。大多数患者症状轻微,持续 1～3 周后缓解。患者体内存在高病毒血症,传染性强。

2.无症状期

可从急性期进入此期,或无明显的急性期症状而直接进入此期。无症状期持续时间一般为 6～8 年,其时间长短与感染病毒的数量、类型、感染途径、机体遗传背景、免疫状况及生活习惯等因素有关。其间感染者虽无症状,但 HIV 在其体内不断复制,CD4$^+$ T 淋巴细胞数量及功能逐渐下降,免疫系统功能持续受损。

3.艾滋病期

为感染 HIV 的最终阶段。患者 $CD4^+T$ 淋巴细胞计数明显下降,多<200 个/μL,HIV 血浆病毒载量较无症状期升高。此期临床表现复杂多变,可顺序或同时出现 2 个或 2 个以上的机会性感染症状或体征,但不是每个患者均出现多种机会性感染。临床表现主要包括 HIV 相关症状、各种机会性感染及肿瘤。

1)HIV 相关症状

主要表现为持续 1 个月以上的发热、盗汗、腹泻、体重减轻 10％以上乃至恶病质。可出现持续性全身性淋巴结肿大,以颈部、腋窝及腹股沟为著,质硬,可活动,无压痛,可持续 3 个月以上。部分患者可伴有神经精神症状,如记忆力减退、精神淡漠、性格改变等。

2)机会性感染及肿瘤

(1)呼吸系统:耶氏肺孢子菌感染导致肺孢子菌肺炎。该病潜伏期长,平均 6 周。临床上早期表现为干咳,渐出现发热、胸闷、气短、发绀及散在湿啰音,最终导致呼吸衰竭。胸片及胸部 crr 提示间质性肺炎改变。该病病程进展缓慢,晚期临床症状明显,常与影像学检查不相符。痰、支气管肺泡灌洗液,经纤维支气管镜肺活检特异性的染色可快速诊断。结核分枝杆菌在艾滋病患者肺部感染中常见,临床上出现咳嗽、咳痰、痰中带血,部分患者可出现咯血,可伴有发热、消瘦、盗汗等症状。CMV、非结核分枝杆菌、念珠菌、隐球菌也可引起肺部感染,卡波西肉瘤也常侵犯肺部。

(2)消化系统:白色念珠菌性食管炎和巨细胞病毒性食管炎均可引起吞咽困难、胸骨后烧灼感、体重减轻等。前者常伴有鹅口疮,后者可引起眼部病变等。沙门菌、空肠弯曲菌、隐孢子虫等可引起肠炎、感染性肛周炎和直肠炎,出现腹泻、食欲下降、厌食、恶心、呕吐,严重时可便血。

(3)神经系统:隐球菌脑膜脑炎临床表现有头痛、头晕、发热、恶心、呕吐、视力受损、精神异常等症状,严重者出现意识障碍,部分患者以癫痫发作就诊。脑脊液墨汁染色和培养有助于诊断,多次检测可提高阳性率。隐球菌抗原或抗体免疫学检测对诊断和判断病情变化也有帮助。弓形虫脑病临床上多有颅内占位性病变表现,如头痛、恶心、呕吐、视力受损、偏瘫、癫痫发作等。头颅 CT 提示单个或多个低密度灶,MR 表现为长 T_1 和长 T_2 信号,确诊需行脑活检。结核分枝杆菌及 CMV 等病毒也可能侵犯神经系统。

(4)皮肤和黏膜损害:带状疱疹和鹅口疮是最早期出现的机会性感染,对尽早诊断艾滋病意义重大。尖锐湿疣、真菌性皮炎等在 HIV 感染者中更易迁延不愈或复发。

(5)其他:CMV 感染是艾滋病患者最常见的疱疹病毒感染。CMV 可侵犯患者多个器官,其中视网膜脉络膜炎是艾滋病患者最常见的 CMV 感染。弓形虫可引起视网膜炎,表现为视物模糊、暗点或视力下降等,眼底镜检查可见眼底絮状白斑。卡波西肉瘤多侵犯下肢皮肤或口腔黏膜,表现为红色或紫红色的斑疹、丘疹和浸润性肿块,该病变也可出现于淋巴结和内脏。

(三)辅助检查

1.HIV 抗体检测

分为筛查试验(包括初筛和复检)和补充试验。HIV 抗体筛查方法包括酶联免疫吸附试验(ELISA)、化学发光或免疫荧光试验、快速检测(斑点 ELISA 和斑点免疫胶体金或胶体硒快速试验、明胶颗粒凝集试验、免疫层析试验)等。临床上多使用第 3 代或第 4 代 ELISA 试剂盒检测。第 4 代 ELISA 试剂盒同时检测抗原抗体,使窗口期最短缩减至 2 周以内。补充试验常用的方法是免疫印迹法。临床上出现 HIV-1/2 抗体特异带,但不足以判定阳性,报告 HIV-1/2 抗体不确定,可在 4 周后随访。婴儿满 12 个月进行 HIV 抗体检测,阴性可排除感染。若检测结果出现阳性反应,应继续追踪随访,至婴儿满 18 个月(停止母乳喂养至少 6 个月)时应再次进行 HIV 抗体检测。若有阳性反应(一种为阴性反应、一种为阳性反应或两种均呈阳性反应),需进一步进行确证试验,根据补充试验的结果判断是否感染 HIV。

2.HIV-1 P24 抗原检测

采用抗体夹心 ELISA 方法检测血清、血浆中的 HIV-1 P24 抗原。可用于 HIV-1 感染窗口期、HIV 抗体不确定或 HIV-1 阳性母亲所生婴儿的鉴别诊断,监测病程进展或抗病毒治疗效果等。

3.HIV-RNA

常用实时荧光定量 PCR 法检测,可用于早期诊断、疑难样本的辅助诊断、遗传变异监测、耐药性监测、病程监控及预测、指导抗病毒治疗及疗效判定等。HIV 病毒载量检测结果高于检测下限,可作为诊断 HIV 感染的辅助指标,但不能单独用于 HIV 感染的诊断。小于 18 个月龄的婴幼儿 HIV 感染诊断可以采用核酸检测方法,以 2 次核酸检测阳性结果作为诊断的参考依据,18 个月龄以后再经抗体检测确认。考虑母亲血液污染因素,不推荐使用脐带血进行 HIV 核酸检测。

4.HIV 基因型耐药检测

常用反转录 PCR(RT-PCR)和测序方法。推荐在抗病毒治疗前、抗病毒治疗病毒载量下降不理想或抗病毒治疗失败需改变治疗方案时进行耐药检测,从而保证抗病毒治疗的效果。指导临床医生分析治疗失败的原因,并制定补救治疗方案。对治疗失败者,耐药检测应在未停用抗病毒药物或停药 4 周内,病毒载量大于 400copies/mL 时进行。

5.CD4$^+$T 淋巴细胞检测

应用流式细胞仪测定 CD4$^+$T 细胞绝对计数。通过 CD4$^+$T 淋巴细胞计数可了解机体的免疫状态和病程进展、确定疾病分期和治疗时机、判断治疗效果和 HIV 感染者的临床合并症。建议无症状 HIV 感染者 CD4$^+$T 淋巴细胞＞350 个/μL 每 6 个月检测一次。对已启动 HAART 治疗的患者,服药 1 年内每 3 个月检测一次,如病情稳定则改为每 6 个月检测一次。

6.其他检查

艾滋病患者血常规白细胞、血红蛋白、红细胞及血小板可有不同程度下降,尿蛋白常阳性,部分患者可有转氨酶升高及肾功能异常。胸部 CT/胸片可发现肺孢子菌肺炎(PCP)等肺部机会性感染。头颅 MR/CT 在弓形虫脑病诊断中意义重大。

三、诊断标准

HIV/AIDS 的诊断需结合流行病学史、临床表现和实验室检查等进行综合分析。诊断

HIV/AIDS 必须是抗-HIV 阳性(经确证试验证实),而 HIV RNA 和 P24 抗原的检测有助于 HIV/AIDS 的诊断,尤其是能缩短抗体"窗口期"和帮助早期诊断新生儿的 HIV 感染。

成人及 18 个月龄以上儿童,符合下列一项者即可诊断:①HIV 抗体筛查试验阳性和 HIV 补充试验阳性(抗体补充试验阳性或核酸定性检测阳性或 HIV RNA>5000copies/mL);②分离出 HIV。

18 个月龄及以下儿童,符合下列一项者即可诊断:①HIV 感染母亲所生且 HIV 分离试验结果阳性;②HIV 感染母亲所生和两次 HIV 核酸检测结果阳性(第二次检测需在出生 4 周后)。

(一)急性期诊断标准

患者近期内有流行病学史和临床表现,结合实验室 HIV 抗体由阴性转为阳性即可诊断或仅实验室检查 HIV 抗体由阴性转为阳性即可诊断。80%左右的 HIV 感染者感染后 6 周初筛试验可检出抗体,几乎 100%的感染者 12 周后可检出抗体,只有极少数患者在感染后 3 个月内或 6 个月后才检出。

(二)无症状期诊断标准

有流行病学史,结合 HIV 抗体阳性即可诊断或仅实验室检查 HIV 抗体阳性即可诊断。

(三)艾滋病期诊断标准

有流行病学史、实验室检查 HIV 抗体阳性,加下述各项中的任何一项,即可诊为艾滋病或者 HIV 抗体阳性,而 CD4$^+$ T 淋巴细胞<200 个/μL,也可诊断为艾滋病。①原因不明的持续不规则发热,达 38℃以上,大于 1 个月;②慢性腹泻次数多于 3 次/d,大于 1 个月;③6 个月之内体重下降 10%以上;④反复发作的口腔白念珠菌感染;⑤反复发作的单纯疱疹病毒感染或带状疱疹病毒感染;⑥肺孢子菌肺炎;⑦反复发生的细菌性肺炎;⑧活动性结核或非结核分枝杆菌病;⑨深部真菌感染;⑩中枢神经系统占位性病变;⑪中青年人出现痴呆;⑫活动性巨细胞病毒感染;⑬弓形虫脑病;⑭青霉菌感染;⑮反复发生的败血症;⑯皮肤黏膜或内脏的卡波西肉瘤、淋巴瘤。

四、鉴别诊断

(一)传染性单核细胞增多症

该病与 HIV 感染急性期临床表现极其相似,如发热、咽痛、淋巴结肿大,少数患者亦可出现皮疹、肝脾大等。传染性单核细胞增多症外周血淋巴细胞增多并出现异常淋巴细胞,嗜异性凝集试验和 EBV 抗体阳性等有助于鉴别。

(二)淋巴瘤

淋巴瘤患者全身淋巴结肿大,无压痛,可伴有肝脾大、发热、消瘦等,与 HIV 感染临床表现相似。可通过 HIV 抗体检测排除 HIV 感染,必要时行淋巴结活检明确诊断。

(三)淋巴细胞减少症

遗传性淋巴细胞减少症或其他原因如放化疗、自身免疫性疾病等引起的继发性 CD4$^+$ T 淋巴细胞减低,患者均可出现与艾滋病相似的机会性感染如肺孢子虫肺炎、隐球菌脑膜脑炎等。详细询问病史,根据流行病学史及 HIV 抗体检测等病原学检查不难鉴别。

五、治疗

(一)HAART 的指征和时机(表 5-4-1,表 5-4-2)

在开始 HAART 前,如果患者存在严重的机会性感染,应控制感染后,再开始治疗。

(二)成人及青少年推荐用药方案

初治患者推荐方案为两种 NRTIs + 1 种 NNRTIs 或两种 NRTIs + 1 种加强型 PIs(含利托那韦)。基于我国可获得的抗病毒药物,对于未接受过抗病毒治疗(服用单剂奈韦拉平预防母婴传播的妇女除外)的患者推荐一线方案。

对于基线 CD4 > 250/mm^3 的女性患者或基线 CD4 > 400/mm^3 的男性患者要尽量避免使用含 NVP 的治疗方案。

表 5-4-1　成人及青少年开始抗反转录病毒治疗的标准

临床及实验室指标	推荐意见
急性期	建议治疗
有症状	建议治疗
无症状	
CD4$^+$ T 淋巴细胞数 < 350/mm^3	建议治疗
CD4$^+$ T 淋巴细胞数 ≥ 350/mm^3	一般不推荐治疗;存在以下情况时可考虑治疗:高病毒载量(> 10000copies/mL)、CD4$^+$ T 淋巴细胞数下降较快(每年降低 > 100/mm^3)、心血管疾病高风险、合并 HBV/HCV 感染、HIV 相关肾脏疾病

表 5-4-2　婴幼儿和儿童开始抗反转录病毒治疗的标准

免疫学指标	根据婴幼儿/儿童的年龄制定 HAART 指征和时机			
	< 12 个月	12~35 个月	36~59 个月	> 5 岁
CD4$^+$ T 淋巴细胞百分比(%)	任何水平	< 20	< 15	< 10
CD4$^+$ T 淋巴细胞数(/mm^3)	任何水平	< 750	< 300	< 350

(三)抗病毒治疗监测

在抗病毒治疗过程中要定期进行临床评估和实验室检测,以评价治疗的效果,及时发现抗病毒药物的副反应以及病毒耐药性是否产生等,必要时更换药物以保证抗病毒治疗的成功。

1.疗效评估

抗病毒治疗的有效性主要通过以下三方面进行评估:病毒学指标、免疫学指标和临床症状,病毒学的改变是最重要的指标。

(1)病毒学指标:大多数患者抗病毒治疗后血浆病毒载量 4 周内应下降 1 个 log 以上,在治疗后的 3~6 个月病毒载量应达到检测不到的水平。

(2)免疫学指标:在 HAART 后 3 个月,CD4$^+$ T 淋巴细胞数与治疗前相比增加了 30% 或在治疗后 1 年 CD4$^+$ T 淋巴细胞数增长 100/mm^3,提示治疗有效。

(3)临床症状:反映抗病毒治疗效果的最敏感的一个指标是体重增加,对于儿童可观察身高、营养及发育改善情况。机会性感染的发病率和艾滋病的病死率可以大大降低。在开始抗病毒治疗后最初的 3 个月出现的机会性感染应与免疫重建综合征相鉴别。

2.病毒耐药性检测

病毒耐药是导致抗病毒治疗失败的主要原因之一，对抗病毒疗效不佳或失败者可行耐药检测。

3.药物副作用观察

抗病毒药物的副作用及耐受性影响患者的服药依从性，进而影响抗病毒治疗的成败，所以适时监测并及时处理药物的副作用对于治疗效果至关重要。轻微的药物副作用可通过对症处理得到缓解，对于比较严重的副反应则需药物替换和方案调整。

4.药物浓度检测

特殊人群用药在条件允许情况下可进行治疗药物浓度监测，如儿童、妊娠妇女及肾衰竭患者等。

六、并发症

(一)肺孢子菌肺炎(PCP)

1.诊断

(1)起病隐匿或亚急性，干咳，气短和活动后加重，可有发热、发绀，严重者发生呼吸窘迫。

(2)肺部阳性体征少或可闻及少量散在的干湿啰音。体征与疾病症状的严重程度往往不成比例。

(3)胸部 X 线检查可见双肺从肺门开始的弥漫性网状结节样间质浸润，有时呈毛玻璃状阴影。

(4)血气分析低氧血症，严重病例动脉血氧分压(PaO_2)明显降低，常在 60mmHg 以下。

(5)血乳酸脱氢酶常升高。

(6)确诊依靠病原学检查如痰液或支气管肺泡灌洗/肺组织活检等发现肺孢子菌的包囊或滋养体。

2.治疗

(1)对症治疗:卧床休息，给予吸氧，注意水和电解质平衡。

(2)病原治疗:首选复方磺胺甲噁唑(SMZ-TMP)，轻、中度患者口服 9～12 片/d，分 3～4 次用，疗程 2～3 周。重症患者给予静脉用药，剂量同口服。SMZ-TMP 过敏者可试行脱敏疗法。替代治疗:克林霉素 600～900mg，静注，每 6～8h 1 次或 450mg 口服，每 6h 1 次；联合应用伯氨喹 15～30mg，口服，每日 1 次，疗程 21d。氨苯砜 100mg，口服，每日 1 次；联合应用甲氧苄啶 200～400mg，口服，每日 2～3 次，疗程 21d 或喷他脒，3～4mg/kg，每日 1 次，缓慢静滴(60min 以上)，疗程 21d。

(3)激素治疗:中重度患者(PaO_2<70mmHg 或肺泡-动脉血氧分压差>35mmHg)，早期可应用激素治疗，泼尼松 40mg 每日 2 次口服 5d，改 20mg 每日 2 次口服 5d，20mg 每日 1 次口服至疗程结束；静脉用甲泼尼龙剂量为上述泼尼松的 75%。

（4）人工辅助通气：如患者进行性呼吸困难明显，可给予人工辅助通气。

3.预防

（1）预防指征：CD4$^+$ T淋巴细胞计数＜200/mm³的成人和青少年，包括孕妇及接受HAART治疗者。

（2）药物选择：首选SMZ TMP，体重≥60kg者，2片/d，体重＜60kg者，1片/d。若患者对该药不能耐受，替代药品有氨苯砜。PCP患者经HAART治疗使CD4$^+$ T淋巴细胞增加到＞200/mm³并持续≥6个月时，可停止预防用药。如果CD4$^+$ T淋巴细胞计数又降低到＜200/mm³时，应重新开始预防用药。

（二）结核病

1.诊断

结合患者临床表现、辅助检查以及影像学检查等证实有活动性结核即可确诊，但细胞免疫缺陷程度对患者的临床表现以及诊断方法的敏感性与特异性等方面存在一定影响，不能将一般结核病的诊断方法简单地套用于艾滋病合并结核病的诊断中。

2.治疗

艾滋病患者结核病的治疗原则与非艾滋病患者相同，抗结核药物使用时应注意与抗病毒药物之间的相互作用及配伍禁忌。

治疗药物：异烟肼（H）、丁胺卡那（A）、利福平（R）、利福喷汀（LP）、利福布汀（LB）、乙胺丁醇（E）、对氨基水杨酸钠（PAS）、吡嗪酰胺（Z）及链霉素（S）。化疗方案（列举2个初治常见化疗方案如下）。

①2HRZE/4HR。强化期：2个月，H、R、Z、E，每日1次。巩固期：4个月，H、R每日1次。

②2H3 R3 Z3 E3/4H3 R3。强化期：2个月，H、R、Z、E，隔日1次。巩固期：4个月、H、R、隔日1次。

3.预防

对于艾滋病患者，不主张对结核病进行一级预防。如患者结核潜伏感染相关检测结果为阳性。且未曾接受过活动性或潜伏结核感染的治疗或具有未经治疗或未曾治愈的结核病病史（不论结核潜伏感染相关检测结果如何），可用以下方案进行干预：异烟肼300mg，每日1次或900mg每周2次口服，共9个月，不能耐受异烟肼的患者可选择利福平600mg，每日1次或利福布汀每日1次，共4个月。

（三）非结核分枝杆菌感染

艾滋病患者可并发非结核分枝杆菌感染，其中主要为鸟分枝杆菌（MAC）感染。

1.诊断

MAC感染的临床症状同活动性结核病相似，但全身播散性病变更为常见。确诊有赖于从血液、淋巴结、骨髓以及其他无菌组织或体液中培养MAC。

2.治疗

MAC感染的治疗首选方案：克拉霉素500mg/次，2次/d或（阿奇霉素600mg/d）＋乙胺丁醇15mg/（kg·d）（分次服），重症患者可联合应用利福布汀（300～600mg/d）或阿米卡星

(10mg/(kg·次)肌内注射,1 次/d),疗程 9～12 个月。替代治疗方案:利福布汀(300～600mg/d)+阿米卡星[10mg/(kg·次)肌内注射,1 次/d]+环丙沙星(750mg/次,2 次/d),疗程 9～12 个月。

其他分枝杆菌感染的治疗同结核病的治疗。

3.预防

不主张对 MAC 感染进行一级预防。已发生 MAC 感染者在完成治疗(12 个月以上)后,需要进行长期维持治疗直至患者 CD4$^+$ T 淋巴细胞数增加到＞100/μL 并持续≥6 个月,方案是克拉霉素 500mg/次,2 次/d;或阿奇霉素,1200mg/周或利福布汀 300mg(剂量根据合用的抗病毒药物不同需进行调整),每日 1 次。一旦患者 CD4$^+$ T 淋巴细胞数＜100/μL,应再次给予预防性治疗。

(四)巨细胞病毒视网膜脉络膜炎

巨细胞病毒(CMV)感染是艾滋病患者最常见的疱疹病毒感染。CMV 可侵犯艾滋病患者的多个器官系统,包括眼睛、肺、消化系统、中枢神经系统等,其中巨细胞病毒视网膜脉络膜炎是艾滋病患者最常见的 CMV 感染。

1.诊断

临床常见的表现为快速视力下降,确诊有赖于检眼科检查。

2.治疗

更昔洛韦 10～15mg/(kg·d),分 2 次静滴;2～3 周改为 5mg/(kg·d),每日 1 次静滴或 20mg/(kg·d)(分 3 次口服)或膦甲酸钠 180mg/(kg·d),分 2～3 次用(静脉应用需水化),2～3 周改为 90mg/(kg·d)静滴,每日 1 次。病情危重或单一药物治疗无效时可二者联用。CMV 视网膜炎可球后注射更昔洛韦。

3.预防

CMV 感染不主张进行一级预防。对于 CD4$^+$ T 淋巴细胞计数＜200/mm^3 的患者,可定期检查眼底。一旦出现 CMV 病,应积极治疗,在疾病控制之后需序贯用药以预防复发。在经 HAART 治疗后 CD4$^+$ T 淋巴细胞计数≥100/mm^3 且持续 6 个月以上时可以考虑停止预防给药。

(五)弓形虫脑病

1.诊断

临床表现为局灶或弥漫性中枢神经系统损害。头颅 CT 呈单个或多个低密度病灶,增强扫描呈环状或结节样增强,周围一般有水肿带。MRI 表现为颅内多发长 T_1 和长 T_2 信号。确诊依赖脑活检。

2.治疗

(1)病原治疗:首选乙胺嘧啶(负荷量 100mg,口服,2 次/d,此后 50～75mg/d 维持)+磺胺嘧啶(1～1.5g,口服,4 次/d)。替代治疗:SMZ-TMP(3 片,每日 3 次口服)联合克林霉素(600mg/次,静脉给药,每 6h 给药 1 次)或阿奇霉素(0.5g,每日 1 次静脉给药)。疗程至少 6 周。

(2)对症治疗:降颅压、抗惊厥、抗癫痫等。

3.预防

对无弓形虫脑病病史但 CD4$^+$T 淋巴细胞数<100/mm^3 且弓形虫抗体 IgG 阳性的患者应给予预防用药,一般采用 SMZ-TMP,每次 2 片,每日 1 次。对既往患过弓形虫脑病者要长期用乙胺嘧啶(25~50mg/d)联合磺胺嘧啶(2~4g/d)预防,直至 CD4$^+$T 细胞增加到>200/mm^3 并持续≥6 个月。一旦 CD4$^+$T 淋巴细胞数下降到<200/mm^3,需重新开始预防用药。

(六)真菌感染

1.诊断

临床上常见的是念珠菌感染和新型隐球菌感染。诊断依靠临床表现或感染部位发现病原体。血或脑脊液隐球菌乳胶凝胶实验可辅助诊断新型隐球菌感染。

2.治疗

1)念珠菌感染

口腔念珠菌感染:首选制霉菌素局部涂抹加碳酸氢钠漱口水漱口,疗效不好可口服氟康唑,首剂 200mg,后改为 100mg/次,2 次/d,疗程 7~14d。食管念珠菌感染:氟康唑首剂 400mg 静滴,后改为每日 200mg 静滴,应用 14~21d。肺部念珠菌感染:首选氟康唑,首剂 400mg,后改为 200mg/次,2 次/d 口服或静脉滴注,疗程根据治疗效果而定,至肺部病灶基本吸收停药。

重症患者氟康唑可增加剂量和延长疗程。非白念珠菌或耐药念珠菌感染可选用伊曲康唑、两性霉素 B、卡泊芬净或伏立康唑。

2)新型隐球菌感染

新型隐球菌脑膜炎治疗:①病原治疗。经典方案为两性霉素 B+5-氟胞嘧啶。两性霉素 B 从每天 0.02~0.1mg/kg 开始,逐渐增加剂量至 0.5~0.75mg/kg,最高剂量不超过 50mg/d,静脉用药总剂量不应少于 3g。两性霉素 B 不良反应较大,需严密观察。不能耐受者可用两性霉素 B 脂质体。5-氟胞嘧啶每天 100~150mg/kg,分 3~4 次口服。急性期可选伏立康唑:第 1 天每次 6mg/kg,每 12h 给药 1 次;之后每次 4mg/kg,每 12h 给药 1 次。替代方案:氟康唑(400mg/d,口服或静滴)+5 氟胞嘧啶。隐球菌性脑膜炎疗程一般需要 3 个月以上。脑脊液达到治愈标准后可改用氟康唑:200mg/次,1 次/d 或伊曲康唑:200mg/次,1 次/d,以预防复发。②降颅压治疗:首选甘露醇,颅压不易控制者可行腰椎穿刺术帮助降低颅压,重症者可行侧脑室外引流。

肺隐球菌感染:推荐使用氟康唑,首剂 400mg,后改为 200mg/次,2 次/d 口服或静滴,疗程 10 周,之后改为 200mg/次,1 次/d 口服维持治疗。不能耐受者可选伊曲康唑,重症者可联合 5-氟胞嘧啶或伏立康唑。

3.预防

一般不推荐一级预防。如患者反复出现念珠菌感染或感染的程度较重,可考虑预防用药,首选氟康唑:200mg/次,1 次/d 口服。对于发生过隐球菌感染的患者需长期维持治疗以防止复发,首选氟康唑:200mg/次,1 次/d 口服,也可使用同剂量的伊曲康唑替代。当患者的

CD4$^+$T 淋巴细胞数＞200/mm^3 并持续至少 6 个月时,可停止预防用药。一旦 CD4$^+$T 淋巴细胞数＜200/mm^3 需再次给予预防性治疗。

(七)艾滋病相关肿瘤

主要有淋巴瘤和卡波西肉瘤。确诊依赖病理活检。治疗需根据患者的免疫状态给予个体化综合性治疗,包括手术、化疗和放疗,化疗药物或放射线的剂量应根据患者的免疫状态给予调整。

(八)免疫重建炎性反应综合征

1.诊断

免疫重建炎性反应综合征(IRIS)是指艾滋病患者在经抗病毒治疗后免疫功能恢复过程中出现的一组临床综合征,主要表现为发热、潜伏感染的出现或原有感染的加重或恶化。多种潜伏或活动的机会性感染在抗病毒治疗后均可发生 IRIS,如结核病及非结核分枝杆菌感染、PCP、CMV 感染、水痘—带状疱疹病毒感染、弓形虫病、新型隐球菌感染等,在合并 HBV 及 HCV 感染时 IRIS 可表现为病毒性肝炎的活动或加重。IRIS 多出现在抗病毒治疗后 3 个月内,需与原发或新发的机会性感染相鉴别。

2.治疗

IRIS 出现后应继续进行抗病毒治疗。表现为原有感染恶化的 IRIS 通常为自限性,不用特殊处理而自愈;而表现为潜伏感染出现的 IRIS,需要进行针对性的抗病原治疗;严重者可短期应用激素或非类固醇抗炎药控制。

3.预防

IRIS 发生的高危因素:首次进行抗病毒治疗、基线病毒载量高及基线 CD4$^+$T 淋巴细胞数较低者。此类患者在抗病毒治疗后应警惕 IRIS 的发生。有效控制急性期机会性感染后再进行抗病毒治疗或抗病毒治疗前积极发现潜在的机会性感染可降低 IRIS 的发生率。

七、预后

部分感染者无症状期可达 10 年以上。进入艾滋病期后,如不进行抗病毒治疗,病死率很高,平均存活期为 12～18 个月。规范的抗病毒治疗可以显著延长艾滋病患者的生存期。

参考文献

[1]翟晓波,李晓蕾.心血管疾病用药相关问题[M].北京:世界图书出版社,2019.

[2]吴斌.心血管病及并发症鉴别诊断与治疗[M].郑州:河南科学技术出版社,2019.

[3]张小丽.心血管疾病诊治理论与实践[M].长春:吉林科学技术出版社,2019.

[4]薛世航,张同成,陆振一.甲状腺疾病诊断与治疗[M].北京:化学工业出版社,2019.

[5]穆荣,李鸿斌.风湿免疫疾病临床诊疗手册[M].北京:科学技术文献出版社,2019.

[6]胡绍先.风湿病诊疗指南[M].3版.北京:科学出版社,2022.

[7]古洁若.诊断学:风湿免疫科体格检查[M].广州:暨南大学出版社,2021.

[8]王明贵.感染性疾病与抗微生物治疗[M].上海:复旦大学出版社,2020.

[9]魏来,李太生.内科学·感染科分册[M].2版.北京:人民卫生出版社,2022.

[10]胡爱荣,邢延清.感染性疾病与肝病[M].北京:化学工业出版社,2013.

[11]隆云,陈德昌,马朋林.实用重症感染学[M].北京:人民卫生出版社,2021.

[12]魏佳军,曾非.神经内科疑难危重病临床诊疗策略[M].武汉:华中科技大学出版社,2021.

[13]王玉平.神经内科分册[M].北京:人民卫生出版社,2022.

[14]贾建平,陈生弟.神经病学[M].8版.北京:人民卫生出版社,2018.

[15]王维治.神经病学[M].3版.北京:人民卫生出版社,2021.

[16]段志军.消化内科学[M].2版.北京:中国协和医科大学出版社,2020.

[17]王辰,席修明.危重症医学[M].北京:人民卫生出版社,2017.

[18]刘桂花,郑康.急危重症临床速查[M].北京:北京大学医学出版社,2019.